全国中医药行业高等职业教育"十三五"规划教材

人体解剖生理基础

（供中药学、康复治疗技术、药学、口腔医学、医学检验技术、中医养生保健等专业用）

主 编◎杨 蓉

U0273227

中国中医药出版社

·北 京·

图书在版编目（CIP）数据

人体解剖生理基础 / 杨蓉主编 .—北京：中国中医药出版社，2018.8（2022.9重印）
全国中医药行业高等职业教育"十三五"规划教材
ISBN 978 - 7 - 5132 - 4958 - 4

Ⅰ . ①人…　Ⅱ . ①杨…　Ⅲ . ①人体解剖学 – 人体生理学 – 高等职业教育
– 教材　Ⅳ . ① R324

中国版本图书馆 CIP 数据核字（2018）第 090372 号

中国中医药出版社出版

北京经济技术开发区科创十三街 31 号院二区 8 号楼
邮政编码　100176
传真　010-64405721
河北品睿印刷有限公司印刷
各地新华书店经销

开本 787×1092　1/16　印张 25　彩插 0.5　字数 530 千字
2018 年 8 月第 1 版　2022 年 9 月第 4 次印刷
书号　ISBN 978 - 7 - 5132 - 4958 - 4

定价　78.00 元
网址　www.cptcm.com

服 务 热 线　010-64405510
购 书 热 线　010-89535836
维 权 打 假　010-64405753

微信服务号　zgzyycbs
微商城网址　https：//kdt.im/LIdUGr
官 方 微 博　http：//e.weibo.com/cptcm
天猫旗舰店网址　https：//zgzyycbs.tmall.com

全国中医药职业教育教学指导委员会

李伏君（千金药业有限公司技术副总经理）

李灿东（福建中医药大学校长）

李建民（黑龙江中医药大学佳木斯学院教授）

李景儒（黑龙江省计划生育科学研究院院长）

杨佳琦（杭州市拱墅区米市巷街道社区卫生服务中心主任）

吾布力·吐尔地（新疆维吾尔医学专科学校药学系主任）

吴　彬（广西中医药大学护理学院院长）

宋利华（连云港中医药高等职业技术学院教授）

迟江波（烟台渤海制药集团有限公司总裁）

张美林（成都中医药大学附属针灸学校党委书记）

张登山（邢台医学高等专科学校教授）

张震云（山西药科职业学院党委副书记、院长）

陈　燕（湖南中医药大学附属中西医结合医院院长）

陈玉奇（沈阳市中医药学校校长）

陈令轩（国家中医药管理局人事教育司综合协调处副主任科员）

周忠民（渭南职业技术学院教授）

胡志方（江西中医药高等专科学校校长）

徐家正（海口市中医药学校校长）

凌　娅（江苏康缘药业股份有限公司副董事长）

郭争鸣（湖南中医药高等专科学校校长）

郭桂明（北京中医医院药学部主任）

唐家奇（广东湛江中医学校教授）

曹世奎（长春中医药大学招生与就业处处长）

龚晋文（山西卫生健康职业学院／山西省中医学校党委副书记）

董维春（北京卫生职业学院党委书记）

谭　工（重庆三峡医药高等专科学校副校长）

潘年松（遵义医药高等专科学校副校长）

赵　剑（芜湖绿叶制药有限公司总经理）

梁小明（江西博雅生物制药股份有限公司常务副总经理）

龙　岩（德生堂医药集团董事长）

中医药职业教育是我国现代职业教育体系的重要组成部分，肩负着培养新时代中医药行业多样化人才、传承中医药技术技能、促进中医药服务健康中国建设的重要职责。为贯彻落实《国务院关于加快发展现代职业教育的决定》（国发〔2014〕19号）、《中医药健康服务发展规划（2015—2020年）》（国办发〔2015〕32号）和《中医药发展战略规划纲要（2016—2030年）》（国发〔2016〕15号）（简称《纲要》）等文件精神，尤其是实现《纲要》中"到2030年，基本形成一支由百名国医大师、万名中医名师、百万中医师、千万职业技能人员组成的中医药人才队伍"的发展目标，提升中医药职业教育对全民健康和地方经济的贡献度，提高职业技术院校学生的实际操作能力，实现职业教育与产业需求、岗位胜任能力严密对接，突出新时代中医药职业教育的特色，国家中医药管理局教材建设工作委员会办公室（以下简称"教材办"）、中国中医药出版社在国家中医药管理局领导下，在全国中医药职业教育教学指导委员会指导下，总结"全国中医药行业高等职业教育'十二五'规划教材"建设的经验，组织完成了"全国中医药行业高等职业教育'十三五'规划教材"建设工作。

中国中医药出版社是全国中医药行业规划教材唯一出版基地，为国家中医中西医结合执业（助理）医师资格考试大纲和细则、实践技能指导用书、全国中医药专业技术资格考试大纲和细则唯一授权出版单位，与国家中医药管理局中医师资格认证中心建立了良好的战略伙伴关系。

本套教材规划过程中，教材办认真听取了全国中医药职业教育教学指导委员会相关专家的意见，结合职业教育教学一线教师的反馈意见，加强顶层设计和组织管理，是全国唯一的中医药行业高等职业教育规划教材，于2016年启动了教材建设工作。通过广泛调研、全国范围遴选主编，又先后经过主编会议、编写会议、定稿会议等环节的质量管理和控制，在千余位编者的共同努力下，历时1年多时间，完成了83种规划教材的编写工作。

本套教材由50余所开展中医药高等职业教育院校的专家及相关医院、医药企业等单位联合编写，中国中医药出版社出版，供高等职业教育院校中医学、针灸推拿、中医骨伤、中药学、康复治疗技术、护理6个专业使用。

本套教材具有以下特点：

1. 以教学指导意见为纲领，贴近新时代实际

注重体现新时代中医药高等职业教育的特点，以教育部新的教学指导意

见为纲领，注重针对性、适用性以及实用性，贴近学生、贴近岗位、贴近社会，符合中医药高等职业教育教学实际。

2. 突出质量意识、精品意识，满足中医药人才培养的需求

注重强化质量意识、精品意识，从教材内容结构设计、知识点、规范化、标准化、编写技巧、语言文字等方面加以改革，具备"精品教材"特质，满足中医药事业发展对于技术技能型、应用型中医药人才的需求。

3. 以学生为中心，以促进就业为导向

坚持以学生为中心，强调以就业为导向、以能力为本位、以岗位需求为标准的原则，按照技术技能型、应用型中医药人才的培养目标进行编写，教材内容涵盖资格考试全部内容及所有考试要求的知识点，满足学生获得"双证书"及相关工作岗位需求，有利于促进学生就业。

4. 注重数字化融合创新，力求呈现形式多样化

努力按照融合教材编写的思路和要求，创新教材呈现形式，版式设计突出结构模块化，新颖、活泼，图文并茂，并注重配套多种数字化素材，以期在全国中医药行业院校教育平台"医开讲－医教在线"数字化平台上获取多种数字化教学资源，符合职业院校学生认知规律及特点，以利于增强学生的学习兴趣。

本套教材的建设，得到国家中医药管理局领导的指导与大力支持，凝聚了全国中医药行业职业教育工作者的集体智慧，体现了全国中医药行业齐心协力、求真务实的工作作风，代表了全国中医药行业为"十三五"期间中医药事业发展和人才培养所做的共同努力，谨此向有关单位和个人致以衷心的感谢！希望本套教材的出版，能够对全国中医药行业职业教育教学的发展和中医药人才的培养产生积极的推动作用。需要说明的是，尽管所有组织者与编写者竭尽心智，精益求精，本套教材仍有一定的提升空间，敬请各教学单位、教学人员及广大学生多提宝贵意见和建议，以便今后修订和提高。

国家中医药管理局教材建设工作委员会办公室

全国中医药职业教育教学指导委员会

2018 年 1 月

《人体解剖生理基础》
编　委　会

编写说明

为了更好地贯彻落实《国务院关于加快发展现代职业教育的决定》（国发〔2014〕19号）和《中医药发展战略规划纲要（2016—2030年）》（国发〔2016〕15号）文件精神，提高中医药职业教育质量，构建中医药现代职业教育体系，满足中医药事业发展对于高素质技术技能人才的需求，由国家中医药管理局教材建设工作委员会办公室、全国中医药职业教育教学指导委员会宏观指导，中国中医药出版社联合全国职业院校共同组织编写了全国中医药行业职业教育"十三五"规划教材。作为规划教材之一，本教材的编写指导思想如下：根据全国中医药高职高专各专业的培养目标和职业技能要求，并适应资格考试新大纲要求，从内容、形式到组织模式上都有所创新，并力求与临床接轨。基本理论、基本知识和基本技能以"必需""够用"为度，适当拓展，注重编写的思想性、科学性、启发性、先进性和适用性。

本教材主要适用于高职高专中药学、康复治疗技术、药学、口腔医学、医学检验技术、中医养生保健等专业学生医学基础课程教学，也可用于药学、药品营销与管理、医疗美容技术、健康促进等专业及职业培训与考试等。

本教材的编写特点：本着改革课程体系、淡化学科界限、重组学科内容的精神，将传统的《人体解剖学》《组织胚胎学》和《人体生理学》的内容相互渗透，有机融合，其中以解剖学为基础，以生理学为侧重点，注重知识内容的衔接，并适当拓展知识，增强教材趣味性，既防止相关内容的重复脱节，又有利于学生在有限时间内，尽可能多地掌握正常人体结构功能的基本理论和基本知识。

本教材各编委是来自全国十多所高校教学第一线的骨干教师，在编写过程中结合了各自高校的教学特点和成果，并融入了各位教师在教学中的经验，十分有利于教与学。其中杨蓉和刘杰负责第一章及第四章，张海峰负责第二章，魏启玉负责第三章，段雪琳负责第五章，杨艾堂负责第六章，王爱梅负责第七章，项正平负责第八章，岳霞和谢飞负责第九章，饶科峰负责第十章，谭毅负责第十一章，郝丽负责第十二章，唐聪负责第十三章，书后彩图由魏启玉教授提供。本教材的完成是大家共同努力的结果，在此，衷心感谢各编委为本教材所付出的辛勤劳动，感谢中国中医药出版社领导和编审人员对编写工作的指导和帮助。

由于编者的能力和水平有限，书中存在不足之处在所难免，恳请使用本教材的教师和学生不吝批评指出，为今后的修订工作提供依据和参考。

杨蓉

2018 年 4 月

扫一扫，看课件

第一章

绪 论

【学习目标】

1. 掌握：人体解剖生理学的定义、解剖学方位及常用术语、生命活动的基本特征。

2. 熟悉：人体生理功能的调节和体内的反馈控制系统。

3. 了解：人体解剖生理学的研究方法及其与现代医药学的关系等。

第一节 概 述

一、人体解剖生理学的定义及与现代医药学的关系

人体解剖生理学是研究正常人体形态结构和生理功能的科学，其内容包括人体解剖学和人体生理学，是把形态和机能有机融合在一起的一门科学。

人体解剖学（human anatomy）主要包括大体解剖学、组织学和胚胎学。大体解剖学是借助手术器械切割尸体或者肉眼观察标本的方法，研究正常人体形态结构的科学，又可分为系统解剖学、局部解剖学等学科。系统解剖学（systematic anatomy）是按人体各系统阐述各器官形态结构的科学。局部解剖学（regional anatomy）是以人体各部由浅入深描述其结构的形态与毗邻关系的科学。组织学（histology）是借助显微镜观察或其他方法研究正常人体微细结构的科学。胚胎学（embryology）是研究人体在出生前发生发育过程中形态结构变化规律的科学。

生理学（physiology）是研究机体正常生命活动及其规律的科学，属于生命科学的分支。以正常完整人体的生命活动为研究对象的生理学称为人体生理学（human physiology）。

1

人体解剖生理基础在现代医药学中占有重要的地位，是现代医药学各专业必修的一门重要专业基础课程。同学们只有掌握正常人体形态结构和生理功能相关知识，才能与其他基础课程如生物化学、免疫学、药理学等互补印证学习，彼此互相促进；才能正确理解药物在体内的代谢过程及作用原理，进而指导临床正确合理用药；才能为医药学工作者研究整理与发掘中医药学遗产、研发新药与新剂型提供基础理论依据，更好地防病治病，促进人体健康，提高生命质量。而在研究和实践过程中又可不断对解剖生理学提出新的课题，从而推动人体解剖生理学发展。

二、人体解剖生理学研究的内容和方法

（一）人体的基本组成

人体结构和功能的基本单位是细胞（cell）。细胞形态和功能多种多样，由许多结构和功能相似的细胞通过细胞间质结合在一起，构成组织（tissue）。人体有四种基本组织，即上皮组织、结缔组织、肌组织和神经组织。几种不同的组织有机结合，组成具有一定形态和功能的结构，称为器官（organ），如心、肺、脑、肝、脾、肾等。许多共同完成某种功能的器官组合起来，构成系统（system）。人体有运动系统、消化系统、呼吸系统、泌尿系统、生殖系统、脉管系统、感觉器官、神经系统和内分泌系统等。其中大部分器官位于胸腔、腹腔和盆腔内，并借相应的孔道直接或间接与外界相通，故总称为内脏（viscera）。人体各系统在神经体液的调节下相互联系，互相协调、互相影响，共同构成了一个完整统一的整体，进行着有规律的活动。

根据人体外部形态可分为头、颈、躯干和四肢等四部分。头的前部称为面；颈的后部称为项；躯干的前面分为胸部、腹部、盆部和会阴，躯干的后面分为背部和腰部；四肢分为上肢和下肢，上肢分肩、上臂、前臂和手四部分，下肢分臀、大腿、小腿和足四部分。

（二）常用的解剖学术语

为了正确描述人体结构的形态和位置关系，统一规定了一些公认的描述用语（图1-1）：

1. **解剖学姿势** 身体直立，两眼向前平视，上肢下垂于躯干两侧，手掌向前，下肢并拢，足尖向前，这样的姿势称解剖学姿势，也称标准姿势。在描述人体各部结构位置及其相互关系时，无论标本或模型处于何种方位，都应以解剖学姿势为依据。

2. **方位术语** 以解剖学姿势为依据，常用的方位术语如下：

（1）上和下 近头者为上，近足者为下；也可称头

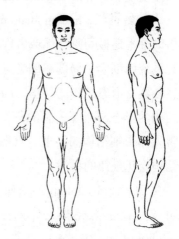

图1-1 解剖学姿势和常用方位术语

侧和尾侧。

（2）前和后　近腹者为前，近背者为后；也可称腹侧和背侧。

（3）内侧和外侧　以正中平面为准，近正中矢状面者为内侧，远离正中矢状面者为外侧。

（4）内和外　凡属空腔器官，以空腔为准，近内腔者为内，远离内腔者为外。

（5）浅和深　接近身体表面或器官表面者为浅，反之为深。

（6）近侧与远侧　多用于四肢，近躯干者为近侧，远躯干者为远侧。

3. 切面术语　以解剖学姿势为依据，人体或其局部均可设置相互垂直的3个切面。

（1）矢状面　按前后方向将人体或器官垂直纵切为左、右两部分的断面，其中将人体分为左右对称两部分的切面，称为正中矢状面。

（2）冠状面　又称额状面，按左右方向将人体垂直纵切为前后两部分的切面。

（3）水平面　又称横切面，是在上下方向上将人体横切分为上下两部分的切面。

（三）生理学研究的三个水平及实验方法

由于人体功能极为复杂，需要从不同层次进行研究，通常将生理学的研究分为三个水平，即细胞和分子水平、器官和系统水平及整体水平。

生理学又是一门实验性很强的科学，生理学的知识大多来自实验研究。为了避免实验对人体造成损害，大多数情况下需要利用活体动物进行研究。动物实验一般可分为急性实验和慢性实验，其中急性实验又可分为离体实验与在体实验两种情况。

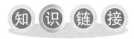

血液循环的发现

英国生理学家威廉·哈维（Wlliam Harvey，1578—1657）于1628年发现了血液循环。他利用动物实验和对人体的观察，首次阐明了血液循环的途径和规律，并发表了著名的《论心脏和血液的运动》。这是生理学发展史上的重要里程碑，它为以后生理学的发展开辟了道路，哈维因此被后人公认为是近代生理学的奠基人。

第二节　生命活动的基本特征

生命活动是指生物体在生存过程中所表现出来的各种活动，如呼吸、消化、排泄、血液循环、生殖和运动等，也包括思维、语言等心理活动在内，是一种以物质为基础的高级运动形式。生命活动的基本特征包括新陈代谢、兴奋性、适应性、生殖等。

一、新陈代谢

生物体即机体在生命活动过程中，与环境之间不断进行物质交换和能量转换以实现自我更新的过程，称为新陈代谢（metabolism）。新陈代谢包括合成代谢（同化作用）和分解代谢（异化作用）两个方面。机体不断从外界环境中摄取营养物质，合成为自身成分的过程，称为合成代谢；机体不断将自身成分分解、转化为代谢产物排出体外，并伴以能量释放的过程，称为分解代谢。在物质代谢过程中，同时伴随能量的释放、转移、贮存和利用，称为能量代谢。

机体的各种生命活动都是在新陈代谢的基础上进行的，新陈代谢一旦停止，机体就会死亡。因此，新陈代谢是机体生命活动的最基本特征。

二、兴奋性

机体或组织对刺激产生反应的能力或特性，称为兴奋性（excitability）。兴奋性是一切生物体所具有的特性，它使生物体能对环境变化发生反应，是一切生物体普遍具有的功能，也是生物体能够生存的必要条件。

（一）刺激与反应

凡能引起机体功能活动改变的内、外环境变化，称为刺激（stimulus）。刺激的种类很多，按其性质可分为：①物理性刺激：如声、光、电、温度和机械等；②化学性刺激：如酸、碱和药物

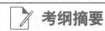

考纲摘要

兴奋性与阈值的关系

等；③生物性刺激：如细菌和病毒等；④社会心理性刺激：如情绪波动、社会变革等。生理学实验常用电刺激。刺激要引起机体或组织发生反应必须具备三个条件，即足够的刺激强度、足够的作用时间和一定的强度－时间变化率。三个要素之间相互影响。

机体或细胞感受刺激后发生的一切功能活动的变化称为反应（reaction）。各种组织细胞反应时的表现各不相同，如肌肉表现为收缩，腺体表现为分泌，神经细胞表现为产生和传导冲动。可根据接受刺激后机体功能变化情况分为两种表现形式：一种是由相对静止状态转变为活动状态，或由弱活动状态转变为强活动状态，称为兴奋（excitation）；另一种是由活动状态转变为相对静止状态，或由强活动状态转变为弱活动状态，称为抑制（inhibition）。

（二）衡量兴奋性的指标——阈值

各种组织兴奋性的高低不同，即使同一组织当处于不同功能状态时，它的兴奋性高低也不同。当固定刺激的作用时间和强度－时间变化率不变时，能引起组织产生反应的最小刺激强度称为阈强度，又称为阈值（threshold）。强度等于阈值的刺激称为阈刺激；大于

阈值的刺激称为阈上刺激；小于阈值的刺激称为阈下刺激。不同组织或同一组织在不同状态下的阈值不同，阈值越低，组织的兴奋性越高，反之，阈值越高，组织的兴奋性越低。可见组织细胞兴奋性的高低与阈值的大小成反变关系，即兴奋性 $\propto 1/$ 阈值。因此，阈值可以作为衡量组织兴奋性高低的指标。人体内神经、肌肉和腺体等组织兴奋性较高，称为可兴奋组织。

刺激引起反应是一种普遍存在的生命现象。只有给予适宜的刺激，人体才会产生反应，刺激是引起反应的外在条件，反应是适宜刺激作用的结果。刺激引起的反应是兴奋还是抑制，取决于机体功能状态和刺激的质和量。

三、适应性

机体根据内外环境的变化而不断调整机体各部分功能活动和相互关系的生理特性，称为适应性（adaptability）。适应性分为行为性适应和生理性适应。行为性适应常有躯体活动的改变，是生物界普遍存在的本能；生理性适应是指机体内部的协调性反应，以体内各系统、器官的协调活动和功能变化为主。以体温调节为例，当外界气温高于体温时，机体可以通过减少衣着、寻找阴凉通风的地方，或借助于风扇、空调以维持体温正常，此为体温的行为性适应；与此同时，机体皮肤血管扩张，血流加快，通过辐射、传导、对流、蒸发散热过程，以维持体温正常，此为体温的生理性适应。

适应性是在种族进化的过程中，逐渐发展和完善起来的。人类对其生存的环境不仅具有被动适应的能力，而且还能应用科学技术主动地改造自然环境，达到主动适应环境的目的。

四、生殖

生物体生长发育成熟后，能够产生与自己相似的子代个体的功能，称为生殖（reproduction）。

第三节　内环境稳态及其调节

一、人体与环境

人体生存的环境包括外环境和内环境。外环境是指人体生存的自然环境和社会环境，它们对人体的各种功能活动都具有重要意义。当外界环境发生变化时，机体各系统、器官的活动必将发生相应的变化，以适应各种不同的生理情况和外界环境。一般情况下，不论外环境如何变化，正常机体的生理功能都能保持相对稳定，这主要是机体内存在相对稳定的内环境。

（一）机体的内环境

体液（body fluid）是机体内液体的总称。正常成人的体液约占体重的60%，其中2/3分布在细胞内，称为细胞内液（intracellular fluid，ECF），1/3分布于细胞外，称为细胞外液（extracellular fluid，ICF）。细胞外液主要包括组织液（约占体重的15%）和血浆（约占体重的4%～5%），还有少量的淋巴液和脑脊液（约占体重的1%）等。

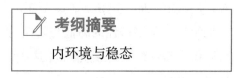

人体内绝大多数细胞并不与外环境直接接触，而是浸浴在细胞外液中，细胞在新陈代谢过程中，营养物质从细胞外液中摄取，代谢产物排到细胞外液中。因此，细胞外液是组织、细胞直接生存的环境，故称为机体的内环境（internal environment）。内环境是相对于机体生存的外部自然环境而言的。

细胞内液与细胞外液之间以细胞膜相隔，在组织液与血浆、淋巴液之间则以毛细血管壁或淋巴管壁相隔。由于细胞膜、毛细血管壁和淋巴管壁均具有一定通透性，因而各部分的体液既彼此隔开，又相互沟通。细胞外液也是生命活动进行中最为活跃的场所，尤其血浆不停地循环流动，成为沟通各部分体液与外环境的媒介。所以，细胞外液（特别是血浆）成分及理化性质的改变能直接反映组织代谢及机体功能的情况，已成为临床诊治疾病的重要依据。

（二）稳态

由于细胞的新陈代谢和外界环境的影响，内环境中的各种成分和理化因素会不断地改变，但通过肺的呼吸、胃肠道的消化吸收、肾脏的排泄等功能及神经、内分泌系统的调节，机体能使细胞外液中各种成分的含量、酸碱度、温度、渗透压等方面保持相对稳定。内环境中各种成分的理化因素保持相对稳定的状态，称为内环境稳态（homeostasis）。

稳态是在人体各器官系统多种功能的相互配合下实现的一种动态平衡。例如，人的正常体温可在37℃上下波动，但每天的波动幅度不超过1℃。一方面外环境变化的影响和细胞的代谢过程使稳态不断地被破坏；而另一方面机体又通过神经和体液等各种调节机制使破坏了的稳态得以恢复。人体的生命活动就是在稳态的不断破坏和不断恢复的过程中维持和进行的。例如，当机体因运动而导致体内 CO_2 增多时，可增强呼吸运动，排出 CO_2 增多，吸入 O_2 增多；当体内水分过剩时，可通过肾增加尿的生成，排出多余的水。可见内环境的稳态是维持正常的细胞生理功能和机体生命活动的必要条件，稳态的破坏或失衡将会引起机体功能的紊乱而出现疾病；对疾病的治疗目的是恢复或重新建立稳态。

二、人体功能活动的调节方式

人体是一个统一的整体，当机体内外环境发生变化时，体内各个器官组织的功能及相互关系将发生相应的变化，从而维持内环境的稳态。人体各器官功能的这种适应性反应称为人体功能活动的调节。其调节方式主要有神经调节、体液调节和自身调节三种。

（一）神经调节

神经调节（neuroregulation）是指通过神经系统的活动对机体生理功能所进行的调节。它是人体最主要的调节方式。神经调节的基本方式是反射（reflex）。反射是指在中枢神经系统参与下，机体对刺激产生的规律性反应。反射的结构基础

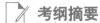

考纲摘要

神经调节、体液调节、自身调节的比较

是反射弧，它由感受器、传入神经、神经中枢、传出神经和效应器五部分组成（图1-2）。反射弧只有保持结构和功能的完整才能正常进行；反射弧的任何一个环节被破坏，反射将不能完成。

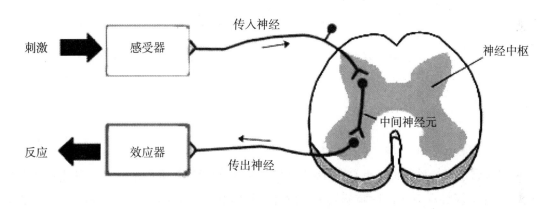

图1-2 反射弧结构模式图

反射分为非条件反射和条件反射两种。非条件反射是先天遗传的，是人与动物共有的一种初级反射，反射弧和反射方式都比较固定，多与机体维持生命的本能活动有关，对于个体生存和种族繁衍具有重要意义。如吸吮反射、吞咽反射、角膜反射、屈肌反射等。条件反射是通过后天学习和训练获得的，是个体在生活过程中在非条件反射的基础上建立起来的，是一种高级神经活动，如望梅止渴、谈虎色变等。条件反射的数量是无限的，可以建立，也可以消退。条件反射可使大量无关刺激成为某种环境变化即将到来的信号，使个体提前调节相关的功能活动，具有更大的预见性、适应性、灵活性，提高了机体对环境的适应能力。

神经调节的特点是反应迅速、短暂，作用部位局限、精确。

（二）体液调节

体液调节（humoral regulation）是指体内某些特殊的化学物质通过体液途径对细胞、组织器官功能活动进行的调节。参与体液调节的物质主要是内分泌细胞或内分泌腺所分泌的激素，如甲状腺激素、肾上腺素等；还有某些组织细胞产生的化学物质和细胞的代谢产物，如组胺、5-羟色胺、CO_2、乳酸等。化学物质到达被调节的组织或器官，主要是通过血液循环，这种方式称为全身性体液调节；而有些化学物质是通过局部组织液扩散来作用于其邻近的组织细胞，这种方式称为局部性体液调节。

体液调节的特点是作用缓慢、广泛、持久。

人体内多数内分泌腺或内分泌细胞接受神经的支配，在这种情况下，体液调节成为神经调节反射弧的传出部分，这种调节称为神经-体液调节（neurohumoral regulation）（图1-3）。

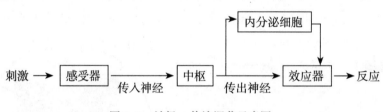

图1-3 神经-体液调节示意图

（三）自身调节

自身调节（autoregulation）是指组织细胞不依赖神经或体液因素，自身对环境刺激发生的一种适应性反应。这种调节只限于少部分组织和器官，在心肌和平滑肌表现尤为明显。如脑血流量的自身调节、心肌的异长自身调节。

自身调节的特点是作用准确稳定，影响范围小，调节幅度小，灵敏度低。

三、人体功能调节的反馈控制

人体的各种功能调节系统可被看成是"自动控制"系统，通常将神经中枢或内分泌腺看作是控制部分，效应器或靶器官看作是受控部分。在控制部分和受控部分之间，有往返的信息传递，形成了一个闭合回路（图1-4），从而实现自动精确的调节。即控制部分发出控制信息到达受控部分改变其活动状态，称为调节；而受控部分也不断有信息返回到控制部分，纠正和调整控制部分的活动，称为反馈。生理学上将受控部分返回到控制部分的信息称为反馈信息，由受控部分的反馈信息作用于控制部分的过程，称为反馈（feedback）。根据反馈信息的作用效果不同，反馈分为负反馈和正反馈两种。

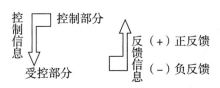

图 1-4　人体功能调节的自动控制示意图

（一）负反馈

负反馈（negative feedback）是指受控部分发出的反馈信息抑制或减弱控制部分功能活动的过程。负反馈在正常人体生理功能调节中较为多见，其意义是维持机体内环境稳态的最重要调节方式。

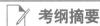

考纲摘要

负反馈与正反馈的意义

例如，当动脉血压升高时，可通过压力感受器反射抑制心脏和血管的活动，使心脏的活动减弱，血管舒张，血压回降至正常水平；反之，当动脉血压降低时，可通过压力感受器反射加强心脏和血管的活动，血压回升，从而维持血压的相对稳定。常见的负反馈还有体温的调节、动脉血压的调节、血糖水平的维持等。

（二）正反馈

正反馈（positive feedback）是指受控部分发出的反馈信息促进或加强控制部分功能活动的过程。正反馈在人体较为少见，其意义是使控制效应得到加强，促使某项生理过程逐渐加强、加速，直至完成。例如，在排尿的过程中，尿液通过尿道时，刺激尿道感受器产生的反馈信息返回到排尿中枢可加强膀胱逼尿肌的收缩，使膀胱进一步收缩，直到尿液排尽。常见的正反馈还有血液凝固、排便反射、分娩等。

反馈控制系统是保持机体正常功能活动的重要调节机制，反馈作用反映了人体生理功能活动调节的自动化。通过反馈作用，使机体能自动、及时地调节功能活动状态，从而更好地适应内、外环境的变化。

复习与思考

一、选择题

A1 型题：每一道考试题下面有 A、B、C、D、E 五个备选答案，请从中选择一个最佳答案。

1.生命活动的最基本特征是（　　　）

A.新陈代谢　　　B.兴奋性　　　C.生殖　　　　D.稳态　　　　E.适应性

2. 机体的内环境是指（　　　）

  A. 组织间隙 B. 细胞外液 C. 细胞内液 D. 血液 E. 机体体内的环境

3. 神经调节的基本方式是（　　　）

  A. 反应   B. 反射   C. 适应   D. 正反馈 E. 负反馈

4. 体液调节的特点是（　　　）

  A. 局限   B. 短暂   C. 迅速   D. 广泛   E. 精确

5. 机体接受刺激后，机体活动发生的相应变化称为（　　　）

  A. 反应   B. 兴奋   C. 反射   D. 兴奋性 E. 抑制

6. 属于负反馈的活动有（　　　）

  A. 排便反射 B. 分娩过程 C. 排尿反射 D. 血液凝固 E. 体温调节

B1 型题： 以下提供若干组考题，每组考题共用在考题前列出的 **A、B、C、D、E** 五个备选答案，请从中选择一个与问题关系最密切的答案。某个备选答案可能被选择一次、多次或不被选择。

（7 ~ 10 题共用备选答案）

  A. 器官   B. 系统   C. 细胞   D. 组织   E. 细胞间质

7. 构成人体的基本结构和功能单位（　　　）

8. 由细胞通过细胞间质构成的（　　　）

9. 由不同组织构成，具有一定形态和功能的结构（　　　）

10. 由彼此相互关联的器官共同构成的结构（　　　）

（11 ~ 14 题共用备选答案）

  A. 内   B. 内侧   C. 浅   D. 深   E. 近侧

11. 距人体正中矢状面较近的方位术语（　　　）

12. 距空腔较近的方位术语（　　　）

13. 距四肢根部较近的方位术语（　　　）

14. 距皮肤较近的方位术语（　　　）

二、名词解释

1. 兴奋性 2. 阈值 3. 内环境 4. 稳态 5. 负反馈 6. 正反馈

三、简答题

1. 何谓人体解剖生理基础？简述人体解剖学、组织学、胚胎学、人体生理学的定义。

2. 简述解剖学姿势、方位、术语。

3. 简述人体生命活动的基本特征。

4. 人体生理功能活动调节的方式有哪些？

扫一扫，知答案

扫一扫，看课件

第二章

细胞和基本组织

【学习目标】

1. 掌握：细胞的基本形态结构；上皮组织的分类及功能；骨骼肌、心肌形态结构特点；神经元的形态结构；神经元和神经纤维的概念；突触传递的过程；神经－肌接头兴奋传递的机制、特点。

2. 熟悉：细胞膜的物质转运功能；细胞的生物电现象及产生机制。

3. 了解：上皮组织、结缔组织的基本形态结构与功能；上皮组织的特殊结构和腺上皮；神经元的分类、神经纤维分类。

第一节 细 胞

细胞是生物体结构和功能活动的基本单位，一切生物体都是由细胞组成的（非细胞形态的生命体病毒除外）。在一定条件下，分化后的细胞可以去分化，重新启动个体的发育程序而发育成新个体。

人体细胞的形态、大小多种多样，有圆形（白细胞）、立方形（甲状腺滤泡上皮细胞）、长柱状（柱状上皮细胞）、长梭形（平滑肌细胞）、多突起（多极神经元）及蝌蚪形（精子）等（图2-1）。

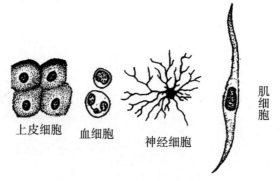

图 2-1　细胞的形态和种类

一、细胞的基本结构

细胞的形态和大小不一，大部分由细胞膜、细胞质和细胞核三部分构成。在生长、分化和执行生理活动的过程中，其结构不断地发生变化。

（一）细胞膜

细胞的膜相结构不仅存在于细胞的表面，也存在于细胞内部，一般将细胞外表的膜称为细胞外膜或细胞质膜，细胞内的各种膜称为细胞内膜或内膜系统。细胞外膜和细胞内膜统称为生物膜。

1. **细胞膜的构造**　光镜下一般难以分辨出细胞膜，因为细胞膜内外物质折光性不同，仅可看到大概界限。电镜下，细胞膜可分为内、中、外三层结构。内、外两层的电子密度高、深暗，中间层的电子密度低、明亮，呈现为两暗加一明的三层结构。

细胞膜由类脂分子、膜蛋白质和膜糖等物质构成。细胞膜的分子结构，目前比较公认的是由 Singer 和 Nicolson 于 1972 年提出的 "液态镶嵌模型"（fluid mosaic model）学说：细胞膜是一个可逆的、流动的脂质双分子层结构，其中镶嵌有可以移动的具有各种功能的蛋白质。

2. **细胞膜的功能**　细胞膜是细胞的界膜，主要起屏障作用。通过这个屏障，将细胞内液与细胞外液隔离，形成一个相对稳定的细胞内环境，以便于细胞进行相对独立的生理活动。此外，细胞膜还具有物质运输、细胞识别、信息传递、免疫黏附、支持和保护等作用。

（二）细胞质

细胞质可分成基质、细胞器和包含物三部分。

1. **基质**　细胞质内的无定形胶状物质称为基质。主要由水、无机盐、蛋白质、糖及脂类等物质构成，并含有多种酶。基质是细胞质内有形成分的生存环境，又是细胞进行多种物质代谢和生理活动的场所，构成细胞的内环境。

2. 细胞器　分布在细胞质中，主要包括线粒体、核糖体、内质网、高尔基复合体、溶酶体、微体、微丝、微管和中心体等（图2-2）。

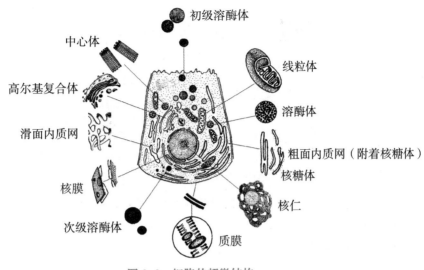

图2-2　细胞的超微结构

（1）线粒体　光镜下线粒体呈颗粒状或杆状，直径约 0.2μm。电镜下为圆形或椭圆形含内、外两层单位膜的囊状结构。线粒体外膜平整，内膜向内折叠，形成许多板状或管状结构，称为线粒体嵴。氧化代谢强的细胞（如心肌细胞）嵴较多，代谢效率高。嵴间腔隙有线粒体基质，其中含有 DNA、RNA 和基质颗粒。

线粒体内含有很多酶，如细胞色素氧化酶、苹果酸脱氢酶、谷氨酸脱氢酶、脂肪酸氧化酶系统等，能将蛋白质、脂肪和糖等物质分解氧化而释放出能量（ATP），并将能量进行贮存，以备细胞活动的需要。代谢活动旺盛的细胞，其线粒体数量较多，如心肌细胞的线粒体数目高于平滑肌细胞的线粒体数目。

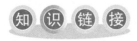

线粒体与寿命

线粒体为细胞活动提供能量，被称为细胞的"发动机"。研究表明，线粒体与人类的生老病死密切相关。人们一日三餐中的糖、脂质与蛋白质，在细胞线粒体内经生物氧化产生能量，供生理活动所需。当线粒体受到损伤时，就无法为细胞代谢供应能量。像老年糖尿病、阿尔茨海默病、帕金森病、心脑血管病等，都与线粒体的损伤有关。维护得当，汽车的发动机可以多年不坏，维护不好则很快就不能工作。同样，要想延年益寿，就必须维护好线粒体，避免暴饮暴食、超负荷运动和过度的劳累，否则线粒体会受到损伤，很难再得到有效恢复。有关线粒体的研究已经表明，人活到 150 岁不是梦。

（2）**核糖体**　又称核蛋白。光镜下是由核糖核酸（ribonucleic acid，RNA）和蛋白质构成的椭圆形颗粒状小体，是细胞内合成蛋白质的场所。核糖体直径为 12～15nm，分为两个亚单位，即大亚基和小亚基。多个核糖单体可由 mRNA 连接起来，形成多聚核糖体。核糖体合成细胞自身的结构蛋白和细胞结构更新所需的酶等，供细胞代谢、增殖和生长需要。

（3）**内质网**　是细胞基质中的一种片层、膜管样结构。根据表面是否有核糖体，分为粗面内质网和滑面内质网。①粗面内质网是一种扁平的囊泡，排列较为整齐，附有大量核糖体颗粒，分布于细胞核周围，呈同心圆状排列，参与蛋白质的合成和运输。②滑面内质网囊壁表面光滑，无核糖体附着，与脂质、糖类代谢、离子的调节有关。如肝细胞中的滑面内质网参与胆汁的代谢；心肌和骨骼肌细胞中的滑面内质网参与钙离子的摄取和释放；胃底壁细胞中的滑面内质网参与盐酸的合成和分泌。

（4）**高尔基复合体**　光镜下为位于细胞核附近的一些网状结构，又称内网器；电镜下是由小囊泡、大囊泡和扁平囊泡群所构成的复合结构。其主要功能是将粗面内质网转送来的蛋白质进行加工、浓缩和包装成颗粒状分泌物质。有"细胞加工厂"之称。

扁平囊泡群是高尔基复合体的主体部分，由 3～8 层弯曲的扁平囊膜平行排列而成，凸出的一面向着核或内质网，称为生成面或顺面，其囊膜较薄；凹向质膜的一面称为成熟面或反面，膜较厚。

小囊泡是从粗面内质网上脱落下来的小泡，内含多肽物质。多个小囊泡聚集融合形成扁平囊泡，对小囊泡内的物质进一步加工浓缩，使之成为具有一定生理功能的蛋白质。

大囊泡又称浓缩泡，含有已经加工好的蛋白质、复合物及多糖类等物质，逐渐移向细胞膜，最后与细胞膜融合，将内容物排出细胞外。

（5）**溶酶体**　是胞质中的一种球形细胞器，形态和大小极不一致，外包单位膜，内含 60 多种酸性水解酶类物质，能对蛋白质、脂质、糖类、核酸、磷酸和硫酸酯等物质起水解作用。溶酶体分为初级溶酶体和次级溶酶体。新生成的溶酶体是初级溶酶体，初级溶酶体与来自细胞内、外的物质相结合后就形成次级溶酶体。

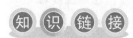
知 识 链 接

溶酶体与肿瘤

溶酶体与肿瘤的关系已经引起人们的关注，目前有以下几种观点：①致癌物质引起细胞分裂调节功能的障碍及染色体畸变，可能与溶酶体释放水解酶有关；②某些影响溶酶体膜通透性的物质，如巴豆油、某些去垢剂、高压氧等，是促进致癌作用的辅助因子，也能引发细胞的异常分裂；③在核膜残缺的情况下，核膜对核的保护丧失，溶酶体可以溶解染色质，而引起细胞突变；④溶酶体代谢过程中的某些产物是肿瘤细胞增殖的物质基础；⑤致癌物质进入细胞，在与染色体整合之前，总是先贮存在溶酶体中，这已为放射自显影所证实。

（6）**中心体** 位于细胞核附近。光镜下中心体由一团浓稠的胞质包绕着 1 ～ 2 个中心粒组成。电镜下，中心粒为两个圆筒状小体，互相垂直。中心体参与细胞的分裂活动。

（7）**微丝和微管** 电镜下，微丝是实心的细丝状结构，与细胞的运动、吞噬、分泌物的排出等功能有关。微管是中空圆柱状结构，具有支持细胞和依附细胞内有形成分的作用。

3. **包含物** 在细胞质中，除细胞器外，还有一些有形成分，如细胞的代谢产物、贮存的营养物质等。这些物质总称为包含物，包括脂滴、糖原和色素等。

（三）**细胞核**

除了成熟的红细胞外，人体内所有的细胞都有细胞核。细胞核的形态和大小在不同的细胞中差异颇大，有圆形、卵圆形、杆状、分叶状、不规则形等。细胞核主要由核膜、核仁和染色质组成。

1. **核膜** 由单位膜构成，电镜下可分为内、外两层，两层之间有 15 ～ 30nm 的间隙，称为核周隙。核膜上有许多散在的孔，称为核孔。核孔的多少与细胞的功能状态有关，代谢旺盛的细胞核孔较多。

2. **核仁** 是细胞内 rRNA 合成、加工和核糖体亚单位装配的场所。形成的核糖体通过核孔进入细胞质内，参与蛋白质的合成。每个细胞一般有 1 ～ 2 个核仁，有的细胞可有 3 ～ 5 个核仁，个别细胞也可以无核仁。

3. **染色质和染色体** 是同一物质在细胞周期中不同时期的两种表现形式。基本化学成分是**脱氧核糖核酸**（deoxyribonucleic acid，DNA）和蛋白质，在细胞分裂间期，光镜下观察，染色质是细胞核内分布不甚均匀、易被碱性染料着色的物质。染色较淡的部分称**常染色质**，较浓缩，是核中进行 RNA 转录的部位；染色较深的部分称**异染色质**，是功能相对不活跃的部分。细胞进入分裂期，染色质丝变短变粗成为短棒状的**染色体**。目前认为细胞的全部遗传基因均存在于 DNA 分子中，如果染色体的数目和结构发生改变，将导致遗传性疾病。

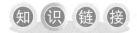

知识链接

人体细胞之最

细胞体直径最大的细胞——卵细胞。最大时卵细胞的直径可达200μm。

细胞体最长的细胞——骨骼肌细胞。最长的骨骼肌细胞可长达40mm。

伸出的突起最长的细胞——运动神经细胞。由其伸出的轴突最长可达1m以上。

细胞核最多的细胞——骨骼肌细胞。一个骨骼肌细胞可有多达数百个细胞核。

胞质内线粒体最多的细胞——肝细胞。每个肝细胞内可有多达2000个线粒体。

溶酶体最多的细胞——巨噬细胞。溶酶体内含有多种水解酶，具有强大的吞噬、消化异物的能力。

内质网最多的细胞——浆细胞。

寿命最长的细胞——神经细胞。神经细胞自出生时其数量就已确定，不再增殖和更换，直到人体死亡。

二、细胞的物质转运功能

细胞在新陈代谢过程中需要不断选择性地摄入和排出多种多样的物质，有脂溶性的，也有水溶性的，有小分子的，也有大分子的。因此，细胞膜转运物质的形式是多种多样的，常见的细胞膜对物质的转运形式主要分为以下四种：

考纲摘要

细胞膜的物质转运形式

（一）单纯扩散

单纯扩散是指脂溶性小分子物质通过细胞膜从高浓度侧向低浓度侧转运的过程。它是一种简单的穿越质膜的物理扩散，最终的结果就是该物质在细胞膜两侧的浓度达到平衡。不同物质的扩散量和扩散速度用扩散通量来表示，扩散通量是指某种物质每秒钟通过每平方厘米面积的摩尔（或毫摩尔）数，其大小主要由两个因素决定：浓度差，它是物质扩散的动力，即细胞膜两侧该物质的浓度差越大，扩散通量也越大；通透性，即该物质通过细胞膜的难易程度，细胞膜对该物质通透性越大，扩散通量也越大。以脂质双分子层为基架的细胞膜对各种物质的通透性取决于该物质的脂溶性、分子大小及带电状况。

考纲摘要

单纯扩散转运的物质

人体体液中存在的脂溶性物质很少，单纯扩散方式进出细胞的物质也不多。比较肯定的有 O_2、CO_2、N_2、乙醇、尿素等。

（二）易化扩散

非脂溶性或脂溶性小的小分子物质，需要在膜上特殊蛋白质（载体蛋白或通道蛋白）的帮助下，由膜的高浓度一侧向低浓度一侧转运的过程，称为**易化扩散**。易化扩散与单纯扩散均是物质顺

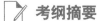
考纲摘要
易化扩散的分类、特点及转运的物质

浓度差转运，其动力来源于膜两侧物质浓度差（或电位差）所含的势能，不需要细胞再提供能量，又统称被动转运。易化扩散根据参与转运的膜蛋白的不同分为以下两类：

1. 以载体为中介的易化扩散　又称载体转运，载体是细胞膜上镶嵌的一种特殊蛋白质，其分子上有一个或数个能与被转运物质相结合的位点，在物质浓度高的一侧，与被转运物质结合，通过载体蛋白本身的变构，把物质转运到另一侧，然后与物质分离（图2-3）。例如葡萄糖、氨基酸等一些亲水性小分子物质顺浓度差进入细胞的过程就属于载体转运。

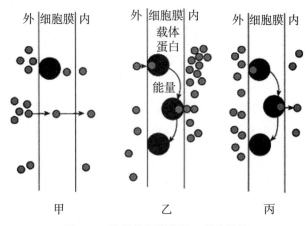

图 2-3　物质的跨膜转运　载体运输

载体转运的特点：

（1）**特异性**　各种载体蛋白与它所转运的物质之间有着结构的特异性。如葡萄糖载体，除了能转运葡萄糖外，还可以转运与葡萄糖结构相似的3-氧甲基葡萄糖，但不能转运甘露醇。

（2）**饱和现象**　由于膜上载体蛋白的结合位点数量是有限的，因此载体蛋白对物质的转运能力也有一定的限度，当膜两侧被转运物质的浓度差达到一定程度时，转运量就不会再随着浓度差的增大而增加。

（3）**竞争抑制性**　如果载体对 A、B 两种结构类似的物质都有转运能力，A 种物质浓度增加，B 种物质的转运将减弱。

2. 以通道为中介的易化扩散 又称通道转运，是离子进出细胞的主要方式，借助于膜上的通道蛋白完成。通道蛋白贯穿整个细胞膜，中心是亲水性并带有闸门控制的通道。通道开放时，允许物质顺浓度差、电位差转运；关闭时，即使膜两侧存在浓度差、电位差，被转运物质也不能通过（图2-4）。

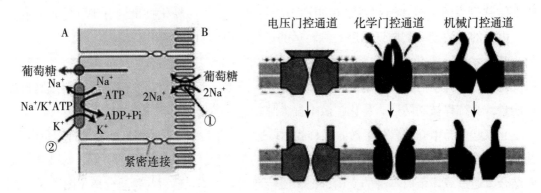

图 2-4 物质的跨膜转运 通道转运

通道的开放（激活）或关闭（失活）是通过"闸门"来调控的，故通道又称门控通道。根据引起闸门开和关的因素及门控机制的不同，离子通道可分为电压门控通道、化学门控通道和机械门控通道等。电压门控通道的开放和关闭取决于膜两侧的电位差；化学门控通道的开放与关闭取决于特定的化学性信号如激素、递质或药物等。通道的开放和关闭与通道蛋白分子的构型变化有关。通道蛋白也有特异性，通常一种通道只允许一种离子通过，如钾通道、钠通道和钙通道。

离子通道可被某种毒物或药物选择性阻断，这些物质被称为通道阻断剂，如河豚毒可阻断钠通道，四乙胺可阻断钾通道等。

（三）主动转运

非脂溶性或脂溶性小的小分子物质，消耗细胞代谢能量，逆浓度梯度或电位梯度的跨膜转运过程，称为主动转运。根据参与转运的膜蛋白的不同分为以下两类：原发性主动转运和继发性主动转运。

1. 原发性主动转运 原发性主动转运又称泵转运，是指在细胞膜的离子泵（即泵蛋白）的参与下，细胞直接利用代谢产生的能量将物质（通常是带电离子）逆浓度梯度或电位梯度进行的跨膜转运。生物泵是一种特殊的膜蛋白，活动时消耗的能量直接来自于细胞的代谢过程。泵蛋白具有特异性，按其所转运的物质种类分为钠－钾泵、钙泵、碘泵及质子泵等。

钠－钾泵简称钠泵，具有ATP酶的作用。当细胞外 K^+ 浓度增高或细胞内 Na^+ 浓度增

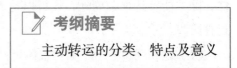

考纲摘要

主动转运的分类、特点及意义

高时，钠泵即被激活，故又称为 Na^+-K^+ 依赖式 ATP 酶。钠泵被激活后，分解 ATP 获得能量，于是钠泵就会逆浓度差或电位差，把膜内的 Na^+ 泵出，把膜外的 K^+ 泵入，从而恢复膜内外 Na^+、K^+ 的不均匀分布。在一般情况下，钠泵每分解 1 个 ATP 分子，可泵出 3 个 Na^+，同时泵入 2 个 K^+（图 2-5）。以神经和肌细胞为例，正常时膜内 K^+ 浓度约为膜外的 30 倍，膜外的 Na^+ 浓度约为膜内的 12 倍，就是钠–钾泵作用的结果。

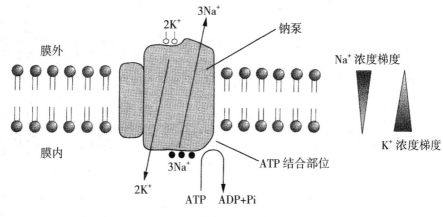

图 2-5 钠钾泵主动转运

钠泵活动的生理意义是：①维持膜内外 Na^+、K^+ 的不均匀分布，这是细胞生物电产生的基础；②建立势能储备，用于其他物质的逆浓度差跨膜转运；③细胞内的高钾是许多细胞代谢反应的必需条件，对维持细胞内外渗透压的平衡、维持细胞的正常生理功能具有重要意义。

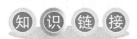

钠泵

1957 年，丹麦化学家 Skou 在蟹的外周神经膜上分离出一种 ATP 酶，这种酶的奇异之处是它在同时存在 Na^+ 和 K^+ 的条件下被激活，此外，此酶的活性还可被强心苷特异性抑制，这是它的一个重要特征。根据这些结果，他提出这种 Na^+-K^+ 依赖式 ATP 酶就是钠泵的设想，并在以后的大量实验中得到证实。实验表明 Na^+ 的外排与 K^+ 的内流相耦联，并计算出耦联的比例是 $3Na^+$: $2K^+$: 1ATP，因此钠泵也称为钠–钾泵。Skou 也因为在研究细胞膜物质转运体系领域做出的卓越贡献，而获得 1997 年诺贝尔化学奖。

2. 继发性主动转运 继发性主动转运是指物质逆浓度差、电位差转运时，所需的能量不是直接来自 ATP 的分解，而是来自钠泵活动所造成的膜内外 Na^+ 的势能储备。继发性主动转运有两种形式：如果被转运物质与 Na^+ 转运的方向相同，为同向转运，如葡萄糖、氨基酸等营养物质在肠黏膜上皮细胞的吸收过程及肾小管上皮细胞的重吸收；如果被转运物质与 Na^+ 转运的方向相反，称为逆向转运，如心肌细胞膜上的 Na^+-Ca^{2+} 交换等。

（四）出胞和入胞

大分子或物质团块不能以上述三种形式穿越细胞膜，它们需要借助于细胞膜本身的运动以入胞、出胞的方式完成跨膜转运。

1. 入胞 大分子或物质团块通过细胞膜的运动，从细胞外进入细胞内的过程，称为入胞，如白细胞吞噬细菌或异物的过程等。如果进入细胞的是固体物质，称为吞噬，如为液体则称为吞饮。首先物质被细胞膜所识别，接着与这些物质相接触的细胞膜发生内陷，并逐渐将其包绕，然后细胞膜发生融合，于是这些物质和包绕它的部分细胞膜进入细胞内，形成一个吞噬泡，最后这些吞噬泡与溶酶体融合，其内容物被溶酶体分解消化。

2. 出胞 大分子或物质团块通过膜的运动，从细胞内排到细胞外的过程，称为出胞，又称胞吐。如，腺细胞中分泌物的排出及神经细胞中神经递质的释放等。细胞的各种分泌物大多在内质网合成，由内质网到高尔基复合体的运送过程中，被一层膜性结构包被形成分泌小泡，贮存在细胞内。当细胞受到膜外某些特殊化学信号或膜两侧电位改变的刺激时，小泡逐渐向细胞膜移动，小泡膜与细胞膜接触，相互融合，并在融合处出现裂口，将小泡内容物一次性全部排出（图 2-6）。

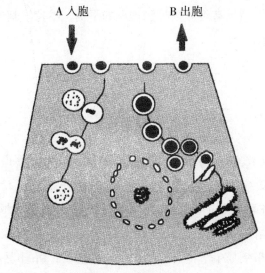

图 2-6 入胞和出胞

三、细胞的生物电现象

生物电是指组织细胞在生命活动过程中伴随的电现象，分为安静时的静息电位和活动时的动作电位，与细胞兴奋的产生和传导有着密切关系。

（一）静息电位及产生机制

1.静息电位的概念 静息电位是指细胞在安静时，存在于细胞膜内外两侧的内负外正的稳定的电位差。实验显示，将与示波器相连的两个测量电极放在蛙的坐骨神经细胞膜表面任意两点上时，示波器的光点在等电位线（图 2-7A），说明

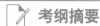

细胞膜表面各处的电位是相等的。将其中一个电极刺入细胞膜内，则扫描光点立即从等电位线下降到 –70mV，并在此水平做横向扫描（图 2-7B），说明细胞内外存在电位差，膜外电位高于膜内电位。如果规定膜外电位为 0，膜内电位则为负值（–70mV）。除了具有自律性的心肌细胞和胃肠平滑肌细胞以外，大多数细胞静息电位总是稳定于某一数值水平，如神经与骨骼肌细胞的静息电位为 –70 ～ –90mV，人的红细胞为 –10mV。静息时，细胞膜两侧维持内负外正的稳定带电状态，称为极化状态。以静息电位为准，细胞受刺激时，膜内电位数绝对值向增大方向变化，称为超极化；若膜内电位数绝对值向减小方向变化，称为去极化（除极化）；若膜内电位由内负外正变为内正外负，称为反极化；细胞去极化（或反极化）后又恢复到原来的状态，则称为复极化。

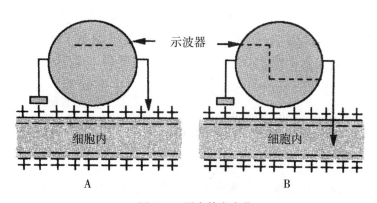

图 2-7 测定静息电位

2.静息电位产生的机制 生物电产生的机制一般用离子流学说来解释。该学说认为膜电位的产生是由于膜内外各种离子的分布不均衡，以及膜在不同情况下对离子的通透性不同所造成的。哺乳动物骨骼肌细胞内外离子的浓度如表 2-1。在静息状态下，细胞膜对 K^+ 有较高的通透性，而膜内 K^+ 浓度又高于膜外，K^+ 就顺着浓度梯度向膜外扩散。由于电荷异性相吸作用，膜内蛋白质负离子（A^-）也随 K^+ 外流，但膜对 A^- 无通透性，被阻止在膜的内侧面，扩散出

膜的 K^+ 则被吸附在膜的外侧面，致使膜内电位为负，膜外电位为正。由此建立起来的内负外正的电位梯度，成为 K^+ 继续外流的阻力。当促使 K^+ 外流的浓度梯度与对抗 K^+ 外流的电位梯度平衡时，K^+ 的净外流停止，膜内外电位差保持在一个相对稳定的数值。因此，静息电位主要是 K^+ 外流产生的电－化学平衡电位。静息电位实测值略小于 K^+ 平衡电位理论值，这是由于静息时，膜对 Na^+ 也有较小的通透性，少量 Na^+ 内流，抵消了一部分 K^+ 外流所造成的膜内负电位的缘故。应用 K^+ 通道阻滞剂四乙胺阻断 K^+ 外流发现，内负外正的静息电位消失，从而证实静息电位相当于 K^+ 的电－化学平衡电位。

表2-1 哺乳动物骨骼肌细胞内外离子的浓度（mmol/L）和流动趋势

	Na^+	K^+	Cl^-	A^-
细胞内	12	155	4	155
细胞外	145	4.5	120	
细胞内外浓度比	1：12	34：1	1：30	
离子流动趋势	内向流	外向流	内向流	外向流

静息电位的大小，主要受细胞内外 K^+ 浓度的影响；其次细胞代谢障碍也可影响静息电位。当细胞缺血、缺氧或 H^+ 增多（酸中毒）时，可导致细胞代谢障碍，影响细胞向钠泵提供能量，如果钠泵功能受到抑制甚至停止，K^+ 不能顺利泵回细胞内，将使细胞内外 K^+ 的浓度差逐渐减小，也就是说细胞代谢障碍会导致静息电位逐渐减小甚至消失。

（二）动作电位及其产生机制

1. 动作电位的概念　动作电位是指可兴奋细胞受刺激时，在静息电位基础上产生的短暂的可扩布性的电位变化。动作电位的产生是细胞兴奋的标志。动作电位可通过上述（图2-7）实验中

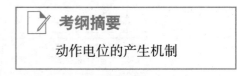

考纲摘要

动作电位的产生机制

的一个电极插入细胞内记录下来。在测出静息电位基础上，给予神经纤维一个有效刺激，此时在示波器屏幕上即可显示出一个动作电位波形（图2-8）。

动作电位是一个连续的膜电位变化过程，波形分为上升支和下降支。上升支和下降支进展迅速，持续时间很短，历时不超过 2ms，波形尖锐，称为锋电位，它是动作电位的主要组成部分。锋电位过后至完全恢复到静息电位水平之前，膜电位还要经历微小而缓慢的电位变化，称为后电位，包括负后电位和正后电位。后电位持续时间较长，约 100ms。后电位结束后细胞恢复至静息电位水平。

上升支是动作电位去极化和反极化的过程，下降支是动作电位的复极化过程。其中超过 0 电位线的部分，称为超射。如果静息电位为 $-70mV$，超射值为 $+35mV$，则膜内电位的上升幅度为 105mV。

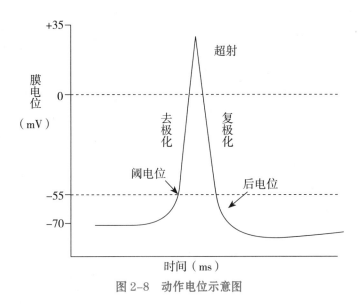

图 2-8 动作电位示意图

2. 动作电位的产生机制 动作电位产生的机制可用"离子流动学说"来解释。细胞外的 Na^+ 浓度远高于细胞内，有顺浓度差内流的趋势，但能否进入细胞则取决于膜上 Na^+ 通道的状态。当细胞膜接受刺激而兴奋时，膜上 Na^+ 通道迅速开放，膜对 Na^+ 通透性增大。由于膜外 Na^+ 浓度高于膜内，细胞外电位高于细胞内，Na^+ 便顺浓度差和电位差迅速内流。Na^+ 不断内流，抵消了原来静息时膜内的负电位，进而出现正电位，形成动作电位的上升支，即去极化和反极化时相。由此形成的膜内为正、膜外为负的电位梯度，成为 Na^+ 继续内流的阻力。当促使 Na^+ 内流的浓度梯度和阻止 Na^+ 内流的电位梯度力量达到平衡时，Na^+ 内流终止。因此，动作电位的上升支是 Na^+ 内流所形成的电 – 化学平衡电位。

在上升支达到最高值时，膜上 Na^+ 通道迅速关闭，膜上 K^+ 通道被激活，膜对 K^+ 的通透性增大，由于膜内 K^+ 高于膜外，加上膜内电位较膜外为正，于是 K^+ 顺电 – 化学梯度迅速外流，使膜内电位快速下降，形成动作电位的下降支，即复极化时相。因此，动作电位的下降支是 K^+ 外流所形成的电 – 化学平衡电位。

细胞每发生一次动作电位，都会有少量 Na^+ 进入细胞内，K^+ 逸出细胞外，使膜内外 Na^+、K^+ 的比例发生变化。于是，钠 – 钾泵转运启动，把进入细胞内的 Na^+ 泵出，把逸出细胞外的 K^+ 泵入，使膜电位及膜内外 Na^+、K^+ 的分布恢复到刺激前的状态，以维持细胞的兴奋性。

3. 动作电位的引起 刺激作用于细胞可引起动作电位，但并不是任何刺激均能触发动作电位。当神经纤维受到一个阈刺激或阈上刺激时，受刺激部位细胞膜上少量钠通道开放，引起少量 Na^+ 内流，使膜发生轻度去极化，当膜去极化达到某一临界值时，该部位膜上钠通道大量迅速开放，使膜对 Na^+ 的通透性突然增大，大量 Na^+ 迅速内流，产生动作电位。产生动作电位的临界膜电位数值，称为**阈电位**。阈电位的数值一般比静息电位小 $10 \sim 20mV$。诱发动作电位的最小强度的刺激称为**阈刺激**。细胞去极化达到阈电位水平是产生动作电位的必要条件。不论任何性质的刺激，只要能使膜去极化达到阈电位水平，即可引起动作电位。

一般来说，细胞兴奋性的高低与细胞静息电位和阈电位的差值呈反变关系，即差值愈大，细胞兴奋性愈低；差值愈小，细胞兴奋性愈高。超极化时，静息电位值增大，与阈电位之间的差值

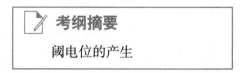

考纲摘要

阈电位的产生

也增大，细胞兴奋性降低。阈刺激或阈上刺激只是使膜电位从静息电位水平去极化达到阈电位水平，而动作电位的爆发是膜电位到达阈电位后其本身进一步去极化的结果，与施加给细胞的刺激强度无关。因此，动作电位具有"全或无"现象，即动作电位要么不产生，要么一旦产生就达到最大值，其峰值不会因刺激的加强而增大。

4.**局部电位** 可兴奋细胞受到阈下刺激，不能产生动作电位，但可使受刺激部位细胞膜的 Na^+ 通道少量开放，引起少量 Na^+ 内流，产生一个小于阈电位的微小去极化，称为**局部电位**（图 2-9），又称局部兴奋。细胞在发生局部兴奋时，由于膜电位减小，与阈电位之间的距离变近，兴奋性升高。局部电位呈现三个特点：①电位幅度小，呈衰减性传导，即随传导距离的增大而变小直到消失；②不是"全或无"式的，局部电位可以随阈下刺激强度的增强而增大；③总和效应，即多个阈下刺激相继引起的局部电位，可叠加起来使电位幅度增大，若达到阈电位，即可爆发动作电位。

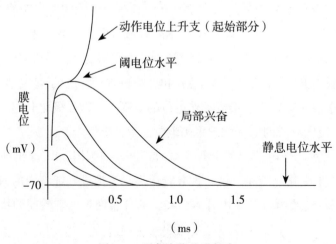

图 2-9 局部电位总和效应

5.**动作电位的传导** 动作电位一发生，就沿细胞膜由兴奋部位自动向邻近未兴奋部位传导。在神经纤维上传导的动作电位，称为神经冲动。

细胞膜某一处受到刺激而兴奋时，其兴奋部位出现膜内外电位的倒转，在兴奋部位和邻近未兴奋部位之间出现了电位差。由于膜两侧的溶液都是导电的，出现电荷的流动，形成局部电流。局部电流在膜内由兴奋部位流向未兴奋部位，在

 考纲摘要

动作电位在同一细胞上传导的机制和特点

膜外，从未兴奋部位流向兴奋部位。这样造成未兴奋段膜内电位升高，膜外电位降低，引起该处膜的去极化。当膜去极化达到阈电位时，即爆发动作电位。这样的过程在膜表面进行下去，表现为兴奋在整个神经纤维的传导。因此，动作电位一经发生，就能自动传递。无髓神经动作电位的传导，逐点推进，直到纤维末端（图 2-10）。有髓神经纤维，由于髓鞘具有绝缘性，局部电流只能在郎飞结形成，称为跳跃式传导（图 2-11），传导速度比无髓神经纤维快。神经纤维传导动作电位的特点：

（1）双向性　传导动作电位从受刺激的兴奋部位可向两侧未兴奋部位同时传导，称为双向性。

（2）不衰减性　兴奋传导过程中，动作电位的幅度不会随传导距离而减小，称为不衰减性。

（3）相对不疲劳性　由于一次兴奋过程引起细胞膜内外离子浓度的变化很小，而且通过钠 - 钾泵转运，可使离子浓度及时恢复，因而能较持久地保持其兴奋性和传导能力。

（4）生理完整性　包括结构完整性和功能完整性两个方面。如果细胞结构破坏或局部用药（如普鲁卡因阻断钠通道）等因素破坏细胞功能完整性，均可使兴奋传导发生阻滞。

（5）绝缘性　指在混合神经干内沿一条神经纤维传导的冲动，不会波及邻近的纤维，保证了神经调节的精确性。

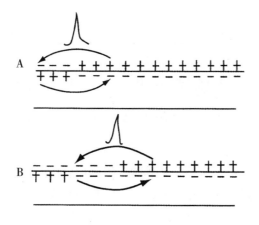

图 2-10　动作电位在无髓神经纤维上的传导

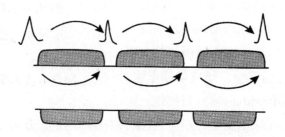

图 2-11　动作电位在有髓神经纤维上的传导

（三）细胞的生物电现象与兴奋性

现代生理学中，兴奋被看作是动作电位的同义语。可兴奋细胞接受刺激后产生动作电位的能力称为**兴奋性**。细胞随着兴奋部位的生物电变化，兴奋性也发生一系列的改变。以神经细胞为例，一个兴奋时程可分为四个时期（图 2-12）：

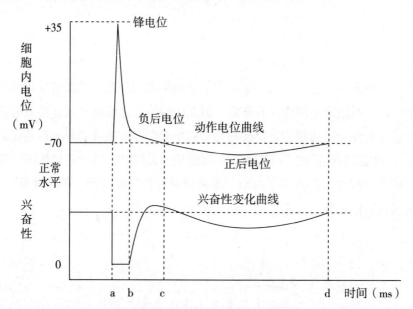

ab: 锋电位——绝对不应期; bc: 负后电位——相对不应期、超常期;
cd: 正后电位——低常期

图 2-12　一个动作电位周期内的兴奋性变化

1. 绝对不应期　神经纤维在接受一次刺激产生动作电位的很短时间内，任何强大的刺激都不能使其再次兴奋，兴奋性下降为零，这一段时间称为绝对不应期。这是由于细胞膜上 Na^+ 通道处于失活状态，不能再次开放。

2. 相对不应期　绝对不应期后的一段时间内，大于阈强度的刺激才能引起细胞产生动作电位，细胞的兴奋性低于正常，这一时期称为相对不应期。此期的原因是 Na^+ 通道虽已开始逐渐复活，但尚未恢复到正常水平，需要较大的刺激才能引起再次兴奋。

3. **超常期** 在相对不应期后的一段时间内，小于阈强度的刺激（阈下刺激）就可以引起细胞兴奋，细胞的兴奋性高于正常，这一时期称为超常期。这是由于在超常期内，Na^+通道基本恢复到可被激活的状态，并且膜电位复极化接近静息电位水平，膜电位与阈电位的距离变小，故兴奋性高于正常。

4. **低常期** 在超常期后的一段较长时期内，需用大于阈强度的刺激才能引起细胞产生动作电位，细胞兴奋性低于正常，这一时期称为低常期。此时 Na^+ 通道已完全恢复至正常，但由于膜电位值大于静息电位值（超极化），与阈电位之间距离增大，故兴奋性低于正常。

由图 2-12 显示的神经纤维动作电位与兴奋性变化关系曲线可以看出，绝对不应期大致相当于锋电位持续时间，连续产生的动作电位不会重合在一起，需要一定的间隔而形成脉冲样图形，单位时间内能够产生动作电位的次数也受到限制。如，哺乳动物神经纤维的绝对不应期为 0.5ms，在理论上其每秒最多只能产生或传导 2000 次神经冲动。相对不应期大致相当于负后电位早期，超常期相当于负后电位后期，低常期相当于正后电位持续时间。

第二节 基本组织

人体器官由不同的组织构成。组织是由形态相似、功能相关的细胞借细胞间质结合在一起而形成的。人体可分为四大基本组织：上皮组织、结缔组织、肌组织和神经组织。

一、上皮组织

上皮组织简称上皮。它是由大量密集排列的细胞和极少量的细胞间质构成。依其结构和功能的不同，可将上皮组织分为三大类，即被覆上皮、腺上皮和特殊上皮。被覆上皮主要覆盖于人体表面及体内各管、腔、囊的内表面，主要起保护、分泌及吸收等作用；腺上皮构成腺，主要有分泌作用；特殊上皮具有特殊的形态和作用，如感觉上皮能感受刺激，生殖上皮能产生生殖细胞等。

（一）被覆上皮

被覆上皮一般均具有以下共同特征：①细胞多，排列紧密，多排列成层或膜状，细胞间质极少。②上皮细胞有极性，即有游离面和基底面两个极端：游离面是指朝向体表或管、腔、囊的一面；基底面是指与游离面相对，与基底膜相贴的一面；上皮细胞借基底膜与深部的结缔组织相连。③被覆上皮内无血管，依靠深部的结缔组织透过基底膜来提供营养。被覆上皮根据其细胞的排列层数及形态特征，可分为以下类型（图 2-13）：

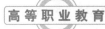

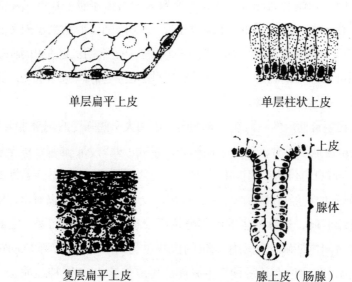

单层扁平上皮　　　　　　　　　单层柱状上皮

复层扁平上皮　　　　　　　　腺上皮（肠腺）

图 2-13　各种类型上皮

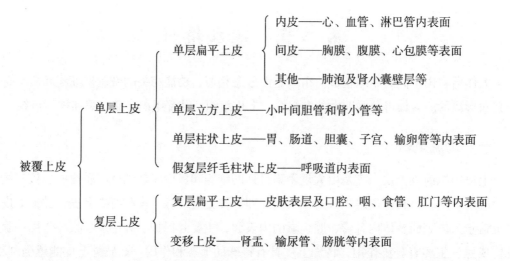

1. **单层扁平上皮**　单层扁平上皮极薄，仅由一层扁平细胞呈膜状排列形成。从表面看，细胞为多边形，边缘呈锯齿状，排列紧密，细胞核呈扁圆形，位于细胞中央；从垂直切面看，细胞呈扁梭形，无核部位极薄，有核部分稍厚。根据分布部位又有两种特殊类型：分布于心、血管、淋巴管内表面的单层扁平上皮，称内皮；分布于胸膜、腹膜和心包膜表面的单层扁平上皮，称间皮。单层扁平上皮表面光滑，可减小液体流动及器官活动时的摩擦。

2. **单层立方上皮**　单层立方上皮由一层立方形细胞紧密排列形成。从表面看，细胞呈多边形；从切面看，细胞呈正方形，细胞核呈球形位于中央。主要分布于小叶间胆管和肾小管等处，具有分泌和吸收的作用。

3. 单层柱状上皮 单层柱状上皮由一层柱状细胞紧密排列形成。细胞呈柱状，细胞核呈椭圆形，多位于细胞近基底部且与细胞长轴平行。有些部位（肠道）的单层柱状上皮的柱状细胞间常夹有杯状细胞，形似高脚酒杯，胞质内充满黏原颗粒，细胞核呈三角形或扁圆形，位于细胞基底部，分泌黏液。单层柱状上皮主要分布于胃、肠道、胆囊、输卵管、子宫等的内表面，具有保护、分泌和吸收功能。

4. 假复层纤毛柱状上皮 假复层纤毛柱状上皮由四种细胞构成：柱状细胞、杯状细胞、梭形细胞和锥体形细胞。各种细胞高矮不一，只有柱状细胞和杯状细胞能达到上皮的游离面，细胞核排列并不整齐，从切面看，似乎是多层细胞，但实际上这些细胞的基底面均与基膜相贴，仍属于单层上皮。四种细胞中，以柱状细胞数量最多，游离面有纤毛，故称假复层纤毛柱状上皮。杯状细胞可以分泌黏液，吸附尘埃及病原体；纤毛可以作定向摆动，以清扫黏附在其上面的尘埃、黏液及病原体，主要分布于气管、支气管、呼吸道黏膜，具有清洁保护作用。

5. 复层扁平上皮 复层扁平上皮由多层细胞构成，浅层为扁平细胞，呈鱼鳞状排列，又称复层鳞状上皮。浅层细胞为多层扁平的细胞，呈鱼鳞状排列，由中间层细胞往表面推移产生；中间数层细胞为多边形，体积较大且边界较清楚，由基底层增殖分化形成；最深层细胞称基底层，呈立方形或矮柱状，排列整齐，细胞核球形，位于中央，胞质内有大量染色颗粒和色素。基底层细胞有较强的分裂繁殖能力，不断向浅层推移，补充浅层细胞。

复层扁平上皮根据浅层细胞是否角化，可分为角化型和非角化型。角化型复层扁平上皮的浅层细胞内含有大量角质蛋白，主要分布于皮肤、头皮；非角化型复层扁平上皮没有角化现象，主要分布于口腔、咽、食管、阴道等部位，具有较强的抗酸、抗碱、耐摩擦能力，起保护、修复作用。

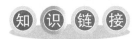

皮肤和黏膜的保护作用

人体表面有皮肤包裹，其内脏器官腔壁有黏膜覆盖，两者表层均为上皮组织，由于结构紧密，形成完整的屏障，阻挡病原微生物的侵入。皮肤和黏膜还可以分泌多种杀菌物质，如皮肤中的皮脂腺可以分泌脂肪酸，汗腺分泌乳酸，胃黏膜中的壁细胞可以分泌胃酸，这些物质均具有杀灭病原微生物（细菌和病毒等）的作用，防止人体感染。由于用药不当、X线过量照射、手术或外伤等原因损伤了这一屏障，使机体抗感染能力及免疫能力降低，机体就容易发生感染性疾病。

6. 变移上皮 变移上皮又称为移行上皮，主要分布于肾盏、肾盂、输尿管和膀胱等输尿管道内表面，由多层细胞构成。此种上皮的厚度及细胞形态可随所在器官的扩张程度而改变。膀胱空虚时，黏膜的变移上皮增厚，细胞层数增多，体积变大，表层的细胞出现双核，可盖住其深部的几个细胞，称为盖细胞；膀胱充盈时，上皮变薄，细胞形态变扁，层数减少。

被覆上皮的游离面、侧面及基底面常形成一些特殊的结构。上皮细胞游离面伸出的微小突起，称微绒毛，主要起扩大细胞表面积的作用。光学显微镜下，微绒毛由于排列密集而呈纹理状或刷状；电子显微镜下，可见微绒毛呈指状突起，直径约 0.1μm，长约 1.4μm。微绒毛主要存在于肠道黏膜及肾小管上皮细胞的游离面，增强吸收能力。

上皮细胞游离面伸出的细长而能摆动的指状突起，称纤毛，起清洁作用。光学显微镜下可清晰看到纤毛比微绒毛粗、长；电子显微镜下，纤毛呈细长指状突起，直径约 0.2μm，长约 5 ～ 10μm，细胞质内有多条纵行排列的微管（图 2-14）。

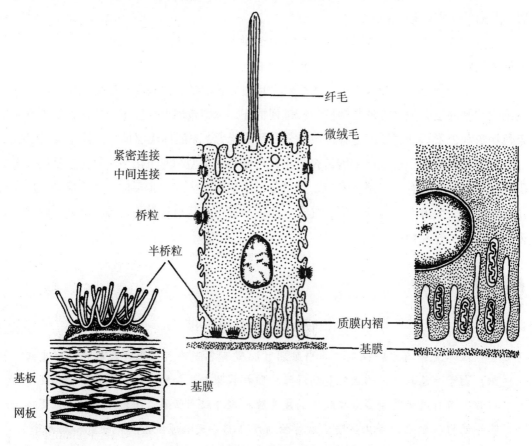

图 2-14 上皮细胞游离面的特殊结构

上皮细胞侧面存在多种形式的细胞连接结构，两种或两种以上构成连接复合体（图 2-15）。

紧密连接，又称闭锁小带，相邻细胞膜形成往外隆起的网状小嵴，并相互嵌合，且其细胞膜外层有呈点状融合现象，形成一道屏障，位于细胞侧面的上部，环绕细胞的周围；可加强细胞间的结合，阻止大分子物质从细胞间隙进入深部组织。

中间连接，又称黏着小带，位于紧密连接的深部，呈带状环绕于细胞周围，相邻的细胞膜间有一狭窄间隙，两侧细胞膜的胞质面有薄层的致密物和微丝附着；起着加强细胞间的黏着、保持细胞形态和传递细胞间收缩力的作用。

桥粒连接，又称黏着斑，位于中间连接的深部，相邻的细胞膜间有一比中间连接稍宽的间隙，内有密度较低的丝状物，中央有一条纵行的致密线；两侧细胞膜的胞质面有由致密物质构成的附着板和由微丝构成的张力丝。桥粒呈点状分布，使相邻细胞牢固连接。

缝隙连接，相邻细胞间相通的微小管道，离子和小分子物质经管道流通，还进行信息传递。

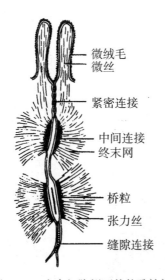

图 2-15　上皮细胞侧面的特殊结构

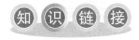

功能强大的细胞连接

细胞连接分布广泛，几乎存在于所有的动物细胞中，而且具有强大的功能，目前认识到的功能有：①维持心肌细胞正常节律性收缩，它的改变可以引起许多心脏疾病；②在细胞分化和胚胎发育中起着重要的作用；③与肿瘤细胞的生长抑制和转化有关；④调控胃肠平滑肌，调节胃肠功能；⑤调节神经细胞的同步化活动；⑥参与调节血管收缩和舒张；⑦某些遗传病与缝隙连接基因的突变有关；⑧与分娩的自然发动和宫缩强度有关；⑨与癫痫发病有关；⑩调控骨的重建。

（二）腺上皮和腺

腺上皮是指以内分泌功能为主的上皮细胞；腺是指以腺上皮为主要结构成分的器官。

根据腺液排出的方式，分为外分泌腺和内分泌腺两大类。外分泌腺指分泌物可通过导管直接或间接排出体外的腺，如汗腺、唾液腺、胰腺等，又称有管腺；内分泌腺没有导管，其分泌物（激素）随血液或淋巴液运送到全身各靶器官或靶组织，如甲状腺、肾上腺等，又称无管腺。

外分泌腺一般由分泌部和导管部构成：分泌部又称腺泡，多位于腺的末端，由腺上皮围成，具有分泌作用；导管部，由单层或多层上皮构成，连于分泌部与体表或空腔器官的管腔之间，具有排出分泌物的作用，部分导管还具有分泌和吸收功能（图2-16）。

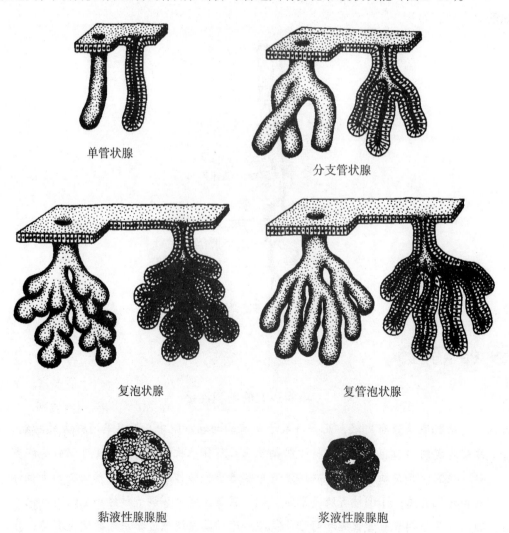

单管状腺

分支管状腺

复泡状腺

复管泡状腺

黏液性腺腺胞

浆液性腺腺胞

图2-16 外分泌腺的形态

外分泌腺按组成腺的细胞数量，可分为单细胞腺和多细胞腺；按导管有无分支，可分为单腺和复腺两类；按分泌部形态，可分为管状腺、泡状腺和管泡状腺等；按分泌物的性质，可分为浆液性腺、黏液性腺和混合性腺。浆液性腺分泌蛋白质类的浆液，含各种酶类，黏液性腺分泌黏液，内含黏蛋白，混合性腺则分泌浆液和黏液。

二、结缔组织

结缔组织由细胞和大量的细胞间质构成。细胞间质包括纤维和基质，起着支持、连接、营养、保护、防御、修复等作用。

细胞种类多，无极性；细胞的数量多少不等，细胞间质存在形式多样，使结缔组织的形态也多种多样，如疏松结缔组织呈凝胶状、血液呈液体状、骨组织呈固体状等。结缔组织的分类情况如下：

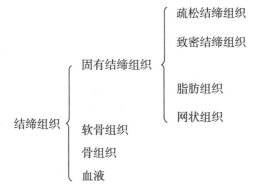

（一）疏松结缔组织

疏松结缔组织结构疏松，呈蜂窝状，又称蜂窝组织，细胞数量较少，种类多，细胞间质内有大量基质和少量排列散乱的纤维（图 2-17）。疏松结缔组织分布广泛，存在于器官、组织甚至细胞之间，具有支持、连接、营养、防御和修复创伤等作用。

1. 疏松结缔组织主要有以下六种细胞成分

（1）成纤维细胞 成纤维细胞是疏松结缔组织中数量最多的一种细胞。光学显微镜下，细胞体积较大，形态不规则，为扁平而有多突起的星形或梭形，胞质丰富，弱嗜碱性，核较大，呈卵圆形，核仁明显；电子显微镜下，细胞质内有较多粗面内质网、游离核糖体及发达的高尔基复合体。成纤维细胞具有合成纤维和基质的功能，在创伤的愈合过程中起重要作用。

成纤维细胞功能静止状态时，称纤维细胞，此时体积变小，多呈长梭形，细胞质较少，弱嗜酸性，细胞核较小，核仁不明显。当组织受创伤时，纤维细胞转变为成纤维细胞，具有较强的分裂繁殖能力。

（2）巨噬细胞 巨噬细胞又称组织细胞，分布广泛，除了疏松结缔组织外，其他组织和器官内也有存在。光学显微镜下，形态多样，有圆形、卵圆形或有短突起的不规则形；细胞质较丰富，呈嗜酸性，含有异物颗粒或空泡，核较小，呈卵圆形或肾形，染色较深；电子显微镜下，细胞质内含有较多的溶酶体、吞噬体或吞饮小泡，微丝和微管等。巨噬细胞具有变形运动和强大的吞噬、消化能力，在机体的免疫过程中起重要作用。

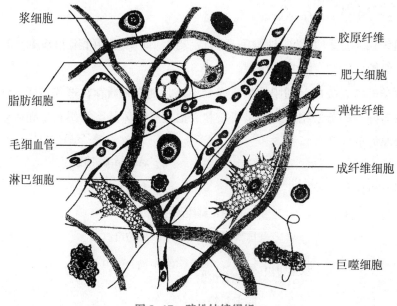

图 2-17　疏松结缔组织

（3）浆细胞　浆细胞多见于呼吸道、消化道黏膜固有层等的结缔组织和慢性炎症部位，这些部位常有病原体侵入，而一般结缔组织则很少见到浆细胞。光学显微镜下，浆细胞呈圆形或卵圆形，细胞质较多，呈嗜碱性，细胞核偏于细胞一侧，圆形，核仁明显，染色质较粗，呈放射状排列，细胞核呈车轮状；电子显微镜下，细胞质内有大量的粗面内质网、游离核糖体及发达的高尔基复合体。浆细胞可合成免疫球蛋白，即抗体，与相应抗原特异性结合，形成抗原抗体复合物，抑制或杀死细菌。

（4）肥大细胞　肥大细胞多分布于小血管周围，光学显微镜下，细胞体积较大，呈圆形或卵圆形，细胞质较丰富，充满粗大的异染性颗粒，核较小而圆，位于细胞中央；电子显微镜下，可见细胞质内有较发达的高尔基复合体，大量深染的颗粒，外面包裹被膜，颗粒内含有肝素、组织胺、白三烯及嗜酸性粒细胞趋化因子等。

肥大细胞的功能与免疫应答有关，机体发生过敏反应时，肥大细胞将其颗粒内的物质释放，这种现象称肥大细胞脱颗粒。肝素具有抗凝作用，组织胺和白三烯可使皮肤出现荨麻疹，引起呼吸道黏膜水肿、细支气管平滑肌痉挛，导致呼吸困难和哮喘等过敏表现。

（5）脂肪细胞　单个或成群存在，具有合成和贮存脂肪的作用，体积较大，呈圆形或卵圆形，细胞质内充满脂肪滴，细胞核呈扁圆形，常被脂肪滴挤到细胞的周边；在 HE 染色的切片中，脂肪滴被溶解，整个细胞呈空泡状。

（6）未分化的间充质细胞　未分化的间充质细胞是一种分化程度较低的细胞，可增殖分化为成纤维细胞、脂肪细胞及平滑肌细胞等；多分布于血管周围，形态与成纤维细胞相似，较小，在一般的 HE 切片中不易看见。

疏松结缔组织中还可见到从毛细血管游走穿出的中性粒细胞和淋巴细胞。

2.疏松结缔组织含有三种纤维成分

（1）胶原纤维　疏松结缔组织中，胶原纤维含量最多，新鲜时呈有光泽的白色，故又称为白纤维。在 HE 染色的切片中呈粉红色，粗细不等，呈波浪形，往往有分支，互相交织成网。胶原纤维由成纤维细胞产生。成纤维细胞分泌胶原蛋白，胶原蛋白聚合成胶原原纤维，胶原原纤维再黏合成胶原纤维。胶原纤维有较强的韧性，抗拉力强。

（2）弹性纤维　新鲜时呈黄色，又称为黄纤维。弹性纤维较细，在 HE 染色的切片中被染成浅红色，折光性较强，并交织成网，用特殊染色法可清晰看见。弹性纤维由弹性蛋白和微原纤维束组成，弹性好，但韧性差。

（3）网状纤维　在 HE 染色的切片中，网状纤维不易着色，故一般不能看到，但它可被银离子染成棕黑色，又称嗜银纤维。网状纤维主要存在于网状组织中，由网状细胞产生，也由胶原蛋白构成，较短而细，交织成网。

基质是一种无定形胶状物质，有一定黏稠性，主要成分是蛋白多糖和水。蛋白多糖内有一种叫透明质酸的长链大分子物质，曲折盘绕，和蛋白质等一起构成具有许多微孔的结构，叫分子筛。分子筛允许小于微孔的小分子物质通过，阻隔大分子物质如大分子蛋白质、细菌等通过，对限制炎症的扩散有重要意义。溶血性链球菌、癌细胞、蛇毒等可分解透明质酸酶，破坏分子筛的结构，从而使炎症、肿瘤及蛇毒等得以向周围蔓延。

（二）致密结缔组织

致密结缔组织的特点是细胞和基质少，纤维多而粗，排列紧密。细胞成分主要是成纤维细胞，纤维成分主要是胶原纤维和弹性纤维。根据纤维成分及其排列特点，可将致密结缔组织分为规则致密结缔组织、不规则致密结缔组织和弹性组织等类型。规则致密结缔组织和不规则致密结缔组织的纤维成分均以胶原纤维为主，前者纤维排列较整齐，成束沿受力方向排列，如肌腱、韧带等（图 2-18）；后者纤维排列则纵横交错，如皮肤的真皮和骨膜等。

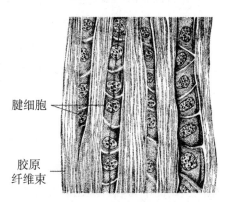

腱细胞

胶原
纤维束

图 2-18　致密结缔组织

弹性组织的纤维成分以弹性纤维为主，如项韧带和黄韧带等。

（三）脂肪组织

脂肪组织由大量脂肪细胞聚集形成，被少量疏松结缔组织分隔成大小不等的脂肪小叶。根据脂肪细胞的结构和功能的不同，可将其分为黄色脂肪组织和棕色脂肪组织两种。黄色脂肪组织即一般所说的脂肪组织，呈黄色，细胞内有一个大的脂肪滴，染色后看到一个大的空泡（图2-19）。这种组织分布较广，如皮下组织、网膜、系膜及黄骨髓等，具有贮存脂肪、

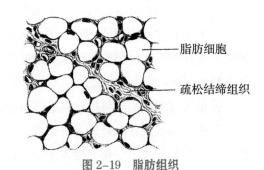

图 2-19 脂肪组织

维持体温、缓冲外力冲击等作用。棕色脂肪组织内有较多的毛细血管，其脂肪细胞的特点是细胞质内有许多小脂肪滴，染色后可看到许多小空泡，细胞器也较多，并含有脂色素，细胞核多位于细胞中央。这种组织多分布于新生儿的背部、腋窝等处，能迅速使脂类分解、氧化，产生大量热能以维持体温。

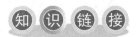

肥胖与脂肪细胞

人体内的脂肪组织是由脂肪细胞组成的，每一个脂肪细胞内都储存了大量的脂肪。脂肪细胞的大小是可变的，直径可以增大20倍，整个细胞的容积可以增大1000倍。正常体重的人，脂肪细胞的大小和数量通常是保持稳定的，肥胖者的脂肪细胞则在数量和体积上都可能变化。这种变化在不同类型的肥胖者中表现不同，一般可分为两种：增生性肥胖者不仅仅脂肪细胞的体积变大，而且数目也有所增多；肥大性肥胖者，只有脂肪细胞的体积变大，而细胞数目不变。一般而言，幼年发生的肥胖是增生性，而成年发生的肥胖则多为肥大性。减肥通常只能降低脂肪细胞的大小，却不能减少脂肪细胞的数目，也就是说，脂肪细胞的数目一旦增多，将无法再恢复原来的数目，所以，减肥后体重容易"反弹"。

（四）网状组织

网状组织由网状细胞、网状纤维及基质等构成。网状细胞呈多突起的星形，相邻细胞的突起连接成网，细胞质较多，细胞核大而圆，染色较淡，核仁清楚。网状纤维由网状细胞产生，位于骨髓、淋巴组织和淋巴器官等处，构成它们的支架，为造血过程和淋巴细胞的发育提供适宜的环境。

三、肌组织及肌肉的收缩功能

肌组织主要由肌细胞构成，肌细胞之间有少量的结缔组织、血管、淋巴管和神经，肌细胞具有收缩和舒张功能。肌细胞呈细长纤维状，又称肌纤维，肌纤维的细胞膜称肌膜，细胞质称肌浆，滑面内质网称肌浆网。肌纤维的内部有大量微丝叫肌丝，是肌纤维收缩和舒张的结构基础。

根据肌纤维的结构和功能特点，可将肌组织分为骨骼肌、心肌和平滑肌三类。骨骼肌一般附着于骨骼表面，收缩快捷有力，受意识支配，属于随意肌；心肌构成心壁主体，收缩有节律，不受意志支配，属于不随意肌；平滑肌位于内脏和血管壁等，收缩缓慢而有节律，不受意志支配，属于不随意肌（图2-20）。

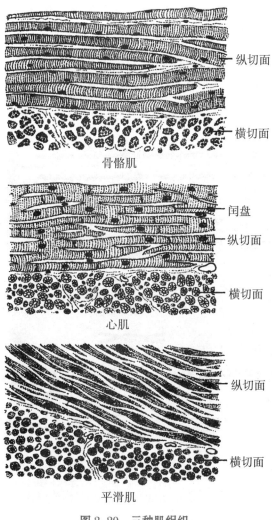

图 2-20　三种肌组织

（一）骨骼肌

骨骼肌由平行排列的骨骼肌纤维构成，表面包裹结缔组织膜，借肌腱附着于骨骼表面，跨过一个或多个关节，收缩使关节产生运动。

1.**骨骼肌纤维的一般结构** 在光学显微镜下，可见骨骼肌纤维呈细长圆柱状，长 1～40mm，直径 10～100μm。一条肌纤维有数十个至上百个细胞核，扁椭圆形，位于肌膜深面，表面有明暗相间的横纹，又称为横纹肌。

骨骼肌的横纹由大量平行排列的肌原纤维形成。肌原纤维呈细丝状，直径约 1～2μm。每条肌原纤维上都有许多明暗相间的带，所有肌原纤维的明带和暗带分别对齐，整条肌纤维便显现出明暗相间的横纹。明带又称 I 带，暗带又称 A 带；在明带中央有一条深色的线称 Z 线，在暗带中部有一段略明的窄带称 H 带，在 H 带中央有一条深色的线称 M 线。相邻两条 Z 线之间的一段肌原纤维称肌节，是肌原纤维结构和功能的基本单位，由 1/2I 带 +A 带 +1/2I 带组成。肌节舒张时长约 2～3μm（图 2-21）。

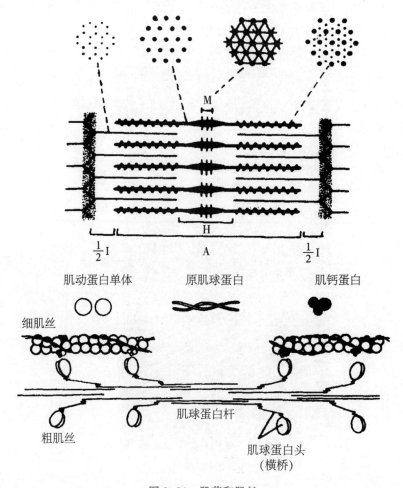

图 2-21 肌节和肌丝

2. 骨骼肌纤维的超微结构

（1）肌原纤维　在电子显微镜下，可见肌原纤维由大量平行排列的肌丝构成。肌丝有粗、细两种：粗肌丝位于 A 带，其中央固定于 M 线，两端游离，并向肌丝表面伸出细小的突起称横桥；细肌丝位于 I 带，其一端固定于 Z 线，另一端伸入粗肌丝之间，抵至 H 带外缘，并与粗肌丝平行。在肌节中部，由于既有粗肌丝又有细肌丝，故密度较大，形成暗带，暗带中部只有粗肌丝的部分形成 H 带；而肌节两端只有细肌丝，透光性好，形成明带。

粗肌丝的成分是肌球蛋白。肌球蛋白形似豆芽，杆部聚集构成粗肌丝主干，头部伸出粗肌丝两端的表面，形成横桥。横桥具有两个重要的特性：①具有 ATP 酶活性：可分解 ATP 释放能量，使横桥处于高势能状态。②与肌动蛋白具有高亲和力：在一定的条件下，横桥可以和细肌丝中肌动蛋白上的横桥结合位点结合、摆动、复位、再结合，如此反复的过程，称为横桥周期。

细肌丝由肌动蛋白、原肌球蛋白和肌钙蛋白构成。肌动蛋白是由球形的肌动蛋白单体连接形成的双螺旋串珠状，每个肌动蛋白单体上都有能与肌球蛋白头部（即横桥）结合的位点；原肌球蛋白由两条多肽链形成，亦呈螺旋状缠绕于肌动蛋白双螺旋链的浅沟内；肌钙蛋白由三个球形的亚单位构成，附着于原肌球蛋白上，并可与钙离子结合（图 2-21）。

（2）横小管　由肌膜向肌浆内凹陷形成，位于明、暗带交界处，与肌纤维长轴垂直，又称 T 小管。横小管缠绕于每条肌原纤维周围，可将肌膜传来的兴奋迅速传递至每条肌原纤维的各段肌节，使各段肌节同时收缩，产生快捷而有力的收缩效果（图 2-22）。

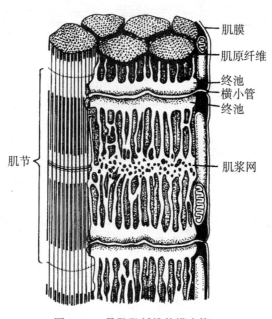

图 2-22　骨骼肌纤维的横小管

（3）肌浆网　即肌纤维内的滑面内质网，比较发达，沿肌原纤维长轴纵行排列，并相互吻合缠绕于肌原纤维周围，又称纵小管。肌浆网在横小管两侧处，横向扩大并相互连接形成膨大的管状结构，称**终池**。横小管与其两侧的终池组成**三联体**（三联管）。肌浆网的膜上有钙泵和钙通道，钙泵是一种 ATP 酶，能将肌浆内的钙离子泵入肌浆网内贮存；肌浆网兴奋时，钙通道开放，大量钙离子迅速释放到肌浆内。

3. 骨骼肌纤维的收缩机制　目前较流行的是肌丝滑行学说。该学说认为，肌纤维收缩时，肌丝的长度并未缩短，而是细肌丝向粗肌丝之间滑行，使肌节两端的 Z 线向肌节中部靠拢，肌节缩短，从而整条肌原纤维缩短。

从分子水平来阐明肌丝滑行的基本过程：当肌浆中 Ca^{2+} 浓度升高到一定程度（$\geqslant 10^{-5}$ mol/L）时，Ca^{2+} 与肌钙蛋白结合，使肌钙蛋白分子构型改变，导致原肌球蛋白分子的构型也发生改变，并从肌动蛋白上的横桥作用点移开，从而暴露出肌动蛋白上的结合位点，横桥与肌动蛋白结合。二者一旦结合又产生两种作用：①激活横桥 ATP 酶，分解 ATP 放出能量引起横桥向 M 线方向摆动；②激发横桥作同方向的连续摆动，即当横桥摆动与肌动蛋白分离、复位后，又会与下一个结合点结合，出现一次新的摆动，如此反复，拉动细肌丝向 M 线方向滑行，结果是肌节缩短，肌细胞收缩。反之，当肌浆中 Ca^{2+} 浓度降低（$< 10^{-5}$mol/L）时，Ca^{2+} 即与肌钙蛋白分离，原肌球蛋白复位回到肌动蛋白的横桥作用点上，使横桥与肌动蛋白分离，横桥停止摆动，细肌丝恢复到收缩前的位置，结果是肌节变长，肌细胞舒张（图 2-23）。由上可知，Ca^{2+} 的浓度变化在细肌丝滑行中起很重要的作用。

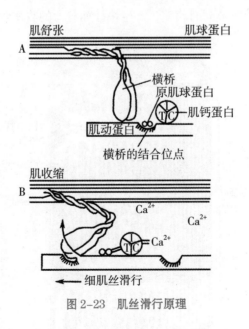

图 2-23　肌丝滑行原理

4. 骨骼肌细胞的兴奋－收缩耦联　将肌细胞产生动作电位的电兴奋过程和肌细胞收

缩的机械过程联系起来的中介过程，称为**兴奋 - 收缩耦联**（excitation-contraction coupling）。兴奋 - 收缩耦联的结构基础是三联体，起关键作用的耦联物是 Ca^{2+}。骨骼肌细胞兴奋 - 收缩耦联的基本过程包括三个步骤：

（1）横管膜的动作电位传导　由于横管膜是骨骼肌细胞膜的延续部分，骨骼肌细胞膜上的动作电位可沿横管膜传至三联体处，激活横管膜上的 L 型钙通道。

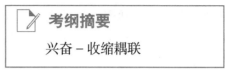

✎ **考纲摘要**

兴奋 - 收缩耦联

（2）终池内 Ca^{2+} 的释放与肌肉收缩　横管膜上的 L 型钙通道通过构象改变，使终池膜上钙释放通道开放，终池内的 Ca^{2+} 顺浓度梯度大量释放入肌浆，肌浆中 Ca^{2+} 的浓度升高到静息时的百倍以上。肌浆中的高浓度 Ca^{2+} 与细肌丝中的肌钙蛋白结合，从而触发肌肉收缩。

（3）终池对 Ca^{2+} 的回收与肌肉舒张　肌浆中 Ca^{2+} 浓度的升高，激活终池膜上的钙泵，通过分解 ATP 释放能量，将肌浆中的 Ca^{2+} 回收入终池膜中，肌浆中的 Ca^{2+} 浓度随之降低，出现肌肉舒张。可见，肌肉的舒张过程也需要消耗能量。

现将骨骼肌由兴奋到收缩的整个过程概括如下：骨骼肌兴奋→终池 Ca^{2+} 释放→肌浆 Ca^{2+} 增加→ Ca^{2+} 与肌钙蛋白结合→原肌球蛋白移位→横桥与肌动蛋白结合→ ATP 分解→横桥摆动→细肌丝滑行→肌细胞收缩。

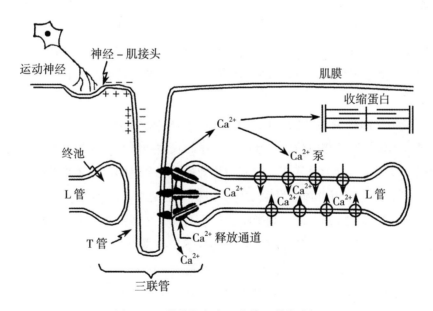

图 2-24　骨骼肌兴奋 - 收缩耦联的过程

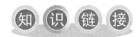

肌肉拉伤

如果你的肌肉拉伤了，受损情况似乎不严重，可按照下面方法加以治疗：

1. 自助法。用一块布包着冰块或是用一个冰袋对客观存在伤处施行冰敷，以防进一步肿胀，并减少疼痛。在疼痛消失之前，不要使用受伤的肌肉，用绷带或布条将受伤区包扎起来，给它支撑力量，但是不要扎得太紧以免进一步肿胀，妨碍到血液循环。

2. 由医生治疗。治疗的方式要视损伤严重程度而定，医生可能会给你服用止痛剂或肌肉松弛药物，或两者一起使用。如果是腿肌受伤，医生会建议你使用拐杖，如果是手臂受伤，会叫你使用吊带，甚至卧床静养三四天，同时做理疗治疗。当急性疼痛及肿胀消退后，制定一个循序渐进的运动计划叫你开始实施，以便恢复活动及力量。

3. 如果肌肉断裂，最好的疗法就是用外科手术直接对断裂的肌肉做修复治疗。

5. 骨骼肌收缩的外部表现　骨骼肌收缩的外部表现形式取决于外加刺激的条件和收缩时所遇到的负荷的大小。其收缩形式一般有两种分类方法，一种是依据收缩时长度或张力的改变分为等张收缩和等长收缩。如果肌肉收缩时只有长度的缩短而张力保持不变，称为**等张收缩**，其主要作用是移动物体；如果肌肉收缩时只有张力的增加而长度保持不变，称为**等长收缩**，其主要作用是维持人体的位置和姿势。体内骨骼肌的收缩形式大多数情况下是混合式的。

另一种是依据肌肉受到的刺激频率不同而分为单收缩和强直收缩。肌肉受到一次短促的刺激时，爆发一次动作电位，引起一次迅速的收缩和舒张，称为**单收缩**。实验记录的单收缩曲线（过程）可分为潜伏期、收缩期和舒张期三个时期。如果给予肌肉一连串的刺激，肌肉收缩形式会随刺激频率发生变化。当相邻的两个刺激的间隔时间长于单收缩时程，肌肉出现一连串单收缩；加快刺激频率，肌肉未完全舒张就产生第二次收缩，表现为舒张不完全，记录到的收缩曲线呈锯齿状，称为**不完全强直收缩**（图2-25）；继续加快刺激频率，使肌肉在前一次收缩还未舒张时就开始第二次收缩，表现为只有收缩期而没有舒张期，记录到的收缩曲线顶端呈一平整光滑的曲线，称为**完全强直收缩**（图2-25）。据测定，在等长收缩条件下，完全强直收缩产生的肌张力是单收缩的3～4倍，因而可以产生更大的收缩效果。在正常完整的人体内，骨骼肌的收缩几乎都是强直收缩。

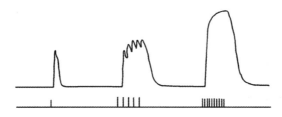

图 2-25　骨骼肌单收缩、不完全强直收缩和完全强直收缩

（二）心肌

心肌位于心壁及出入心的大血管根部，由心肌纤维构成。心肌纤维与骨骼肌纤维相似，呈纤维柱状，有横纹、粗肌丝、细肌丝及横小管、肌浆网和终池等结构，又有自己的特异性。

光学显微镜下观察，心肌纤维的特点：心肌纤维呈短圆柱状，有分支，互相连接成网，其连接处有闰盘。闰盘是心肌纤维之间一种特殊的连接结构，其染色较深。心肌纤维有 1 ～ 2 个细胞核，呈卵圆形，位于细胞中央；心肌的横纹不明显。

电子显微镜下观察，心肌纤维的特点：肌原纤维粗细不等，分界不清，未形成清晰的肌原纤维束。横小管较粗，位于 Z 线水平，肌浆网较稀疏，纵小管欠发达，终池小而少，与横小管之间多仅形成二联体。心肌的贮钙能力较差，收缩时需要不断从体液中摄取，对血浆钙的依赖性较大。闰盘位于 Z 线水平，由心肌细胞膜凹凸相嵌构成。其内有桥粒、中间连接和缝隙连接等细胞连接形式，细胞间的连接牢固，信息传递迅速（图 2-26）。

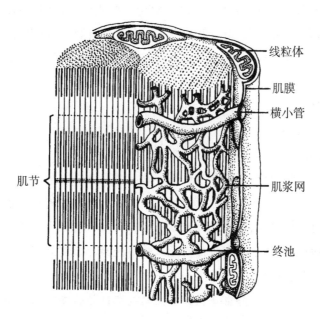

图 2-26　心肌纤维的超微结构模式图

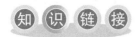

急性心肌梗死

指因持久而严重的心肌缺血所致的部分心肌急性坏死。在临床上常表现为胸痛、急性循环功能障碍及反映心肌损伤、缺血和坏死等一系列特征性的心电图改变。临床表现常有持久的胸骨后剧烈疼痛、急性循环功能障碍、心律失常、心功能衰竭、发热、白细胞计数和血清心肌损伤标记酶的升高，以及心肌急性损伤与坏死的心电图进行性演变。常见症状：①疼痛最先出现，疼痛部位和性质与心绞痛相同，程度重，持续时间长，休息或硝酸甘油无效，可伴濒死感，少数人一开始就休克或急性心衰。②全身症状发热、心动过速、白细胞增高和血沉增快等。发热多在疼痛发生后24～48小时后出现，体温多在38℃左右。③胃肠道症状恶心、呕吐和上腹胀痛，重症者有呃逆。④心律失常。⑤急性左心衰竭。

（三）平滑肌

光学显微镜观察，可见平滑肌纤维呈长梭形，粗细长短不一，长短可随不同器官及其功能状态而不同，如小血管壁的平滑肌长仅20μm，而妊娠末期的子宫平滑肌可长达500μm。每条肌纤维有一个细胞核，呈椭圆形，位于细胞中央。

电子显微镜观察，平滑肌纤维的肌浆内有粗、细肌丝，排列不整齐，没有形成横纹。平滑肌纤维常成层或成束排列，纤维间有较发达的缝隙连接，能使神经冲动迅速地在平滑肌纤维间传递。

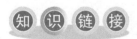

红肌纤维与白肌纤维

人体骨骼肌纤维依形态可分为红肌和白肌两大类。一般认为，红肌纤维内含较多的肌红蛋白和细胞色素，肌原纤维较少，具有较强的有氧代谢能力，但无氧酵解能力较差，因此其收缩较缓慢但不易疲劳；白肌纤维内的肌红蛋白和细胞色素较少，肌原纤维较多，具有较强的无氧酵解能力，但有氧代谢能力较差，因此其收缩快速而有力，但易于疲劳。如果一个人的白肌纤维较多，则适合进行需要爆发力的运动，如短跑、举重等；如果他的红肌纤维较多，则适合进行需耐久力的运动，如长跑等。

四、神经组织及神经－肌接头处的兴奋传递

神经组织由神经细胞和神经胶质细胞组成。神经细胞又称神经元，是神经系统结构和功能的基本单位，接受刺激、整合信息、传递冲动。神经胶质细胞对神经元起着保护、支持、营养和绝缘的作用。

（一）神经元

神经元是高度分化的细胞，形态多种多样，大小不一，都由胞体和突起两大部分构成（图 2-27）。

1.胞体　神经元的细胞体形态各异，有圆形、椭圆形、锥体形、梭形、星形等，大小差别也很大，直径在 4～150μm 之间。细胞核大而圆，位于细胞体中央，染色较淡，核仁明显。细胞质内除有线粒体等一般细胞器外，还有两种特有的细胞器：嗜染质和神经原纤维。

（1）嗜染质　又称 Nissl 体。光学显微镜观察 HE 染色切片，被染成蓝紫色的斑块状或颗粒状，分散于细胞质内；电子显微镜下观察，嗜染质实际上是由发达的粗面内质网和游离的核糖体构成，具有合成蛋白质、酶、神经递质的功能。神经递质是神经元向其他神经元或效应细胞传递信息的载体，一般为小分子物质。

（2）神经原纤维　在镀银染色的切片中，神经原纤维被染成棕黑色的细丝状，交织成网并伸入神经元的突起内；电子显微镜下观察，神经原纤维实际上是细胞的微丝和微管，构成神经元的细胞骨架，起支持作用，还参与神经递质、营养物质和离子等的运输过程。

2.突起　由细胞膜和细胞质向细胞表面突出形成。根据形态可分为树突和轴突两种。

（1）树突　每个神经元有多个树突，较短，呈树枝状。树突表面的细胞膜有许多棘状小突起，称树突棘，可扩大神经元的表

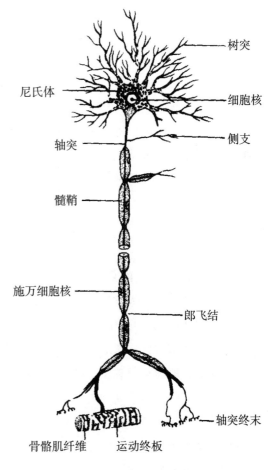

图 2-27　神经元模式图

（图中标注）树突、细胞核、侧支、髓鞘、郎飞结、轴突终末；尼氏体、轴突、施万细胞核；骨骼肌纤维、运动终板

45

面积；树突内部的结构与神经元细胞体相似，主要功能是接受刺激并将其传向神经元细胞体。

（2）**轴突** 每个神经元只有一个轴突，较细长，表面光滑；轴突主干偶有与之垂直的侧支，轴突末端分支较多，形成轴突末梢。轴突的起始部有圆锥形轴丘，在光学显微镜下可见该部位染色较浅，没有嗜染质，有神经原纤维。轴突的主要作用是将神经冲动传出到其他神经元或效应器。轴突内的轴浆经常在流动，可实现物质的运输和交换，称轴浆运输。

3. 神经元的分类

（1）**按神经细胞突起的数目，可分为三类** 双极神经元仅有一个轴突和一个树突；多极神经元有一个轴突和两个以上的树突；假单极神经元先由胞体发出一个突起后，再分为两支，其中一个进入中枢神经系统称中枢突，另一个突起分布到其他组织或器官中称周围突。（图2-28）。

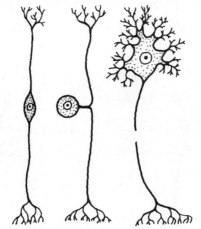

双极神经元 假单极神经元 多极神经元

图 2-28 神经元形态分类

（2）**按神经细胞的功能，也可分为三类** 感觉神经元，又称传入神经元，接受刺激，将刺激转变为神经冲动传入中枢，多为假单极神经元，如脊神经节细胞；运动神经元，又称传出神经元，支配肌肉的运动和腺体的分泌，多为多极神经元，如脊髓前角运动细胞；联络神经元，又称中间神经元，位于感觉神经元与运动神经元之间，起联络作用，这类神经元数量最多，主要存在于脊髓后角（图2-29）。

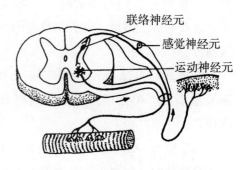

联络神经元
感觉神经元
运动神经元

图 2-29 神经元按功能分类

（3）按所释放的神经递质神经元可分为 胆碱能神经元、肾上腺素能神经元、胺能神经元、肽能神经元、氨基酸能神经元等。

（二）神经纤维

神经元的长突起及包绕在它周围的神经胶质细胞构成神经纤维，根据有无髓鞘分为有髓神经纤维和无髓神经纤维两种。

1. 有髓神经纤维　神经元的长突起外面包绕有髓鞘及神经膜，光学显微镜下，可见髓鞘和神经膜呈节段性，每节段由一个神经膜细胞包绕（图 2-30）。相邻节段间有一个无髓鞘的缩窄部位，称神经纤维节，又叫郎飞结，相邻两个神经纤维节之间的神经纤维称节间体。兴奋在有髓神经纤维传导时，动作电位只能在低电阻的郎飞结处产生，呈跳跃式从一个神经纤维节跳到下一个神经纤维节，传导速度快。

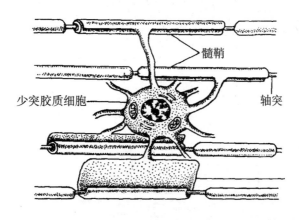

图 2-30　有髓神经纤维

2. 无髓神经纤维　由神经元的长突起深陷于神经膜细胞的凹槽内形成，没有形成完整髓鞘，没有神经纤维节（图 2-31）。兴奋在无髓神经纤维传导时，沿神经元长突起表面的细胞膜连续传导，传导速度比有髓神经纤维慢。

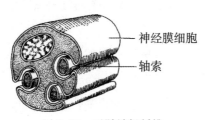

图 2-31　无髓神经纤维

（三）神经末梢

神经纤维的终末部分称神经末梢，按其功能可分为感觉神经末梢和运动神经末梢。

感觉神经末梢又称感受器，神经元周围突末端伸入到皮肤、肌肉、内脏及血管等处形成的特殊结构，可以感受内外环境的刺激，转化为神经冲动，传入中枢神经系统。包括痛温觉的游离神经末梢、触觉的触觉小体、压力觉和震动觉的环层小体、骨骼肌的张力变化及运动刺激的肌梭等（图 2-32）。

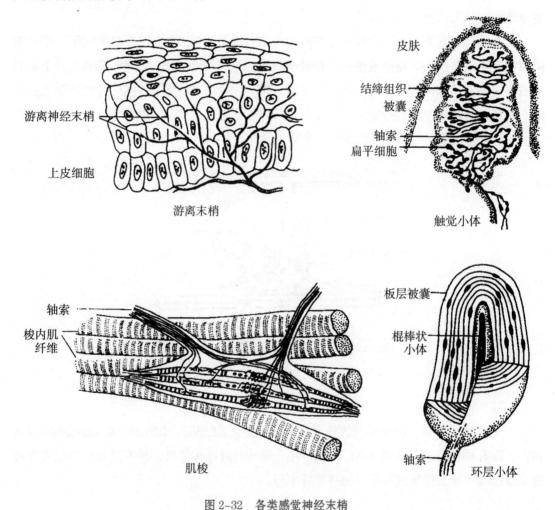

图 2-32　各类感觉神经末梢

运动神经末梢也称效应器，指运动神经元的轴突末端，在肌组织或腺体内形成的特殊结构。根据分布分为：躯体运动神经末梢，分布于骨骼肌，与骨骼肌纤维的细胞膜构成神经－肌接头或神经－肌突触，支配肌纤维的收缩；内脏运动神经末梢较细，无髓鞘，贴附于平滑肌表面或穿行于腺细胞之间，支配平滑肌的收缩和腺体的分泌。

神经末梢经常释放某些物质（神经营养因子）持续地调节所支配组织的内在代谢活动，影响其持久性的结构、代谢类型和生理功能特征，称为神经的营养性作用。

（四）神经胶质细胞

神经胶质细胞位于神经元之间，数量约为神经元的 5 ～ 10 倍，形态多样，有突起但无轴突和树突之分，无传导神经冲动的功能，仅对神经元起支持、保护、营养和绝缘等功能。神经胶质细胞具有很强的分裂繁殖能力，可大量增殖，形成神经瘢痕以修复受损伤的神经组织。

1. 中枢神经系统中的神经胶质细胞 主要有：①星形胶质细胞：突起与毛细血管接触并形成其周围的胶质膜，在神经元与血液的物质交换中起媒介作用，并参与血 – 脑屏障的组成。②少突胶质细胞：形成中枢神经系统内神经纤维的髓鞘和神经膜。③小胶质细胞：具有吞噬功能。

2. 周围神经系统中的胶质细胞 主要包括神经膜细胞（又称 Schwan 细胞）和神经节胶质细胞（亦称卫星细胞）两种。神经膜细胞形成周围神经纤维的髓鞘和神经膜。神经节胶质细胞呈单层的扁平或立方形，排列整齐，细胞核呈圆形或卵圆形，染色较深，起保护作用。

（五）突触

1. 突触 是神经元之间或神经元与效应细胞之间相接触并传递信息的一种特化的细胞连接。由突触前神经元轴突末梢释放的传递信息的化学物质，称为神经递质，包括中枢递质和外周递质。

考纲摘要
突触的分类及突触传递过程

中枢递质主要有乙酰胆碱、单胺类（包括多巴胺、去甲肾上腺素、5- 羟色胺）、氨基酸类（包括谷氨酸、氨基丁酸、甘氨酸等）和肽类（如脑啡肽、P 物质）等。外周递质主要有乙酰胆碱和去甲肾上腺素，此外，还有嘌呤类或肽类。

根据神经元间接触部位的不同，可分为轴 – 树突触、轴 – 体突触、轴 – 轴突触、树 – 树突触等。根据信息传递的方式，突触可分为电突触和化学性突触两类。电突触信息以电流的形式从一个神经元传递给另一个神经元，双向传递。化学性突触较多，通过释放神经递质将信息传递给下一个神经元，只能单向传递。

电子显微镜下，突触由突触前膜、突触间隙和突触后膜三部分构成。突触前膜，是上一个神经元轴突末端的细胞膜，稍厚，内含大量突触小泡，小泡内含有神经递质；突触后膜，是下一个神经元的树突或细胞体的细胞膜，较厚，镶嵌有能与神经递质结合的受体；突触前膜、后膜之间的间隙，为突触间隙，约 20 ～ 30nm（图 2-33）。

突触传递是指突触前神经元的活动经突触引起突触后神经元活动的过程。化学突触传递一般包括电 – 化学 – 电三个环节。突触前神经元的兴奋传到其轴突末端时，突触前膜对 Ca^{2+} 的通透性增大，细胞外液的 Ca^{2+} 进入突触小体，促使突触小泡向突触前膜移行，通过出胞的形式释放递质，递质迅速与突触后膜的特异性受体结合，使突触后膜上某些离子通道开放，改变膜对离子的通透性，由于离子的活动使突触后膜发生去极化或超极化，产生兴奋性或抑制性突触后电位。如突触前膜释放的是兴奋性递质，将提高突触后膜对 Na^+、K^+，尤其是对 Na^+ 的通透性，Na^+ 流入细胞内，使突触后膜发生局部去极化，产生兴奋性突触后电位 EPSP。当局部去极化达到阈电位时，即可在突触后神经元始段产生动作电位，引起突触后神经元发放神经冲动传至整个神经元，完成了兴奋（信息）从上一个神经元到下一个神经元或效应细胞的传递。如突触前膜释放抑制性递质时，则提高突触后膜对 Cl^- 的通透性，Cl^- 流入细胞内，使突触后膜发生局部超极化，产生抑制性突触后电位 IPSP，从而使突触后神经元出现抑制效应。完成传递作用的神经递质立即被突触间隙的水解酶灭活，保证了信息传递的准确性和时效性，有利于神经系统复杂的活动。

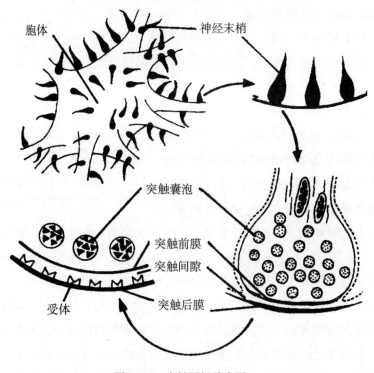

图 2-33　突触逐级放大图

2. 神经－肌接头　又称神经－肌突触，也称为运动终板，是运动神经纤维末梢和骨骼肌细胞之间相互接触并传递信息的部位，由接头前膜、接头后膜和它们之间的接头间隙三部分组成。形成接头前膜的运动神经纤维轴突末梢的轴浆中含有大量的囊泡，内含神经递质乙酰胆碱 ACh（神经末梢处于安静状态时，只有少数囊泡随机地释放，不会对肌细胞产生大的影响）。接头后膜又称为终板膜，其上有化学门控通道偶联受体，可与 ACh 特异性结合，也存在

 考纲摘要

神经－肌接头处的兴奋传递

很多胆碱酯酶，可分解 ACh，使其失活。接头前膜与接头后膜之间有一宽约 20nm 并充满细胞外液的间隙，即接头间隙（图 2-34）。

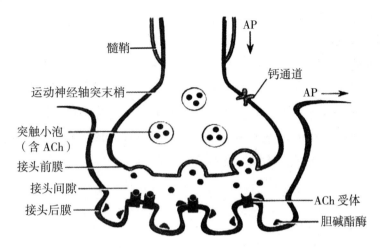

髓鞘

运动神经轴突末梢

突触小泡
（含 ACh）

接头前膜

接头间隙

接头后膜

AP

钙通道

AP

ACh 受体

胆碱酯酶

图 2-34 神经－肌接头示意图

当神经冲动沿神经纤维传到轴突末梢时，引起接头前膜上电压门控式钙通道开放，Ca^{2+} 顺浓度差从细胞外液进入轴突末梢，促使轴浆中的囊泡向接头前膜方向移动，并与前膜融合进而破裂，以胞吐的方式使囊泡中的 ACh 释放入接头间隙。ACh 以囊泡为单位"倾囊"释放，这种释放方式称为量子式释放。据估算，一次动作电位大约能使 200 至 300 个囊泡内的 ACh 全部释放，约有 10^7 个 ACh 分子进入接头间隙。Ca^{2+} 进入轴突末梢内的量，决定着囊泡释放的数目。ACh 扩散到达终板膜，立即与终板膜上 ACh 受体相结合，随即发生分子构象的变化而使通道开放，允许 Na^+、K^+ 等通过，但以 Na^+ 内流为主，因而引起终板膜去极化，称为终板电位（end plate potential），是一种局部反应，以电紧张扩布的形式影响其邻旁的肌细胞膜发生去极化，当去极化达到肌膜的阈电位时爆发动作电位并向整个细胞传导，于是完成一次神经和肌细胞之间的兴奋传递。

接头前膜释放的乙酰胆碱传递信息后，很快被存在于接头间隙中和接头后膜上的胆碱酯酶分解而失效，保证了一次神经冲动仅引起一次肌细胞兴奋，表现为一对一的关系。否则，释放的乙酰胆碱在接头间隙中积聚起来，将使骨骼肌细胞持续地兴奋和收缩而发生痉挛。

神经－肌接头处兴奋传递的特点：

（1）电－化学－电的传递　神经－肌接头处的兴奋传递是两种细胞间信息传递的典型例子，是通过神经末梢释放乙酰胆碱这种化学物质来进行的，所以是一种电－化学－电的化学传递。

（2）单向传递　即兴奋只能由运动神经末梢传向肌肉，而不能反传，这是因为乙酰胆碱是存在于神经轴突囊泡中的缘故。

（3）时间延搁　兴奋通过神经－肌接头至少需要 0.5～1.0ms，因为接头处兴奋传递过程包括乙酰胆碱的释放、扩散及与后膜上通道蛋白分子的结合等，均需花费时间。据测定，终板电位的出现约比神经冲动抵达接头前膜处晚 0.5～1.0ms。

（4）易受内环境变化的影响　如细胞外液的 pH、温度、药物和细菌毒素等都可影响传递过程，这一特点具有重要的临床意义。例如，使用 Ca^{2+} 能促使乙酰胆碱的释放而加强传递过程；箭毒能与乙酰胆碱争夺终板膜的通道蛋白，使之不能引发终板电位，起到抑制肌细胞兴奋使肌肉松弛的作用；有机磷酯类能与胆碱酯酶结合而使其失效，从而使得乙酰胆碱在运动终板膜处堆积，导致骨骼肌持续兴奋和收缩，故有机磷酯类农药中毒时出现肌肉震颤；而药物解磷定能复活胆碱酯酶，因而能治疗有机磷酯类中毒。

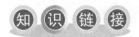

脊髓损伤与修复

脊髓损伤后为什么不能像骨折或皮肤划破后一样也能较好地修复呢？那是因为脊髓属于中枢神经。中枢神经是人体中损伤后最难修复的组织，长期以来人们都认为中枢神经组织损伤后不能再生，迄今为止，临床上还没有特效药物或治疗方案可以解决中枢神经系统损伤给患者造成的终身残疾问题。中枢神经难以再生的主要原因有以下方面：①中枢神经元高度分化，再生能力远比其他细胞差；②少突胶质细胞可强烈抑制神经再生；③中枢神经损伤后，星形胶质细胞形成的瘢痕组织可阻碍神经再生；④神经营养因子不足，靶源性营养因子的供给中断，受损的神经元缺乏营养而死亡。

复习与思考

一、选择题

A1 型题：每一道考试题下面有 A、B、C、D、E 五个备选答案，请从中选择一个最佳答案。

1. 参与构成细胞膜的主要成分是（　　　）

A. 磷脂　　　　　　　　　B. 胆固醇　　　　　　　　C. 水

D. 蛋白质　　　　　　　　E. 糖类

2. 被称为细胞供能站的细胞器是（　　　）

    A. 核糖体   B. 线粒体   C. 高尔基复合体

    D. 溶酶体   E. 内质网

3. O_2 进出细胞属于（　　　）

    A. 单纯扩散   B. 载体转运   C. 主动转运

    D. 继发性主动转运   E. 出胞

4. 巨噬细胞的吞噬过程属于（　　　）

    A. 出胞   B. 入胞   C. 主动转运

    D. 单纯扩散   E. 易化扩散

5. 静息电位产生的机制是（　　　）

    A. 钠离子内流   B. 钠离子外流   C. 钾离子内流

    D. 钾离子外流   E. 钙离子内流

6. 动作电位上升支产生的离子基础是（　　　）

    A. 钠离子内流   B. 钠离子外流   C. 钾离子外流

    D. 钾离子内流   E. 钙离子内流

7. 可兴奋细胞受到阈刺激后将产生（　　　）

    A. 静息电位   B. 动作电位   C. 阈电位

    D. 局部电位   E. 上述电位都可能

8. 判断组织兴奋性高低的常用指标是（　　　）

    A. 静息电位   B. 阈电位   C. 阈强度

    D. 刺激强度的变化速度   E. 刺激的频率

9. 组织兴奋后处于绝对不应期时，其兴奋性为（　　　）

    A. 零   B. 小于正常   C. 正常

    D. 大于正常   E. 无限大

10. 上皮组织主要结构特点是（　　　）

    A. 细胞多，细胞间质少   B. 有丰富的毛细血管   C. 不含有神经

    D. 细胞排列稀疏   E. 细胞种类多

11. 变移上皮属于（　　　）

    A. 单层上皮   B. 假复层纤毛柱状上皮   C. 复层上皮

    D. 腺上皮   E. 间皮

12. 内皮是（　　　）

    A. 单层立方上皮   B. 单层柱状上皮   C. 单层扁平上皮

　　D. 变移上皮　　　　　　　　　　E. 复层扁平上皮

13. 假复层纤毛柱状上皮分布于（　　　）

　　A. 食管　　　　　　　　　　B. 气管　　　　　　　　　　C. 胃

　　D. 皮肤　　　　　　　　　　E. 小肠

14. 结缔组织中含量最多的纤维是（　　　）

　　A. 胶原纤维　　　　　　　　B. 黄纤维　　　　　　　　　C. 网状纤维

　　D. 弹性纤维　　　　　　　　E. 以上都不是

15. 骨骼肌纤维的肌膜向肌浆内凹陷形成（　　　）

　　A. 终池　　　　　　　　　　B. 粗面内质网　　　　　　　C. 横小管

　　D. 纵小管　　　　　　　　　E. 肌浆网

16. 心肌纤维通过哪种结构互相连接（　　　）

　　A. 肌丝　　　　　　　　　　B. 闰盘　　　　　　　　　　C. 横小管

　　D. 肌浆网　　　　　　　　　E. 二联体

17. 属于运动神经末梢的是（　　　）

　　A. 触觉小体　　　　　　　　B. 环层小体　　　　　　　　C. 运动终板

　　D. 肌梭　　　　　　　　　　E. 游离的神经末梢

B1 型题：以下提供若干组考题，每组考题共用在考题前列出的 A、B、C、D、E 五个备选答案，请从中选择一个与问题关系最密切的答案。某个备选答案可能被选择一次、多次或不被选择。

（18 ～ 22 题共用备选答案）

　　A. 肌膜　　　　　　　　　　B. 粗面内质网　　　　　　　C. 滑面内质网

　　D. 肌原纤维　　　　　　　　E. 特殊细胞连接

18. 肌纤维的细胞膜即（　　　）

19. 肌丝构成（　　　）

20. 形成横小管的是（　　　）

21. 形成终池的是（　　　）

22. 闰盘是（　　　）

（23 ～ 25 题共用备选答案）

　　A. 参与血 - 脑屏障的形成　　B. 形成髓鞘　　　　　C. 可以传导冲动

　　D. 有吞噬功能　　　　　　　E. 与神经元代谢物质的转运有关

23. 少突胶质细胞（　　　）

24. 星形胶质细胞（　　　）

25. 小胶质细胞（　　　）

二、名词解释

1. 细胞器　2. 单纯扩散　3. 静息电位　4. 去极化　5. 局部电位　6. 超常期　7. 内皮

8. 纤毛　9. 细胞连接　10. 蜂窝组织　11. 肌节　12. 闰盘　13. 三联体　14. 嗜染质

15. 郎飞结　16. 突触　17. 神经纤维

三、简答题

1. 简述细胞的结构特点，重要的细胞器有哪些？有什么作用？

2. 细胞膜对物质转运的方式有哪些？其特点如何？

3. 静息电位产生的机制是什么？动作电位产生的机制？

4. 上皮组织有哪些特点？根据功能上皮组织可分为哪几类？

5. 简述各类被覆上皮的形态特点及主要分布、主要功能。

6. 什么叫腺上皮？什么叫腺？外分泌腺与内分泌腺的区别是什么？

7. 上皮的游离面和侧面各有哪些特殊结构？作用分别是什么？

8. 简述疏松结缔组织各细胞成分及其主要功能。

9. 试述在光学显微镜下三种肌组织的主要形态特点。

10. 试述骨骼肌纤维的微细结构与收缩过程。

11. 简述神经元的各种分类。

12. 试述化学性突触的超微结构。

13. 试述神经末梢的分类及其功能。

扫一扫，知答案

扫一扫，看课件

第三章

运动系统

【学习目标】

1. 掌握：骨的形态、分类和构造；关节的基本结构；椎间盘位置与结构；鼻旁窦的名称；肩关节、肘关节、髋关节、膝关节结构特点和运动；全身各部骨的名称、位置和数目；女性骨盆的特点。

2. 熟悉：关节的辅助结构；脊柱、胸廓、骨盆的组成；全身表浅肌的位置及主要作用。

3. 了解：新生儿颅的特征；骨连结的分类；颅的整体观。

运动系统由骨、骨连结和骨骼肌构成，约占成人体重的60%。骨与骨之间的连接称骨连结，全身各骨借骨连结相连形成骨骼（图3-1），构成人体的支架，支持体重，保护内脏。骨骼肌附着于骨，在神经系统调控下进行收缩和舒张，牵引骨改变位置和角度，产生运动。在运动过程中，骨起着杠杆作用，骨连结为枢纽，骨骼肌为动力器官。

 考纲摘要

运动系统组成，骨的分类和构造，关节的基本结构

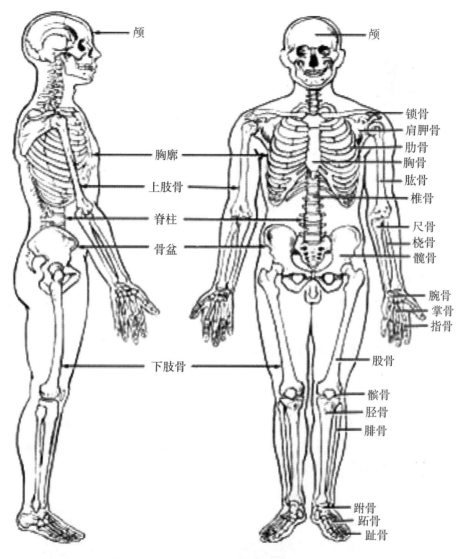

图 3-1　全身骨骼

第一节　骨与骨连结

一、概述

（一）骨的形态和分类

　　成人全身骨共有 206 块，每块骨就是一个器官，不仅具有一定的形态和功能，并且有神经和血管，能生长、发育，有自身改建和修复的功能。根据骨所在的部位，可分为颅骨、躯干骨和四肢骨三部分。前二者也称为中轴骨。

表2-1 全身各部骨的数目

躯干骨	颅骨	四肢骨
椎骨 26 块	脑颅骨 8 块	下肢骨 64 块
肋 24 块	面颅骨 15 块	上肢骨 62 块
胸骨 1 块	听小骨 6 块	

按形态，骨可分为 4 类：

1. 长骨　呈长管状，多分布于四肢，如尺骨和掌骨等。

2. 短骨　形似立方体，多成群分布于连结牢固且较灵活的部位，如腕骨和跗骨。

3. 扁骨　扁薄呈板状，主要构成颅腔、胸腔和盆腔的壁，起保护作用，如颅盖骨和肋骨。

4. 不规则骨　形状不规则，如椎骨。有些不规则骨内有腔洞，称含气骨，如上颌骨。

（二）骨的构造

骨主要是由骨质、骨膜和骨髓等构成（图 3-2）。

1. 骨质　由骨组织构成，分骨密质和骨松质。骨密质分布于骨的表面，致密坚硬，耐压性强。骨松质呈海绵状，由相互交织的骨小梁排列而成，分布于骨的内部。颅顶骨内外的骨密质分别称外板和内板，内、外板之间的骨松质，称板障，有板障静脉经过。

2. 骨膜　除关节面的部分外，新鲜骨的表面都覆有骨膜。骨膜由纤维结缔组织构成，含有丰富的血管、神经、淋巴细胞和成骨细胞，与骨的营养、再生和感觉功能有关。

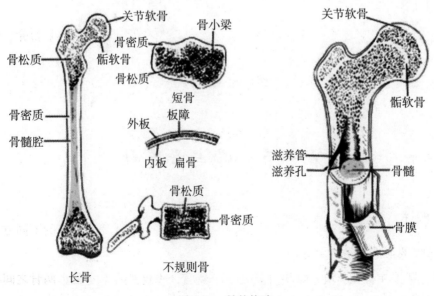

图 3-2　骨的构造

3.**骨髓** 充填于骨髓腔和骨松质间隙内，分为红骨髓和黄骨髓。红骨髓有造血功能，5 岁以后，长骨骨干内的红骨髓逐渐被脂肪组织替代，暂时失去造血能力，称黄骨髓。但在慢性失血过多或重度贫血时，黄骨髓能转化为红骨髓，恢复造血功能。在椎骨、髂骨、肋骨、胸骨及肱骨和股骨等长骨的骨骺内终生都是红骨髓，因此，临床常选髂前上棘或髂后上棘等进行骨髓穿刺，检查骨髓象。

（三）骨的化学成分和物理特性

骨的化学成分包括有机质和无机质两类。有机质主要是胶原纤维，使骨具有弹性和韧性；无机质主要为碱性磷酸钙，使骨坚硬。青壮年人骨的有机质约占 1/3，无机质约占 2/3，使骨坚硬又有一定的弹性和韧性。幼儿骨的有机质含量较多，骨的弹性和韧性较大，受外力作用易变形，但不易骨折。老年人骨的有机质渐衰减，无机质含量相对增多，骨质变脆，较易发生骨折。

（四）骨的发生与生长

骨由胚胎时期间充质以两种方式发育成骨：①膜化骨：由间充质先形成膜状，然后骨化成骨，如颅顶诸骨和锁骨。②软骨化骨：由间充质先发育成软骨，然后再由软骨逐渐骨化成骨，如四肢骨等。

在骨的生长过程中，随着骨膜和软骨的不断增殖和骨化，使骨不断增长和增粗。当骨膜和软骨不再增殖时，骨即停止生长。

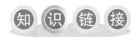

骨龄

骨龄简称骨骼年龄。需要拍摄左手手腕部的 X 光片，观察左手掌指骨、腕骨及桡尺骨下端的骨化中心的发育程度，来确定骨龄。

生物年龄（骨龄）－生活年龄（日历年龄）的差值在 ±1 岁以内的为发育正常。

生物年龄（骨龄）－生活年龄的差值 > 1 岁的为早熟。

生物年龄（骨龄）－生活年龄的差值 < −1 岁的为晚熟。

（五）骨连结

骨与骨之间借纤维结缔组织、软骨或骨相连，形成**骨连结**。按骨连结的不同方式，可分为直接连结和间接连结两大类。

1.**直接连结** 骨与骨借纤维结缔组织、软骨或骨直接连结，较牢固，两骨之间缝隙较小，不活动或少许活动。如颅骨之间的矢状缝等。

2. **间接连结** 又称为关节或滑膜关节，是骨连结的最高分化形式。关节的相对骨面互相分离，之间为充以滑液的腔隙，其周围借结缔组织相连结，因而通常具有较大的活动性。

（1）关节的基本构造 人体各部的关节构造虽不尽相同，但每个关节都具有关节面、关节囊和关节腔三个基本结构（图3-3）。

1）**关节面** 是参与组成关节的各相关骨的接触面。每一关节至少包括两个关节面，一般为一凸一凹，凸者称为关节头，凹者称为关节窝。关节面上终生被覆有关节软骨。关节软骨不仅使粗糙不平的关节面变为光滑，同时在运动时可减少关节面的摩擦，缓冲震荡和冲击。

2）**关节囊** 是由纤维结缔组织膜构成，附着于关节的周围，并与骨膜融合续连，它包围关节，封闭关节腔。可分为内外两层，外层为纤维膜，厚而坚韧，由致密结缔组织构成，含有丰富的血管和神经；内层为滑膜，由薄而柔润的疏松结缔组织膜构成，能产生滑液。滑液是透明的蛋白样液体，不仅能增加润滑，而且也是关节软骨、半月板等新陈代谢的重要媒介。

3）**关节腔** 为关节囊滑膜层和关节面共同围成的密闭腔隙，腔内含有少量滑液，关节腔内呈负压，对维持关节的稳固有一定作用。

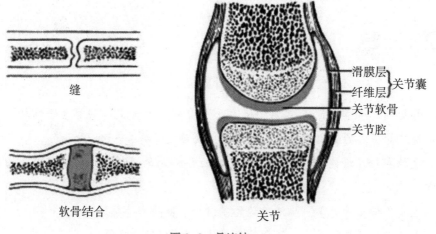

缝

软骨结合

关节

滑膜层
纤维层 ｝关节囊
关节软骨
关节腔

图3-3 骨连结

（2）关节的辅助结构 关节的辅助结构包括韧带、关节盘、半月板等。韧带是连接相邻两骨之间的致密结缔组织，呈带状或条索状，可增强关节的稳固性和限制关节过度运动；关节盘和关节半月板由纤维软骨构成，位于关节软骨之间，使两个关节面更相适应，可增强关节的稳固性和灵活性，并有缓和和减轻震荡的作用。

（3）关节的运动 关节可围绕运动轴产生运动，主要有屈和伸、内收和外展、旋内和旋外、环转几种运动形式。

二、躯干骨及其连结

躯干骨共有 51 块，包括 24 块椎骨、1 块骶骨、1 块尾骨、1 块胸骨和 12 对肋骨。它们分别参与脊柱、骨性胸廓和骨盆的构成。

（一）脊柱

位于躯干后壁的正中。参与构成胸廓、腹后壁和骨盆，具有支持体重、运动和保护内部脏器等功能。

1. 椎骨　包括颈椎 7 块、胸椎 12 块、腰椎 5 块、骶椎 5 块、尾椎 3 ～ 5 块。成年后 5 块骶椎融合成 1 块骶骨，在 30 ～ 40 岁时尾椎逐渐融合成 1 块尾骨。

（1）椎骨的一般形态　属不规则骨，可分为前、后两部（图3-4）。前部呈短圆柱，称椎体，后半部呈半环状，称椎弓，共同围成椎孔。全部椎骨的椎孔连成椎管，容纳脊髓。相邻椎骨的椎上、下切迹所围成的孔，称椎间孔，孔内有脊神经和血管通过。椎弓板发出 7 个突起，向后方伸出的一个称棘突，向两侧伸出的一对称横突，向上方和下方各伸出的一对突起，分别称上关节突和下关节突。

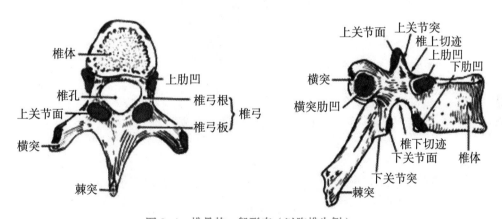

图 3-4　椎骨的一般形态（以胸椎为例）

（2）各部椎骨的特点　各部椎骨除上述形态外，不同部位的椎骨在形态上又各有特点。①颈椎：椎体小，横突根部有横突孔，棘突分叉。第 1 颈椎又称寰椎，无明显椎体、棘突和关节突，第 2 颈椎又称枢椎，椎体向上伸出一个突起称为齿突。第 7 颈椎的棘突特别长，又称隆椎，易在体表摸到，常作为计数椎骨序数的重要标志。②胸椎：椎体的侧面有与肋相连结的肋凹。③腰椎：椎体特别大，棘突呈板状，向后方矢状位水平伸出。④骶骨：由 5 块骶椎融合而成，略呈三角形。底朝上，与第 5 腰椎相接，前缘中部明显前突，称骶骨岬；尖向下，接尾骨。前面光滑微凹，有 4 对骶前孔，后面粗糙凸隆，有 4 对骶后孔，骶骨两侧面的上部有耳状面。骶骨内有纵形的骶管，上通椎管，前后分别与骶前、骶后孔相通，下端终止于骶管裂孔。骶管裂孔两侧有骶角，体表可以触及，是骶管麻醉定位的标志，⑤尾骨：由 3～5 块退化的尾椎融合而成，上接骶骨，下端游离于肛门的后方。

2. 椎骨的连结　椎骨之间借椎间盘、韧带和关节等相连结。

（1）椎间盘　连结两个相邻椎体的纤维软骨盘，共23个。周围部称纤维环（图3-5），由多层呈同心圆排列的纤维软骨构成；中央部称髓核，是富有弹性的胶状物质。椎间盘坚固而富有弹性，可承受压力、减缓冲击，有利于脊柱的运动。纤维环的后部较薄弱，可受外伤等因素的影响而发生破裂，髓核突入椎管或椎间孔产生压迫神经的症状。

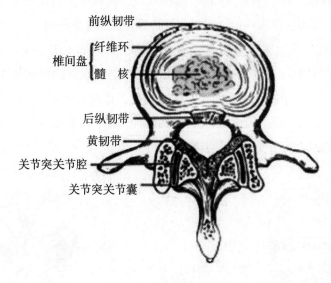

图 3-5　椎间盘及椎间关节

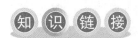

腰椎间盘突出症

腰椎间盘突出症主要是因为腰椎间盘各部分（髓核、纤维环及软骨板），尤其是髓核，有不同程度的退行性改变后，在外力因素的作用下，椎间盘的纤维环破裂，髓核组织从破裂之处突出（或脱出）于后方或椎管内，导致相邻脊神经根遭受刺激或压迫，从而产生腰部疼痛，一侧下肢或双下肢麻木、疼痛等一系列临床症状。

（2）韧带　连接椎骨的韧带有长、短两类（图3-6）。长韧带接近脊柱全长，共有3条，即前纵韧带、后纵韧带和棘上韧带。前、后纵韧带分别位于椎体和椎间盘的前面和后面，有限制脊柱过度后伸和前屈的作用。棘上韧带附着在棘突末端，从第 7 颈椎以上逐渐增宽，成为膜状的项韧带。短韧带连结相邻的两个椎骨，黄韧带连于上、下两椎弓板之间，可增强脊柱弹性和限制脊柱过度前屈；棘间韧带连于棘突之间，前接黄韧带，后续棘上韧带，故腰椎穿刺时，针尖依次穿过皮肤、皮下组织、棘上韧带、棘间韧带和黄韧带才能进入椎管。

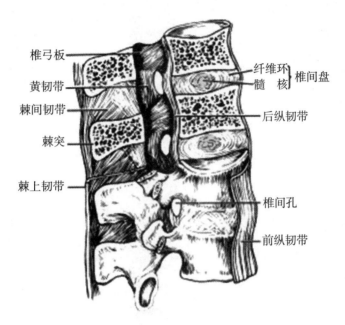

图 3-6　椎骨间的连结

（3）关节　主要由相邻椎骨的上、下关节突构成关节突关节（图 3-5），运动幅度较小。寰椎与枢椎构成寰枢关节，此外寰椎与枕骨髁构成寰枕关节，前者可使寰椎连同头部做旋转运动，后者可使头做前屈、后伸及侧屈运动。

3. 脊柱的整体观

（1）前面观　可见脊柱的椎体自上而下逐渐增大，从骶骨耳状面以下又渐次缩小。椎体大小的这种变化，与脊柱承受的重力有关（图 3-7）。

（2）侧面观　可见脊柱有四个生理性弯曲，即颈曲、腰曲凸向前，胸曲、骶曲凸向后。颈、腰曲随着婴儿的抬头、坐立的姿势形成而出现。脊椎的生理性弯曲增强了脊柱的弹性，在行走和跳跃时，可减轻对脑和内脏器官的冲击与震荡。

（3）后面观　可见所有棘突纵行排列于后正中线上。颈椎棘突均较短而分叉；胸椎棘突斜向后下方，呈叠瓦状；腰椎棘突水平后伸，棘突之间间隙较大，临床常选此处做腰穿刺术。

（4）脊柱的功能　①支持、保护功能：脊柱是人体的中轴，具有支持和传递重力的作用；脊柱参与构成胸腔、腹腔和盆腔的后壁，有保护腔内器官的功能；脊柱内有椎管，可容纳和保护脊髓及脊神经根。②运动功能：脊柱可作前屈、后伸、侧屈和旋转四类运动。其中颈部和腰部运动幅度较大，故临床损伤较多见。

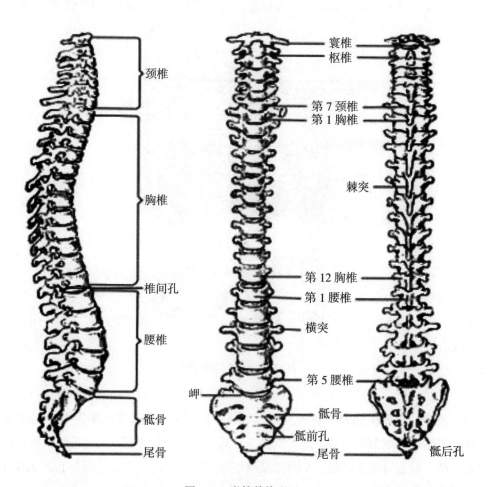

颈椎
胸椎
椎间孔
腰椎
骶骨
尾骨

寰椎
枢椎
第 7 颈椎
第 1 胸椎
棘突
第 12 胸椎
第 1 腰椎
横突
第 5 腰椎
岬
骶骨
骶前孔
尾骨
骶后孔

图 3-7　脊柱整体观

（二）胸廓

胸廓由 12 块胸椎、12 对肋、1 块胸骨和它们之间的连结共同构成（图 3-8）。它上窄，下宽，前后扁平，由于胸椎椎体前凸，水平切面上呈肾形。具有支持和保护胸、腹腔内脏器和参与呼吸运动等功能。

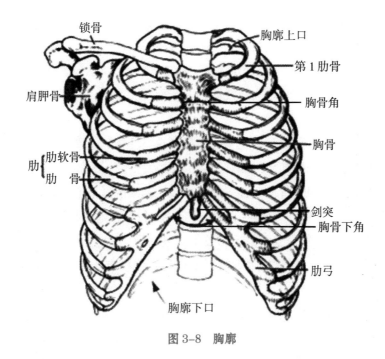

图 3-8　胸廓

1. **胸骨**　位于胸前壁正中，上宽下窄，自上而下分为胸骨柄、胸骨体和剑突三部分。胸骨柄上缘的中部微凹，称颈静脉切迹；外侧与锁骨相连接处称锁切迹。胸骨柄和胸骨体连接处微向前凸形成的骨性隆起称**胸骨角**，两侧接第 2 肋软骨，是计数肋的重要标志。剑突薄而狭长，末端分叉或有孔。

2. **肋**　呈弓形，有肋骨和肋软骨，第 1～7 肋分别与胸骨的外侧缘形成胸肋关节，称真肋；第 8～10 肋的前端借肋软骨依次连于上位肋软骨下缘，形成肋弓，称假肋；第 11、12 肋的前端游离于腹腔内，称浮肋。

3. **胸廓的形态与运动**　胸廓呈前后略扁、上小下大的圆锥形。胸廓有上、下两口，上口较小，由第 1 胸椎体、第 1 肋和胸骨柄上缘围成，是颈部与胸腔之间的通道。胸廓下口较大，由第 12 胸椎体、第 12 肋前端、肋弓和剑突围成。两侧肋弓之间的夹角称胸骨下角。相邻两肋之间的间隙称肋间隙，共有 11 对。胸廓的内腔称胸腔，容纳气管、肺、食管、心、出入心的大血管、神经等，保护和支持这些器官并参与呼吸运动。

三、四肢骨及其连结

四肢骨包括上肢骨和下肢骨，共 126 块。由于人体直立和劳动，上肢成为灵活的劳动器官，下肢起着支持和行走的作用。因而，上肢骨纤细轻巧，下肢骨粗大坚固。

（一）上肢骨及其连结

1. **上肢骨**　每侧共 32 块。

（1）**锁骨** 呈"～"形弯曲（图3-8），架于胸廓前上方，全长可在体表触及，内侧端粗大，与胸骨柄相关节。外侧端扁平，与肩胛骨相关节。

（2）**肩胛骨** 位于胸廓后面外上方，介于第2～7肋之间，是三角形的扁骨，有三缘、三角及两面。肩胛骨外侧角膨大有浅凹的关节面称关节盂，肩胛骨下角平第7肋，是计数肋骨的标志。

（3）**肱骨** 位于上臂，是典型的长骨，包括两端、一体。上端朝向后上内侧的半球形称肱骨头，与肱骨体交界处稍细，称外科颈，是较易发生骨折的部位。

肱骨体中部外侧面有粗糙骨面，称三角肌粗隆，粗隆的后下方有一条由内上斜向外下的浅沟，称桡神经沟，桡神经紧贴沟中经过，因而肱骨中段骨折时易损伤桡神经。

肱骨下端略扁，有两个关节面，外侧较小，呈球形，称肱骨小头，内侧的称肱骨滑车，在滑车的后上方，有一深窝称鹰嘴窝。下端的两侧各有一突起分别称内上髁和外上髁，两者均可在体表摸到。

（4）**桡骨** 居前臂外侧，上端膨大称桡骨头，下端外侧向下突出，称桡骨茎突。

（5）**尺骨** 居前臂内侧，分一体两端。上端粗大，前面有一半圆形深凹，称滑车切迹，切迹后上方的突起称鹰嘴。下端为尺骨头，头后内侧的锥状突起，称尺骨茎突。

（6）**手骨** 包括**腕骨**8块、**掌骨**5块和**指骨**14块。腕骨由桡侧向尺侧排列，近侧列依次是手舟骨、月骨、三角骨和豌豆骨；远侧列依次是大多角骨、小多角骨、头状骨和钩骨。

2. 上肢骨的连结

（1）**肩关节**（图3-9） 由肱骨头与肩胛骨关节盂构成，肱骨头大而圆，关节盂浅而小，关节囊薄而松弛，其上前部有肌肉和肌腱等加强，下壁较薄弱，是肩关节脱位常见的部位。肩关节是人体运动幅度最大、最灵活的关节，可作前屈、后伸、内收、外展、旋内、旋外和环转运动。

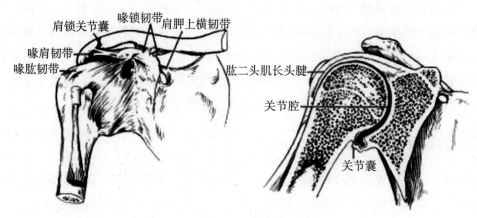

图3-9 肩关节

（2）肘关节（图3-10） 是由肱骨下端与尺、桡骨上端构成，可作前屈、后伸运动。

（3）桡腕关节 又称腕关节，由桡骨下端和尺骨下端的关节盘与手舟骨、月骨和三角骨构成，可作屈、伸、内收、外展和环转运动。

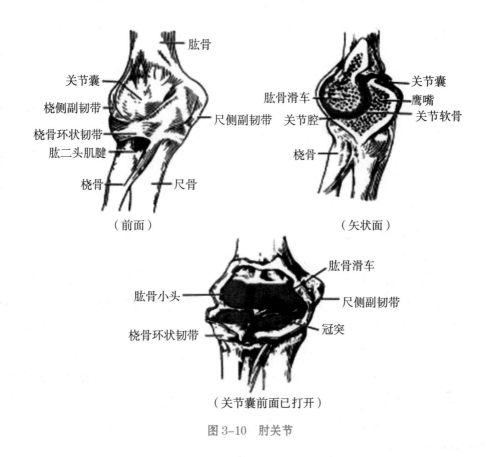

图3-10 肘关节

（二）下肢骨及其连结

1.下肢骨 每侧共31块。

（1）髋骨 由髂骨、耻骨和坐骨融合而成。朝向下外的深窝，称髋臼；下部有一大孔，称闭孔。髂骨上缘肥厚，形成弓形的髂嵴。前端为髂前上棘，后端为髂后上棘。髂前上棘后方5～7cm处，髂嵴向外突起，称髂结节，髂骨上内面的浅窝称髂窝，髂窝下界有圆钝骨嵴，称弓状线。髋骨后下方有尖形的坐骨棘，其上下方分别有坐骨大切迹和坐骨小切迹，髋骨下部的粗糙的隆起，为坐骨结节。

（2）股骨 是人体最长最粗的长骨，长度约为体高的1/4。上端有朝向内上前的股骨头，股骨头下外侧的狭细部称股骨颈。股骨颈以下为股骨体，股骨下端膨大并向后突出，形成内侧髁和外侧髁。

（3）髌骨 位于股骨下端前面，是人体最大的籽骨。

（4）**胫骨** 位于小腿内侧部，上端膨大，向两侧突出，形成内侧髁和外侧髁。上端前面的隆起称胫骨粗隆。下端内下方有一突起，称内踝。

（5）**腓骨** 为细长的长骨。上端稍膨大，称腓骨头，下端膨大，形成外踝。

（6）**足骨** 包括**跗骨** 7 块、**跖骨** 5 块和**趾骨** 14 块。

2. 下肢骨的连结

（1）**骨盆** 由左右髋骨和骶、尾骨及其间的骨连结构成。人体直立时，骨盆向前倾斜，两侧髂前上棘与两耻骨结节位于同一冠状面内，此时，尾骨尖与耻骨联合上缘位于同一水平面上。骨盆可由骶骨岬向两侧经弓状线、耻骨梳、耻骨结节至耻骨联合上缘构成的环形界线，分为上方的大骨盆（又称假骨盆）和下方的小骨盆（又称真骨盆）。从青春期开始，男女骨盆的形态出现显著差别（图 3-11），女性骨盆外形短而宽，骨盆上口近似圆形，较宽大，**骨盆下口**和**耻骨下角**较大，女性耻骨下角可达 90°～100°，男性则为70°～75°。

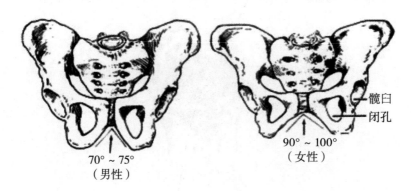

图 3-11 骨盆

（2）**髋关节**（图 3-12） 由髋臼与股骨头构成。髋臼较深，股骨头大部分陷入其内，关节囊紧张、坚韧，包绕大部分股骨颈（除后外侧外）。后下部薄弱，股骨头易在此脱位。

髋关节可作三轴的屈、伸、展、收、旋内、旋外及环转运动，但运动幅度和灵活性不及肩关节。

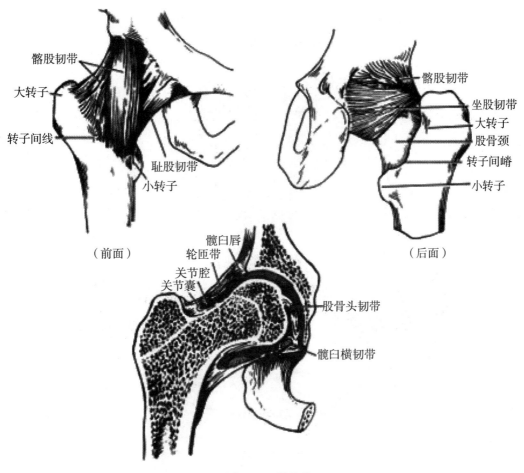

髂股韧带

大转子

转子间线

耻股韧带

小转子

（前面）

髂股韧带

坐股韧带

大转子

股骨颈

转子间嵴

小转子

（后面）

髋臼唇

轮匝带

关节腔

关节囊

股骨头韧带

髋臼横韧带

图 3-12　髋关节

（3）**膝关节**（图 3-13）是人体最复杂的关节，由股骨下端、胫骨上端和髌骨构成。关节囊薄而松弛，前有髌韧带，两侧有胫、腓侧副韧带加强，囊内有前、后交叉韧带和内、外侧**半月板**，分别限制胫骨向前、后移位，缓冲压力，增强关节的稳固性。

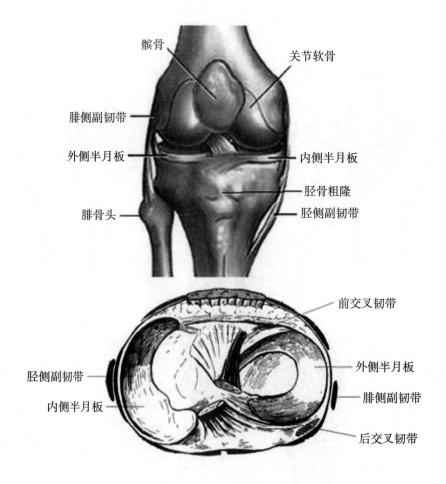

图 3-13　膝关节

膝关节可做屈、伸运动，在半屈位时，还可做轻度的旋转运动。

（4）距小腿关节（图 3-14）　通常称踝关节，由胫、腓骨的下端与距骨组成。关节囊的前、后壁薄弱而松弛，两侧壁有韧带加强，外侧韧带较薄弱，在足过度内翻时容易引起外侧韧带扭伤。

踝关节可做背屈（伸）和跖屈（屈）运动，与跗骨间关节协同作用时，可使足内翻和外翻。

（5）足弓　足骨借关节和韧带紧密相连，在纵、横方向上都形成凸向上的弓形，称足弓。人体站立时，足以跟骨结节和第 1、5 跖骨头三处为主要受力点着地。足弓具有弹性，可缓冲震荡，同时还可保护足底血管和神经免受压迫。

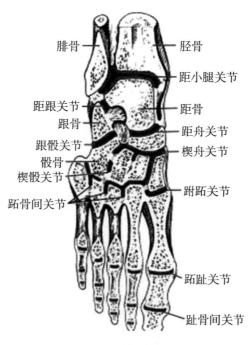

图 3-14 足关节

四、颅骨及其连结

颅位于脊柱上方，由23块颅骨围成（3对听小骨未计入），分为脑颅和面颅两部分（图3-15）。

（一）脑颅骨

脑颅由8块脑颅骨围成。其中不成对的有额骨、筛骨、蝶骨和枕骨，成对的有颞骨和顶骨。它们构成颅腔。颅腔的顶是穹隆形的颅盖，由额骨、顶骨和枕骨构成。颅腔的底由中部的蝶骨、后方的枕骨、两侧的颞骨、前方的额骨和筛骨构成。筛骨只有一小部分参与脑颅，其余构成面颅。

（二）面颅骨

面颅由15块面颅骨构成。面颅骨包括成对的骨和不成对的骨，成对的骨有上颌骨、腭骨、颧骨、鼻骨、泪骨及下鼻甲；不成对的有犁骨、下颌骨和舌骨。面颅骨围成眶腔、鼻腔和口腔。

（三）颅的整体观

除下颌骨和舌骨外，其他诸颅骨借膜、软骨和骨牢固结合成一整体，没有活动。全颅的形态特征，对临床应用极为重要。

1. **颅顶面观** 颅盖各骨借缝相连，顶面可见三条缝。额骨与两侧顶骨连接构成冠状缝。左右两侧顶骨连接为矢状缝，两侧顶骨与枕骨连接成人字缝。

2. **颅的侧面观** 中部有外耳门，其前为颧弓，后为乳突，两者均可在体表摸到。颧弓上方的凹窝，称颞窝，颞窝内侧壁由额、顶、蝶、颞4骨组成，4骨相接处称**翼**点，针灸的"太阳穴"即位于翼点处。该处骨质较薄，易受外力打击而发生骨折，伤及行经其内面的脑膜中动脉，引起颅内出血。

考纲摘要

翼点

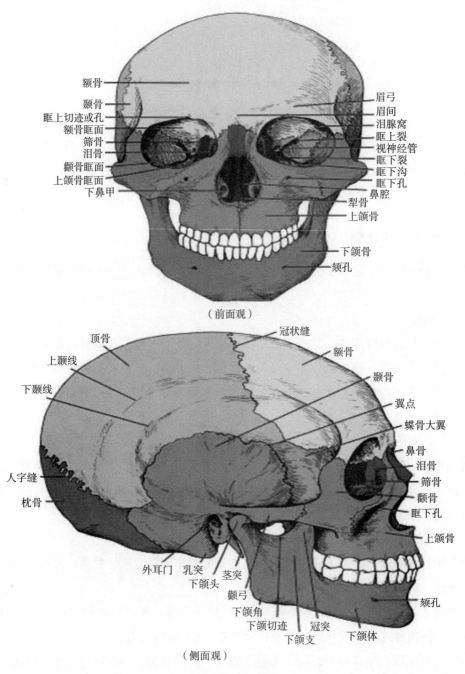

（前面观）

（侧面观）

图 3-15 颅的整体观

3. 颅底内面观　凹凸不平，与脑下面的形态相适应，分为前高后低的颅前窝、颅中窝、颅后窝三个窝。其中有许多与颅底外面相通的孔裂。如筛孔、视神经管、眶上裂、破裂孔、圆孔、卵圆孔、棘孔、舌下神经管内口、枕骨大孔、颈静脉孔等。这些孔、裂均有血管和神经出入（图 3–16）。

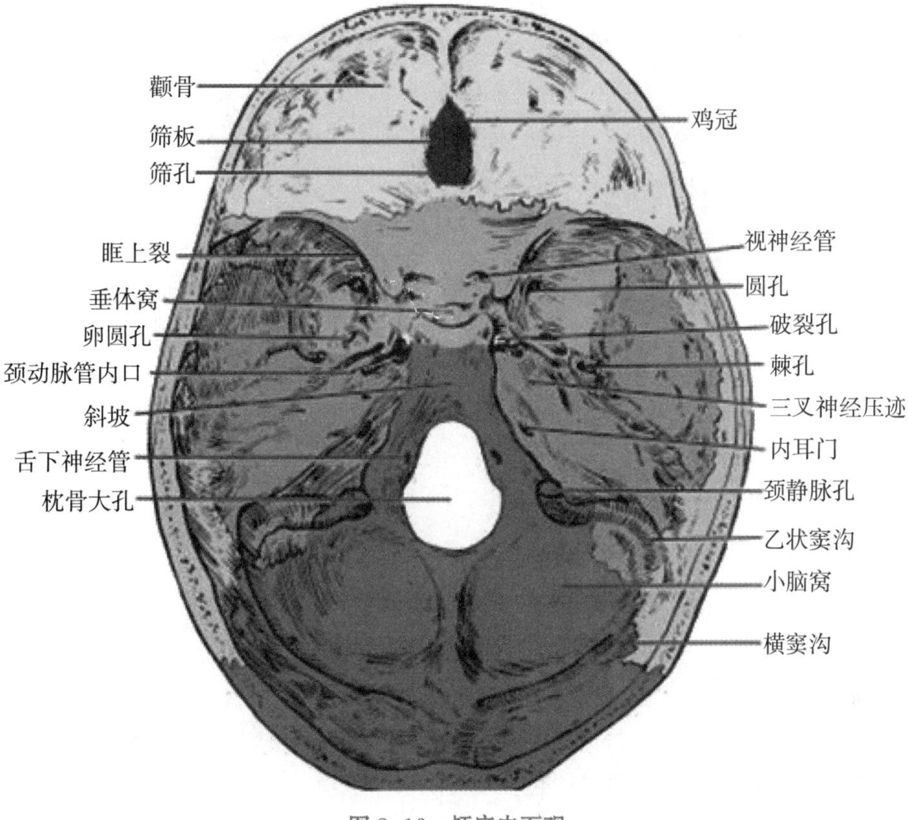
颧骨
鸡冠
筛板
筛孔
眶上裂
视神经管
垂体窝
圆孔
卵圆孔
破裂孔
颈动脉管内口
棘孔
斜坡
三叉神经压迹
舌下神经管
内耳门
枕骨大孔
颈静脉孔
乙状窦沟
小脑窝
横窦沟

图 3–16　颅底内面观

4. 颅底外面观　分前、后两部。前部主要结构有牙槽弓、骨腭；后部中央有枕骨大孔（图 3–17）。

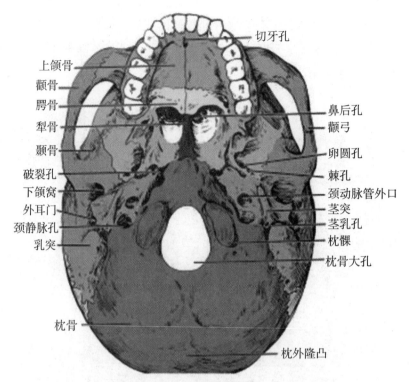

图 3-17　颅底外面观

5. **颅的前面观**　主要有眼眶和骨性鼻腔。眼眶略呈四棱锥形，容纳视器。骨性鼻腔位于面颅中央，借鼻中隔分为左、右两部分，前方共同的开口称梨状孔，后借两个鼻后孔通咽部。外侧壁上有上、中、下鼻甲；鼻甲下方有相应的上、中、下鼻道。鼻腔周围的颅骨有与鼻腔相通的鼻旁窦，包括额窦、上颌窦、筛窦和蝶窦 4 对（图 3-18）。

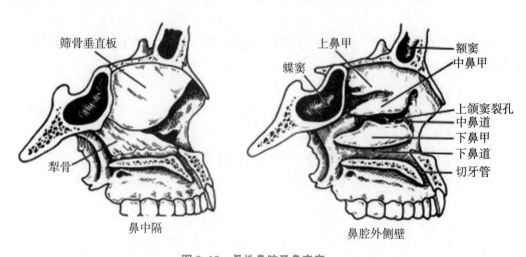

图 3-18　骨性鼻腔及鼻旁窦

（四）新生儿颅的特征及生后的变化

新生儿脑颅比面颅大得多。新生儿面颅占全颅的 1/8，而成人为 1/4。颅顶各骨尚未完全发育，骨与骨之间有纤维组织膜，称囟。其中最大的囟是位于额骨与两顶骨之间的前囟（额囟），呈菱形。出生后 1 岁半左右闭合（图 3-19）。

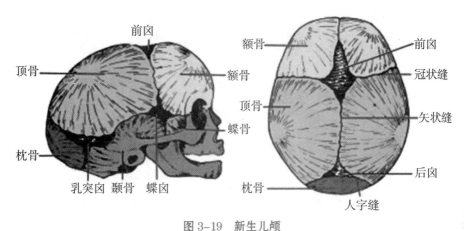

图 3-19　新生儿颅

（五）颅骨的连接

颅骨之间大多以缝或者软骨直接连结，只有下颌骨与颞骨之间以颞下颌关节相连，舌骨与颅骨借韧带相连。

颞下颌关节　由下颌骨的下颌头与颞骨的下颌窝和关节结节构成。关节囊松弛，囊外有外侧韧带加强。关节腔内有关节盘。关节囊的前份较薄弱，下颌关节易向前脱位。颞下颌关节可使下颌骨上下、前后及左右运动。

第二节　骨骼肌

一、概述

骨骼肌是运动系统的动力装置，全身有 600 多块，约占体重的 40%。依所在的位置不同，分为头肌、颈肌、躯干肌和四肢肌。

每块肌都具有一定的形态、结构、位置和辅助装置，执行一定的功能，有丰富的血管和淋巴管分布，并接受神经的支配，所以每块肌都可视为一个器官。

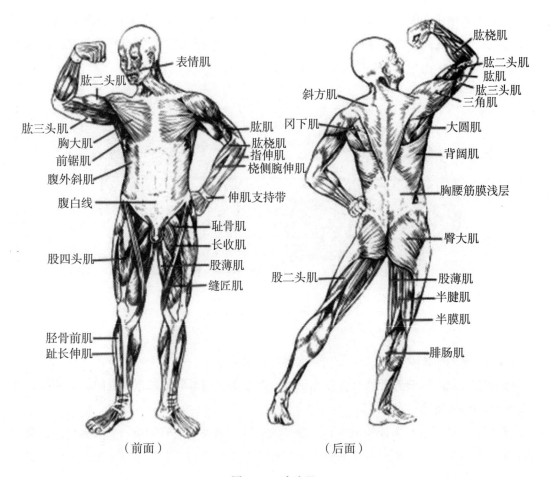

图 3-20　全身肌

（一）肌的形态和构造（图 3-21）

1. 肌的形态多样，根据其外形，大致可分为长肌、短肌、扁肌和轮匝肌。

（1）长肌呈长带状，多分布在四肢，收缩时引起大幅度的运动。

（2）短肌短小，多分布在躯干深部，收缩时运动幅度较小。

（3）扁肌扁薄宽阔，又称为阔肌，分布于躯干的浅层，收缩时引起躯干的运动，并对内脏器官有保护和支持的作用。

（4）轮匝肌呈环行，位于孔、裂的周围，收缩时关闭孔、裂。

2. 根据肌的作用，可分为屈肌、伸肌、收肌、展肌、旋内肌和旋外肌等。

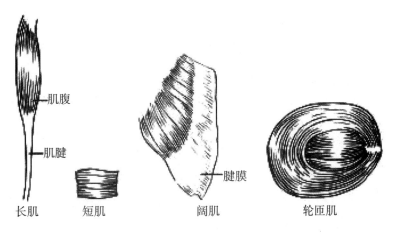

长肌　　　短肌　　　　阔肌　　　　　轮匝肌

图 3-21　肌的形态

骨骼肌由肌腹和肌腱构成。肌腹色红而柔软，主要由骨骼肌纤维构成，具有收缩功能。肌腱色白而坚韧，主要由胶原纤维构成，无收缩功能。长肌的肌腱多呈条索状；扁肌的肌腱呈薄膜状，称腱膜。

（三）骨骼肌的起止点和作用

肌一般附着于邻近的两块或两块以上的骨面上，跨越一个或多个关节，收缩时一骨的位置相对固定，另一骨因受肌的牵引而发生位置移动。以解剖学姿势为准，在运动过程中肌在固定骨上的附着端称为起点，在移动骨上的附着端叫止点。一般按如下规律确定：

1.起点　通常将肌在躯干近正中矢状面或四肢近侧端的附着点称作起点。

2.止点　通常把肌远离正中矢状面或四肢远侧端的附着点称作止点。

骨骼肌的作用有两种，一是静力作用，使身体各部之间保持一定的姿势；二是动力作用，如行走、奔跑、跳跃等运动。

在一个运动轴的两侧至少有两组作用相反、力量相对均衡的肌称为拮抗肌。在运动轴一侧，完成同一动作的肌称为协同肌。在神经系统的支配下，多块或多组肌共同协调，才能完成同一动作。

（四）肌的辅助装置

位于肌的周围，具有保持肌的位置，减少运动时的摩擦和保护等功能，包括筋膜、滑膜囊和腱鞘。

1.筋膜　分浅筋膜、深筋膜两种。浅筋膜位于皮下，又称皮下筋膜，主要由疏松结缔组织构成，其内含有脂肪、浅动脉、静脉、神经、淋巴管等。深筋膜位于浅筋膜深面，又称固有筋膜，由致密结缔组织构成，它包裹肌、肌群，形成肌间隔；包裹大血管、神经，构成血管神经鞘。

2. 滑膜囊 是由结缔组织构成的密闭小囊，扁薄，内含少量滑液，多存在于肌腱与骨面之间，可减少摩擦。

3. 腱鞘 套在长肌腱外面，为密闭的双层圆筒形结构。外层为纤维层，内层是滑膜层，滑膜层又分为脏、壁两层，脏层贴附于肌腱表面，壁层衬于纤维层的内表面，两层在腱的深面相互移行，围成一密闭的腔隙，内有少量滑液，所以肌腱能在鞘内自由活动。

二、头肌

头肌（图3-20）可分为面肌和咀嚼肌两部分。

（一）面肌

面肌为扁薄的皮肌，主要分布于面部皮下，眼、口、鼻的周围，位置浅表，大多起自颅骨的不同部位，止于面部皮肤。收缩时牵动面部皮肤显示喜怒哀乐等各种表情并参与语言活动，故面肌又叫表情肌。主要有眼轮匝肌、口轮匝肌、颊肌和枕额肌等。

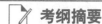

> 📝 **考纲摘要**
>
> 面肌、咀嚼肌的分部和组成

（二）咀嚼肌

咀嚼肌位于下颌关节周围，主要有咬肌和颞肌。收缩时可运动颞下颌关节，完成咀嚼和语言功能。

三、躯干肌

躯干肌可分为颈肌、背肌、胸肌、膈、腹肌和盆底肌。

（一）颈肌

颈肌（图3-20）位于颅和胸廓之间，浅群主要有颈阔肌、胸锁乳突肌、舌骨上肌群和舌骨下肌群；深群主要有斜角肌等。

胸锁乳突肌位于颈外侧部的浅层，起自胸骨柄和锁骨内侧端，斜向后上，止于颞骨乳突。单侧收缩时，使头偏向同侧，面转向对侧，两侧同时收缩，使头后仰。当一侧胸锁乳突肌因病变挛缩时，可导致斜颈。

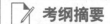

> 📝 **考纲摘要**
>
> 胸锁乳突肌的作用及损伤后表现

（二）背肌

位于躯干后面，分浅、深两层（图3-20）。

1. 浅层肌 位于脊柱与上肢骨之间，主要有斜方肌和背阔肌等。

（1）**斜方肌** 位于项部和背上部的浅层，为三角形的扁肌，左右两侧合在一起呈斜方形，故而得名。作用可使肩胛骨向脊柱靠拢，上部肌束可上提肩胛骨，下部肌束使肩胛骨下降。

（2）**背阔肌**　为全身最大的扁肌，位于背的下半部及胸的后外侧。作用可使肱骨内收、旋内和后伸。当上肢上举固定时，可引体向上。

2. **深层肌**　位于脊柱两侧，浅层肌深面。

深层肌中重要的是**竖脊肌**　它是背肌中最长、最大的肌，纵列于躯干的背面、全部椎骨棘突两侧的沟内。作用可使脊柱后伸和仰头，一侧收缩使脊柱侧屈。竖脊肌的扭伤或劳损，即临床上的"腰肌劳损"，是腰痛的常见原因之一。

胸腰筋膜是指包被竖脊肌的筋膜，特别发达。分浅、深两层，分别位于竖脊肌的表面和深面，共同包裹和约束竖脊肌。在日常生活中，腰部活动都较大，在剧烈运动时可以造成胸腰筋膜扭伤，为腰背劳损常见病因。

（三）**胸肌**

胸肌（图3-20）参与胸壁的构成，分为两群：一群为胸上肢肌，运动上肢，主要有胸大肌、胸小肌和前锯肌；另一群为胸固有肌，起、止点均在胸廓上，主要有肋间外肌和肋间内肌。

1. **胸大肌**　位置表浅，宽而厚，呈扇形，覆盖胸廓前壁的大部。胸大肌收缩时可使肩关节内收、旋内和前屈。

2. **前锯肌**　为宽大的扁肌，位于胸廓侧壁，拉肩胛骨向前及助臂上举。

3. **肋间外肌**　位于各肋间隙的浅层，收缩上提肋助吸气。

4. **肋间内肌**　位于肋间外肌的深面，收缩时降肋助呼气。

（四）**膈**

膈位于胸腔和腹腔之间，是呈穹隆形的扁肌。起自胸廓下口的周缘和腰椎前面，肌纤维向中央移行于**中心腱**（图3-22）。膈上有三个裂孔：在第12胸椎体前方有**主动脉裂孔**，有降主动脉和胸

> **考纲摘要**
>
> 膈的裂孔及通过的结构。

导管通过；主动脉裂孔的左前上方，约在第10胸椎水平，有**食管裂孔**，有食管和迷走神经通过；在食管裂孔的右前上方的中心腱内有**腔静脉孔**，约在第8胸椎水平，有下腔静脉通过。

膈为主要的呼吸肌，收缩时，膈穹隆下降，胸腔容积扩大，以助吸气；松弛时，膈穹隆上升恢复原位，胸腔容积减小，以助呼气。

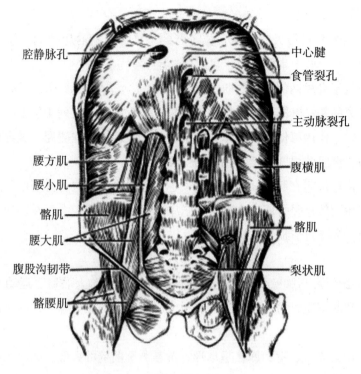

腔静脉孔　　　　　　　　　　　　　　　　　中心腱

　　　　　　　　　　　　　　　　　　　　　食管裂孔

　　　　　　　　　　　　　　　　　　　　　主动脉裂孔

腰方肌

腰小肌　　　　　　　　　　　　　　　　　　腹横肌

髂肌

腰大肌　　　　　　　　　　　　　　　　　　髂肌

腹股沟韧带　　　　　　　　　　　　　　　　梨状肌

髂腰肌

图 3-22　膈

（五）腹肌

腹肌（图 3-20、图 3-22）位于胸廓与骨盆之间，包括腹直肌及其外侧三层扁肌。腹直肌位于腹前壁正中线的两旁，其外侧从浅入深依次为腹外斜肌、腹内斜肌和腹横肌。三层扁肌的腱膜

在腹直肌外缘移行为腱膜包裹腹直肌形成腹直肌鞘。其中，腹外斜肌腱膜下缘卷曲增厚，附着于髂前上棘与耻骨结节之间，形成腹股沟韧带（图 3-22）。腹股沟管为腹股沟韧带内侧半上方的一条斜行肌腱裂隙，内有男性精索或女性子宫圆韧带通过，长约 4～5cm。腹股沟管是腹壁的薄弱区，是疝的好发部位。

腹肌的主要作用是保护、支持腹腔器官。收缩时能增加腹压，协助完成排便、分娩、呕吐和咳嗽等活动；可降肋，助呼气；可使脊柱做前屈、侧屈和旋转运动。

（六）盆底肌

盆底肌是封闭小骨盆下口所有肌的总称，主要有肛提肌、会阴浅横肌、会阴深横肌和尿道括约肌等。肛提肌位于小骨盆下口，两侧肛提肌及其上、下面的深筋膜共同形成盆膈，中部有直肠穿过。会阴深横肌和尿道括约肌与覆盖其上、下面的深筋膜共同形成尿生殖膈，在男性有尿道穿过，在女性有尿道和阴道穿过。盆膈和尿生殖膈共同封闭小骨盆下

口，都有支持和承托盆腔脏器的作用。

四、四肢肌

四肢肌包括上肢肌和下肢肌。上肢肌细小而数目多，与上肢复杂而灵活的劳动功能相适应；下肢肌数目较少而粗大有力，与支持身体和行走等有关。

（一）上肢肌

上肢肌（图3-20）分为肩肌、臂肌、前臂肌和手肌。

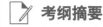

考纲摘要

临床肌肉注射的常用部位

1.**肩肌** 分布于肩关节周围，能运动肩关节，并增强肩关节的稳固性。主要有三角肌、肩胛下肌、冈上肌、冈下肌、小圆肌、大圆肌等。

三角肌略呈三角形，从前、后、外包绕肩关节，形成肩部的圆形隆起，其外上2/3部，肌质丰厚且无重要的神经和血管，是临床上常用的肌肉注射部位之一。肌收缩时，可使肩关节外展。

2.**臂肌** 覆盖肱骨，分前、后两群，前群为屈肌，后群为伸肌。

（1）前群 包括浅层的**肱二头肌**和深层的**肱肌**和**喙肱肌**。肱二头肌呈梭形，收缩时屈肘关节并使前臂旋后。此外还能协助屈肩关节。

（2）后群 为**肱三头肌**。肱三头肌收缩时伸肘关节，长头还可使肩关节后伸和内收。

3.**前臂肌** 位于尺、桡骨的周围，分为前、后两群，前群共有9块肌，后群共有10块肌，主要运动腕关节、指骨间关节。除了屈、伸肌外，还配布有旋前肌、旋后肌，这对于手的灵活运动有重要意义。

4.**手肌** 位于手的掌侧，全是短小的肌肉，其作用为运动手指。手肌分为外侧、中间和内侧三群。

（二）下肢肌

下肢肌（图3-20、图3-22）可分为髋肌、大腿肌、小腿肌和足肌。

1.**髋肌** 主要起自骨盆的内面和外面，跨过髋关节，止于股骨上部，主要运动髋关节。按其所在的部位和作用，可分为前、后两群。

（1）前群 主要有**髂腰肌**，由腰大肌和髂肌组成。髂腰肌收缩时使髋关节前屈和旋外。下肢固定时，可使躯干前屈，与腹直肌等共同完成仰卧起坐的动作。

（2）后群 主要位于臀部，有**臀大肌**、**臀中肌**、**臀小肌**和**梨状肌**。臀大肌位于臀部浅层，大而肥厚，收缩时使髋关节后伸和旋外，是维持人体直立的重要肌肉。临床上常选臀大肌进行肌肉注射。

2.**大腿肌** 配布于股骨周围，分为前群、内侧群和后群。

（1）前群　位于股前部，有缝匠肌和股四头肌。

1）缝匠肌是全身最长的骨骼肌，呈扁带状。收缩时可屈髋和屈膝关节，并使已屈的膝关节旋内。

2）股四头肌是全身最大的肌，有四个头，即股直肌、股内侧肌、股外侧肌和股中间肌。四个头向下形成肌腱，包绕髌骨的前面和两侧，向下续为髌韧带，止于胫骨粗隆。股四头肌收缩时伸膝关节，股直肌还可屈髋关节。

（2）内侧群　位于大腿的内侧，收缩时使髋关节内收。

（3）后群　位于股后部，有股二头肌、半腱肌、半膜肌，其作用是伸髋关节、屈膝关节。

3. 小腿肌　配布于胫、腓骨周围，分为前群、外侧群和后群。

（1）前群　可使背屈踝关节（伸）、伸趾和足内翻等。

（2）外侧群　可使足外翻和跖屈踝关节（屈）。

（3）后群　主要有小腿三头肌，浅表的两个头称腓肠肌，位置较深的一个头是比目鱼肌，向下形成跟腱止于跟骨。小腿三头肌收缩时可跖屈踝关节和屈膝关节。在站立时，能固定踝关节和膝关节，以防止身体向前倾斜。

复习与思考

一、单项选择题

1.腰椎穿刺时针尖经过的结构是（　　　　）

　　A.前纵韧带　　　　　　B.后纵韧带　　　　　　C.黄韧带

　　D.纤维环　　　　　　　E.髓核

2.属于不成对的面颅骨是（　　　　）

　　A.泪骨　　　　　　　　B.颧骨　　　　　　　　C.下颌骨

　　D.鼻骨　　　　　　　　E.腭骨

3.颈椎的特点具有（　　　　）

　　A.横突肋凹　　　　　　B.横突孔　　　　　　　C.棘突宽短呈板状

　　D.椎体大呈心形　　　　E.棘突斜向后下

4.桡神经沟位于（　　　　）

　　A.肱骨　　　　　　　　B.尺骨　　　　　　　　C.桡骨

　　D.胫骨　　　　　　　　E.腓骨

5.骨小梁构成下列哪项结构（　　　　）

A. 骨膜   B. 骨密质   C. 骨松质

D. 骨内膜   E. 骨髓

6. 骨盆界线的围成除外下列（　　　）

  A. 骶骨岬   B. 耻骨联合上缘   C. 弓状线

  D. 耻骨梳   E. 耻骨上支

7. 关节的辅助结构是（　　　）

  A. 关节面   B. 关节盘   C. 关节腔

  D. 纤维膜   E. 滑膜

8. 连接相邻椎弓板间的韧带是（　　　）

  A. 棘上韧带   B. 黄韧带   C. 后纵韧带

  D. 前纵韧带   E. 纤维环

9. 肩关节（　　　）

  A. 由肱骨头和肩胛骨的关节盂构成   B. 关节囊的后壁有喙肱韧带

  C. 囊的前壁没有韧带加强   D. 囊的后壁最薄弱

  E. 不能作环转运动

10. 最重要的呼吸肌是（　　　）

  A. 腹肌   B. 肋间肌   C. 膈

  D. 胸大肌   E. 前锯肌

11. 通过膈中心腱的是（　　　）

  A. 主动脉   B. 奇静脉   C. 胸导管

  D. 食管   E 下腔静脉

12. 腹股沟管（　　　）

  A. 是腹直肌间的斜行管道

  B. 位于腹股沟韧带外侧半的稍上方

  C. 外口称腹股沟管深环

  D. 内口位于耻骨结节的外上方

  E. 为腹壁结构的薄弱部位

13. 肱三头肌作用是（　　　）

  A. 伸肘关节   B. 外展肩关节   C. 屈腕关节

  D. 屈肘关节   E. 前臂旋前

14. 最强大的脊柱伸肌是（　　　）

  A. 背阔肌   B. 竖脊肌   C. 斜方肌

  D. 腰大肌   E. 腹直肌

15. 伸膝关节的肌肉（　　）

    A. 缝匠肌　　　　　　　B. 股四头肌　　　　　　C. 股二头肌

    D. 半膜肌　　　　　　　E. 半腱肌

二、简答题

1. 简述脊柱的组成及整体观。

2. 试述膝关节的组成、结构特点及功能。

3. 简述骨盆的组成、分部及性别差异。

扫一扫，知答案

扫一扫，看课件

第 四 章

神经系统

【学习目标】

1. 掌握：脊髓的位置、外形和内部结构；脑的位置、分部及各部的基本形态结构；特异性投射系统及非特异性投射系统的概念和功能；脊休克、腱反射及肌紧张的形成。

2. 熟悉：被膜、脑室、脑脊液和脑屏障；脑和脊髓的传导通路；自主神经系统末梢释放的递质及其受体；自主神经系统的主要功能。

3. 了解：脊神经、脑神经的分布概况；神经纤维传导特性；反射中枢活动的一般规律；大脑皮质的感觉分析功能、牵涉痛的概念及意义；脑干的抑制区和易化区；小脑对躯体运动的调节作用，锥体系及锥体外系的功能；大脑皮质运动区；各级中枢对内脏活动的调节；条件反射的概念、形成和意义；脑电图的基本波形；觉醒与睡眠。

第一节 概 述

一、神经系统的组成

神经系统（nervous system）可分为中枢神经系统（central nervous system）和周围神经系统（peripheral nervous system）。中枢神经系统包括脑和脊髓，分别位于颅腔和椎管内。周围神经系统包括与脑相连的脑神经（cranial nervous）和与脊髓相连的脊神经（spinal nervous）。根据分布范围不同，又可分为躯体神经和内脏神经。躯体神经分布于皮肤和运动器（骨、关节和骨骼肌），管理感觉和运动，可称躯体感觉神经和躯体运动神经。内脏神经则分布于内脏、心血管和腺体，管理它们的感觉和运动，其中内脏运动神经又称自主神经，依其功能不同，又分为交感神经和副交感神经两部分（图 4-1）。

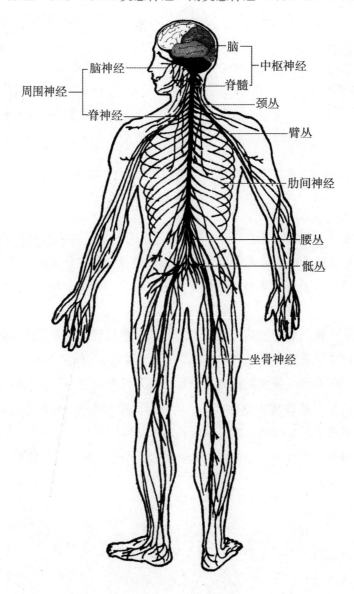

脑
脑神经
周围神经
脊神经
中枢神经
脊髓
颈丛
臂丛
肋间神经
腰丛
骶丛
坐骨神经

图 4-1　神经系统的构成

二、神经系统结构的常用术语

在神经系统中，神经元胞体和突起所在部位的不同，常有不同的名称。

1. 灰质与白质　在中枢神经系统内，神经元胞体和树突集聚的地方，色泽灰暗，称为灰质；神经元轴突聚集的地方，色泽亮白，称为白质。位于大脑和小脑表层的灰质，称为大脑皮质和小脑皮质。

2. **神经核与神经节** 在中枢神经系统内，由功能相同的神经元的胞体聚集成的灰质团块，称为神经核；在周围神经系统内，功能基本相同的神经元胞体聚集形成的结构，称为神经节。

3. **纤维束与神经** 在中枢神经系统内，起止和功能基本相同的神经纤维集聚成束，称纤维束；在周围神经系统中，神经纤维集聚而成的条索状结构，称神经。

4. **网状结构** 此结构只存在于中枢神经系统内，由灰质和白质混合而成。即神经纤维交织成网状，灰质团块散在其中。

三、神经系统活动的一般规律

（一）神经纤维

神经纤维是由神经元的轴突或长突起及包裹在其外面的神经膜细胞或少突胶质细胞构成。可分为有髓神经纤维和无髓神经纤维两类。

神经纤维的基本功能是传导神经冲动，它在接受刺激产生兴奋时，以产生动作电位为标志，并以局部电流形式迅速传导。神经纤维直径越粗，其传导速度越快。有髓神经纤维由于髓鞘的绝缘性，局部电流能在相邻的郎飞结处产生，呈跳跃式传导，故传导速度快。神经纤维传导兴奋的特征包括：①双向传导；②绝缘性；③生理完整性；④相对不疲劳性；⑤不衰减性。（具体可复习第二章基本组织里的相关内容）

（二）突触

神经系统完成任何一种复杂而又精细的调节功能，都是通过众多的神经元进行密切而又广泛的信息联系，共同协调来完成的。突触就是实现神经元之间或神经元与效应细胞之间相接触并传递信息的一种特化的细胞连接。由突触前神经元轴突末梢释放的传递信息的化学物质，称为神经递质，包括中枢递质和外周递质。突触的结构（图4-2）、类型与突触传递信息的过程可

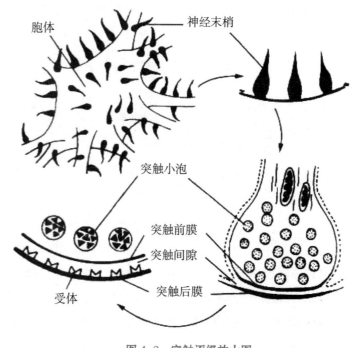

图4-2 突触逐级放大图

复习第二章神经组织的相关内容。

（三）反射中枢活动的一般规律

反射中枢即反射弧的中枢部分，是中枢神经系统内调节某一特定生理功能的神经元细胞群。反射中枢在完成反射的过程中通过对传入信息的整合，表现为中枢的兴奋或抑制过程，经传出神经引起效应器的活动或使其活动减弱甚至消失。

1. 中枢神经元的联系方式

（1）单线式　神经元之间一对一的联系方式。此种联系方式保证了信息精确传递。

（2）辐散式　一个神经元通过其轴突分支与许多神经元建立突触联系，此种联系方式称辐散。它有可能使一个神经元的兴奋或抑制引起许多神经元同时兴奋或抑制，形成兴奋或抑制的扩散。此种联系以传入通路上多见。

（3）聚合式　许多神经元的轴突末梢与同一个神经元建立突触联系的方式称为聚合。它可以使来自许多不同神经元的兴奋和抑制作用在同一神经元上，以利于反射活动的协调进行。这也是中枢神经系统实现其整合作用的一种重要联系方式。此种联系在传出通路上多见。

（4）链锁式与环式　中间神经元之间的联系方式更为复杂，有的呈链锁式，有的呈环式。辐散与聚合的方式可同时存在于这类联系中。兴奋通过链锁式联系，可以在空间上扩大其作用范围。兴奋通过环式联系时，可因环路中中间神经元的性质不同而产生不同的效应。若环路内各神经元的生理效应一致，则兴奋通过环路的传递将得到加强和延续，产生正反馈效应。若环路内存在抑制性中间神经元，则兴奋通过环状联系将使原来的神经元的活动减弱或及时终止，即产生负反馈效应。（图4-3）

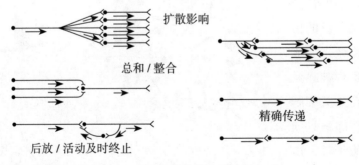

扩散影响

总和／整合

精确传递

后放／活动及时终止

图4-3　中枢神经元的联系方式

2. 中枢兴奋传播的特征　兴奋在反射弧中枢部分传播时，往往需要通过一次以上的突触接替。当兴奋通过化学性突触传递时，由于突触结构和化学递质参与等因素的影响，其兴奋传递明显不同于神经纤维上的冲动传导，主要表现为以下几方面的特征。

（1）单向传递　在反射活动中，兴奋经化学性突触传递，只能向一个方向传播，即从突触前末梢传向突触后神经元。这是因为神经递质通常由突触前膜释放作用于突触后膜。

（2）中枢延搁　兴奋经化学性突触传递时需经历前膜释放递质、递质在间隙内扩散并作用于后膜受体，以及后膜离子通道开放等多个环节，因而兴奋通过反射中枢时往往较慢，这一现象称为中枢延搁。

（3）总和　在反射活动中，单根神经纤维的传入冲动引起的 EPSP 是局部电位，一般不能使中枢发出传出效应，而若干神经纤维引起多个 EPSP 就可发生空间总和与时间总和，如果去极化总和达到阈电位，即可爆发动作电位。这样传入神经发出的冲动频率往往就和传出神经的冲动频率不同了，可见，反射中枢可以改变兴奋的节律。

（4）后放　在反射活动中，当对传入神经的刺激停止后，传出神经仍继续发放冲动，使反射活动仍继续一段时间，这种现象称为后放。神经元之间的环式联系及中间神经元的作用是产生后放的主要原因之一。

（5）易疲劳性、易受内环境变化和某些药物影响　因突触间隙与细胞外液相通，因此内环境理化因素的变化，如缺氧、CO_2 过多、麻醉剂及某些药物等均可影响突触传递。用高频电脉冲连

考纲摘要

中枢兴奋传播的特征

续刺激突触前神经元，突触后神经元的放电频率会逐渐降低，说明突触传递相对容易疲劳，其原因可能是递质的耗竭。

3. 中枢抑制　在任何反射活动中，中枢内既有兴奋活动，又有抑制活动。中枢抑制可分为突触后抑制与突触前抑制两类。

（1）突触后抑制　在反射活动中，一个兴奋性神经元兴奋时，通过兴奋抑制性中间神经元使其释放抑制性递质，使突触后神经元产生抑制性突触后电位。突触后抑制可分为两类：

考纲摘要

中枢抑制的种类及机制

1）传入侧支性抑制　兴奋通过传入神经纤维传入中枢后，又通过该纤维发出的侧支与抑制性中间神经元发生联系，兴奋该抑制性中间神经元转而抑制另一神经元，这类抑制即称为传入侧支性抑制，又称交互抑制。其生理意义在于使不同中枢（尤其是功能上相拮抗的中枢）的活动相互配合，使反射活动更为协调。例如，伸肌舒张配合屈肌收缩完成屈肌反射。

2）回返性抑制　某一中枢的神经元兴奋时，其传出冲动沿轴突外传的同时，还经其轴突侧支兴奋抑制性中间神经元，该抑制性中间神经元通过其轴突释放抑制性递质返回抑制原先发动兴奋的神经元。这是一种负反馈控制形式，它的意义在于防止神经元过度和过久的兴奋，促使同一中枢内许多神经元之间相互制约和协调一致。脊髓前角运动神经元与闰绍细胞的联系是一个典型例子（图 4-4）。

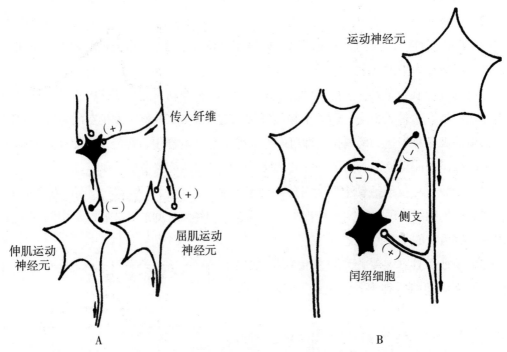

图 4-4　突触后抑制示意图

A：传入侧支性抑制　　B：回返性抑制

黑色星形细胞为抑制性中间神经元　　（＋）兴奋　　（－）抑制

（2）突触前抑制　　主要是通过突触前膜的去极化，使突触前神经元末梢释放的兴奋性递质减少，从而使突触后神经元兴奋活动减弱，这种抑制称为突触前抑制。如图 4-5，轴突 A 与运动神经元 C 构成轴－胞型突触，为兴奋性突触；轴突 B 与轴突 A 构成轴－轴型突触，亦为兴奋性突触，轴突 B 与运动神经元 C 不发生直接联系。单独刺激轴突 B 时，可引起轴突 A 产生兴奋性突触后电位，而对神经元 C 无影响；单独刺激轴突 A 时，可在神经元 C 记录到一个幅度约 10mV 的兴奋性突触后电位。如果先刺激轴突 B 引起轴突 A 末梢去极化，然后刺激轴突 A 使之兴奋，结果在神经元 C 记录到的兴奋性突触后电位幅度明显变小，只有 5mV 左右，即导致神经元 C 不易兴奋，呈现了抑制效应。其机制为：轴突 B 兴奋时，其末梢释放的递质是 γ－氨基丁酸，通过与轴突 A 末梢膜上的 γ－氨基丁酸受体结合，阻滞轴突 A 末梢膜上的 Ca^{2+} 通道，减少了轴突 A 末梢的 Ca^{2+} 内流，从而减少其兴奋性递质的释放，产生抑制效应。

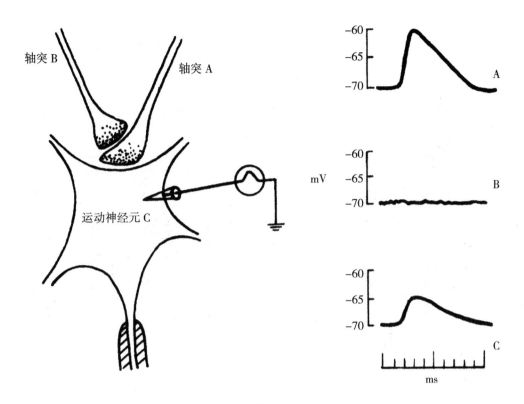

图 4-5　突触前抑制产生机制示意图

A：单独刺激轴突 A，引起兴奋性突触后电位

B：单独刺激轴突 B，不引起突触后电位

C：先刺激轴突 B，再刺激轴突 A，引起的兴奋性突触后电位减小

突触前抑制广泛存在于中枢神经系统内，尤其多见于感觉传入途径中。其生理意义在于控制外周传入中枢的感觉信息，使感觉更加清晰集中，对调节感觉传入活动具有重要意义。

第二节　中枢神经系统

一、脊髓

（一）脊髓的位置和外形

脊髓位于椎管内，长约 45cm，上端在枕骨大孔处与延髓相接，下端在成人平第 1 腰椎体下缘，新生儿平第 3 腰椎。

脊髓为前后略扁的圆柱状，粗细不匀，全长有两处膨大，上部的称颈膨大，位于颈髓第 4 节至胸髓第 1 节，连有支配上肢的神经；下部的称**腰骶膨大**，位于腰髓第 2 至骶髓第 3 节，连有支配下肢的神经。脊髓末端变细呈圆锥状，称为**脊髓圆锥**。脊髓圆锥向下续连由软脊膜构成的银灰色细丝，称为**终丝**，在第 2 骶椎水平为硬脊膜包裹，终于尾骨背面（图 4-6）。

脊髓表面有 6 条纵沟，即前面的**前正中裂**，较深；后面的**后正中沟**，较浅；左、右**前外侧沟**和左、右**后外侧沟**，均较浅。前外侧沟至上而下连有 31 对脊神经的前根，后外侧沟至上而下连有 31 对脊神经的后根。在后根上有一膨大为脊神经节，内含假单极神经元胞体（感觉神经元胞体）。每对脊神经前、后根相连的一段脊髓称一个**脊髓节段**，有颈髓 8 节、胸髓 12 节、腰髓 5 节、骶髓 5 节、尾髓 1 节。脊神经的前根由运动纤维组成，后根由感觉纤维组成，每侧的前、后根在椎间孔处合并成脊神经（图 4-6）。

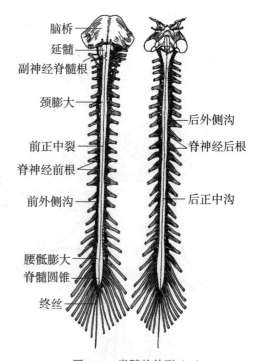

图 4-6　脊髓的外形（1）

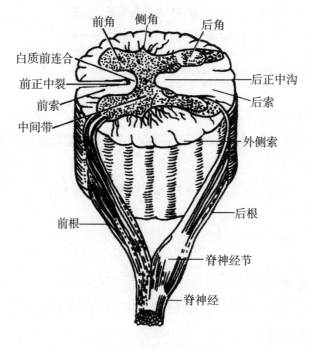

图 4-6　脊髓的外形（2）

（二）脊髓的内部结构

脊髓由灰质和白质构成。脊髓中央的纵行小管，称中央管。中央管的周围是灰质，灰质的周围是白质。（图4-7）

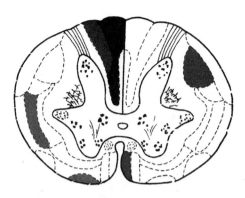

图4-7 脊髓的内部结构

1. **灰质** 在横切面上呈"H"形，纵贯脊髓全长，左右对称，灰质向前的膨大，称**前角**，内有运动神经元的胞体，其轴突组成前根，支配骨骼肌。灰质向后的膨大，称**后角**，内含联络神经元，接受由后根传入的躯体和内脏的感觉冲动。在脊髓的胸1～腰3脊髓节段，前、后角之间还有向外突出的侧角，侧角内有交感神经元的胞体；骶髓无侧角，在骶髓2～4节段的前、后角之间，有副交感神经元的胞体。交感神经元和副交感神经元的轴突加入前根，支配平滑肌、心肌和腺体。

2. **白质** 位于灰质的周围，每侧脊髓的纵沟分为三个索。后正中沟与后外侧沟之间为**后索**，后外侧沟与前外侧沟之间为**外侧索**，前外侧沟与前正中裂之间为**前索**。各索主要由上、下行神经纤维束所组成。

上行传导纤维束有**脊髓丘脑束、薄束和楔束**。脊髓丘脑束位于外侧索和前索中，它将来自对侧躯干和四肢的痛觉、温度觉、粗触觉和压觉（浅感觉）的冲动上传到脑干；薄束和楔束位于后索中，将来自同侧躯干和四肢的本体感觉和精细触觉（深感觉）的冲动上传到脑干。下行纤维束有**皮质脊髓束、红核脊髓束、前庭脊髓束及网状脊髓束**。皮质脊髓束位于外侧索和前索中，它将大脑皮质发放的冲动传到脊髓前角运动神经元，支配躯干和四肢骨骼肌的随意运动。

3. **脊髓的功能** 脊髓具有传导和反射功能。人体的躯干四肢各部感受的信息，经脊髓向上传导至脑，脑对躯干和四肢活动的控制和调节也都要经下行传导束下达到脊髓。脊髓中的灰质是反射活动低级中枢，一些简单的反射要在脊髓完成，如腱反射、腹壁反射、排尿、排便反射等。

二、脑

脑位于颅腔内，可分为脑干、小脑、间脑和端脑四部分。脑内的腔隙构成脑室系统。成年人脑的重量约为 1400g（图 4-8）。

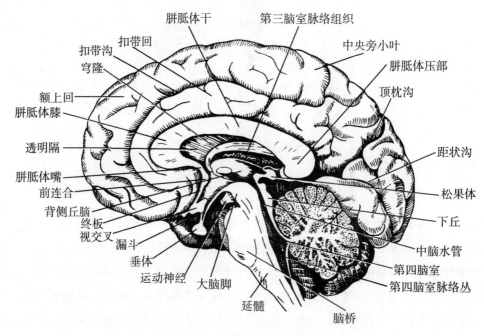

图 4-8　脑的正中矢状面

（一）脑干

脑干自上而下由中脑、脑桥和延髓三部分组成。

1. 脑干的外形

（1）腹侧面观　延髓腹面的下半部与脊髓外形相似，沿中线两旁，有一对纵行隆起，称为**锥体**，内有锥体束通过。锥体束中大部分纤维左右交叉，称为**锥体交叉**。脑桥下缘与延髓之间有一分界横沟，称为**脑桥延髓沟**。脑桥上缘与中脑相连，脑桥的腹面膨隆，膨隆部的正中有一纵行浅沟，称基底沟。其向两侧逐渐缩细，并与背侧的小脑相连。在中脑腹面有一对柱状结构，称**大脑脚**。两脚之间的凹窝，称脚间窝（图 4-9）。

（2）背侧面观　延髓背面下部后正中沟的两侧，各有两个纵行隆起，内侧的称**薄束结节**，外侧的称**楔束结节**，两者深面分别有**薄束核**和**楔束核**。延髓上部与脑桥背侧共同形成第四脑室底。中脑背侧面有两对圆形隆起，上方一对为**上丘**，是视觉反射中枢；下方一对为**下丘**，是听觉反射中枢（图 4-10）。

人的脑神经共有 12 对，其中第 3 ～ 12 对脑神经均与脑干相连。即与延髓相连是第 9 对舌咽神经、第 10 对迷走神经、第 11 对副神经和第 12 对舌下神经；与脑桥相连的是第

5 对三叉神经、第 6 对展神经、第 7 对面神经和第 8 对前庭蜗神经；与中脑相连的是第 3 对动眼神经和第 4 对滑车神经（图 4-9、图 4-10）。

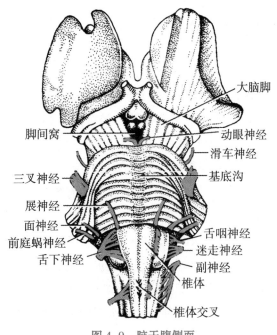

图 4-9　脑干腹侧面

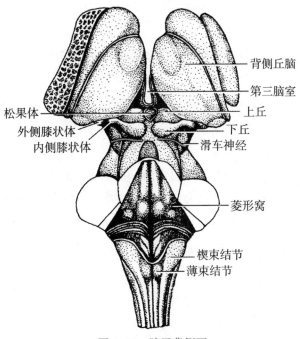

图 4-10　脑干背侧面

2. 脑干的内部结构　由灰质和白质组成。

（1）灰质　脑干中的灰质由于被纵横的纤维所贯穿，而形成团块状或柱状分散在白质中，称神经核。其中与脑神经相连的称脑神经核，名称多与其相连的脑神经名称一致。脑神经核一般多位于中脑水管和第四脑室的腹侧，按其功能可分为躯体感觉核、内脏感觉核、内脏运动核及躯体运动核。脑干内部各脑神经核的位置大致与各脑神经根在脑干附着的高低顺序相对应。第 3 ～ 4 对脑神经核位于中脑；第 5 ～ 8 对脑神经核位于脑桥；第 9 ～ 12 对脑神经核位于延髓。脑干的灰质除了脑神经核以外，还有很多与上、下行的传导束相关联的非脑神经核，如延髓中的薄束核、楔束核，是深感觉传导通路的中继核团；中脑内的红核、黑质等，对调节骨骼肌张力有重要作用。

（2）白质　脑干的白质中有重要的上行、下行传导束，多位于脑干腹侧与外侧。上行传导束有脊髓丘脑束、内侧丘系及三叉丘系等，其中脊髓丘脑束及内侧丘系将躯干和四肢的感觉神经冲动自脊髓向上经脑干、间脑传至大脑皮质，三叉丘系传导头面部浅感觉冲动；下行传导束主要有锥体束，将大脑皮质的运动冲动经间脑、脑干和脊髓传至骨骼肌。

（3）网状结构　在脑干的中央区域，神经纤维纵横交织成网，其间散布着大量的大小不一的神经核团，此种灰、白质交织区称为脑干网状结构。脑干网状结构与中枢神经系统其他各部的网状结构有着广泛联系，这种结构特征使得神经冲动在此处的传递具有广泛弥散而不确定的特点。

3. 脑干的功能

（1）传导功能　大脑皮质与小脑脊髓相互联系的上、下行神经纤维束，必须经过脑干。

（2）反射功能　脑干内有多个反射的低级中枢，如中脑内有瞳孔对光反射中枢，脑桥内有角膜反射中枢，延髓内有呼吸调节中枢和心血管活动中枢，二者又称"生命中枢"。

（3）网状结构功能　脑干网状结构有维持大脑皮质觉醒、引起睡眠、调节骨骼肌张力，以及调节内脏活动等功能。

（二）小脑

1. 小脑的位置和外形　小脑位于颅后窝内，在延髓与脑桥的背侧。小脑的两端膨大部分称为小脑半球，中间较窄的部分称为小脑蚓。在小脑半球下面，靠近小脑蚓的两侧，有一对隆起，称小脑扁桃体。根据小脑的发生、功能和纤维联系，把小脑分三叶：绒球小结叶（古小脑）、前叶（旧小脑）、后叶（新小脑）（图 4-11）。

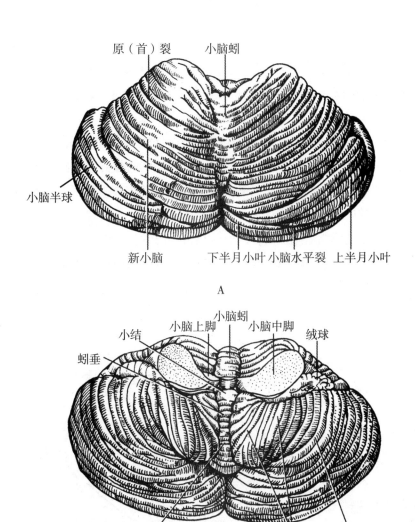

原（首）裂　小脑蚓

小脑半球

新小脑　　下半月小叶 小脑水平裂 上半月小叶

A

小脑上脚　小脑蚓　小脑中脚
小结　　　　　　　　　　　绒球
蚓垂

蚓锥体　　　　小脑扁桃体 二腹小叶

B

A. 背侧面　　　　B. 腹侧面

图 4-11　小脑外形

2. **小脑的内部结构**　小脑的内部结构与脊髓和脑干不同。小脑表层的灰质，称**小脑皮质**。深部为白质，称**小脑髓质**。髓质内含有数对灰质团块，称**小脑核**。

3. **小脑的功能**　小脑主要接受大脑、脑干和脊髓的运动信息，传出纤维也主要与各级运动中枢有关。故小脑的主要功能是参与躯体运动的调节（详见神经系统对躯体运动的调节）。

4. **第四脑室**　第四脑室是位于延髓、脑桥与小脑之间的腔隙，底即菱形窝，顶朝向小脑，向上借中脑水管与第三脑室相通，向下续于脊髓中央管，并借一个正中孔和两个外侧孔与蛛网膜下隙相通。

（三）间脑

间脑位于中脑的前上方，两大脑半球之间，大部分被大脑半球所掩盖，并与两半球紧密连接。两侧间脑之间的一狭小腔隙，称为第三脑室，向下通中脑水管，其前上方两侧借室间孔与左右大脑半球的侧脑室相通。间脑主要由背侧丘脑和下丘脑两部分组成。

1. 背侧丘脑 又称丘脑，位于间脑背侧部，为一对卵圆形的灰质块，内邻第三脑室，外邻内囊，内部被"Y"形白质纤维形成的内髓板分隔为前核群、内侧核群和外侧核群三部分。前核群与调节内脏活动有关；内侧核群对维持大脑皮质兴奋状态有重要作用；外侧核群是皮质下的感觉中枢，全身躯体浅、深感觉的纤维在上行传导过程中，均在此更换神经元，然后到达大脑皮质相应感觉区，故外侧核群为感觉传导通路的中继核（图4-12）。

丘脑后端的外下方有一对隆起，位于内侧的称内侧膝状体，与听觉传导有关；位于外侧的称为外侧膝状体，与视觉传导有关。

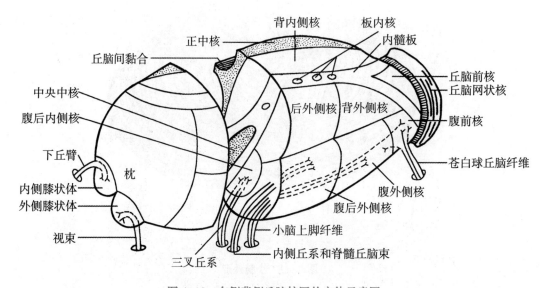

图 4-12 右侧背侧丘脑核团的立体示意图

2. 下丘脑 位于背侧丘脑的前下方，在脑底面，由前向后为视交叉、灰结节、乳头体。灰结节向下方伸出一细蒂称漏斗，漏斗下端连垂体。下丘脑中含有多个核群，重要的有视上核、室旁核，两者均属于神经内分泌性核团。视上核分泌血管升压素（又叫抗利尿激素），室旁核分泌催产素。

下丘脑不仅是调节内脏活动、内分泌腺分泌活动的皮质下中枢，并且对体温、摄食、生殖、水盐平衡、情绪反应等也有重要的调节作用。

（四）端脑

又称大脑，由左、右大脑半球组成，覆盖于间脑、中脑和小脑的上面。左、右半球之间的裂隙称为被**大脑纵裂**，裂底有连接两侧大脑半球的巨大横行纤维板，称**胼胝体**。两半球和小脑之间的裂隙，称为**大脑横裂**。

1. 大脑半球的外形　大脑半球表面凹凸不平，布满深浅不同的大脑沟。沟与沟之间的隆起称**大脑回**。每侧大脑半球可分为**上外侧面**、**内侧面**和**下面**（底面）。半球内的腔隙称侧脑室，借室间孔与第三脑室相通。每侧半球借三条沟分为五个叶（图 4-13、图 4-14）。

三条沟为：①**外侧沟**，在半球的上外侧面，自前下斜向后上方；②**中央沟**，在半球的上外侧面，起于半球上缘中点的稍后方，斜向前下方；③**顶枕沟**，位于半球内侧面后部，并转至上外侧面。

五个叶为：①**额叶**，位于外侧沟之上、中央沟之前的部分；②**顶叶**，位于中央沟和顶枕沟之间；③**枕叶**，为顶枕沟后方的部分；④**颞叶**，为外侧沟以下的部分；⑤**岛叶**，为埋藏于外侧沟底内的部分。

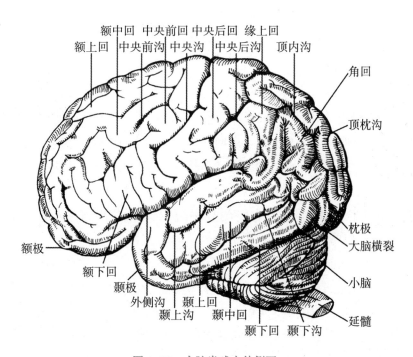

图 4-13　大脑半球上外侧面

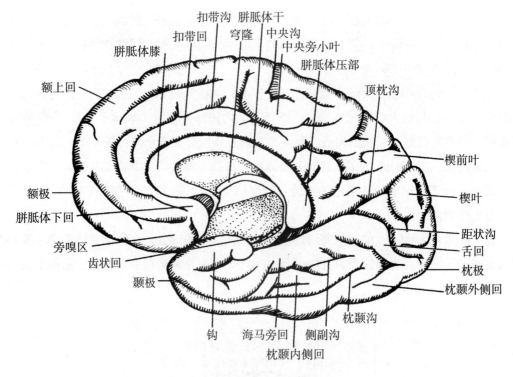

图 4-14　大脑半球内侧面

2. 大脑半球的重要沟回及功能　在半球上外侧面，紧靠中央沟前面有中央前回，紧靠中央沟后面有中央后回。中央前回、后回自半球上外侧面延续到半球内侧面的部分为中央旁小叶，分别称中央旁小叶前部和中央旁小叶后部。中央前回及中央旁小叶前部为**躯体运动中枢**，支配对侧半躯体骨骼肌的随意运动；中央后回及中央旁小叶后部为**躯体感觉中枢**，接受来自对侧半躯体的感觉。它们在皮质中的投影顺序为倒置人形，但头面部是正立的。

在半球内侧面，胼胝体上方有与之平行的扣带回，其后端变窄并弯曲向前方接连海马旁回。海马旁回的前端弯成钩状，称为钩。钩附近的皮质，是嗅觉的主要区域。扣带回、海马旁回及钩，几乎呈环形围绕于大脑与间脑交接处的边缘，故称为边缘叶。边缘叶与杏仁体、下丘脑、丘脑前核群等共同组成**边缘系统**，其功能与内脏活动、情绪和记忆有密切关系，故又称为"内脏脑"。

在颞叶的外侧沟下壁内有颞横回，为听觉中枢。在枕叶内侧面有顶枕沟和距状沟。距状沟上、下的皮质，为视觉中枢。在大脑半球额叶的下面有一椭圆形结构称嗅球，向后延续呈前后走行的纤维束，称嗅束。嗅束和嗅球与嗅觉传导有关。

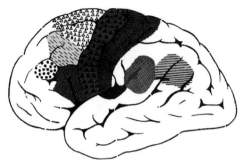
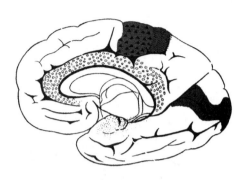

图 4-15　大脑皮质中枢（上外侧面）　　　图 4-16　大脑皮质中枢（内侧面）

3. 大脑半球的内部结构　　大脑半球表面有一层灰质称大脑皮质。大脑半球深面的白质称大脑髓质。白质内的灰质团块称基底核。左、右大脑半球内的空腔为左、右侧脑室。

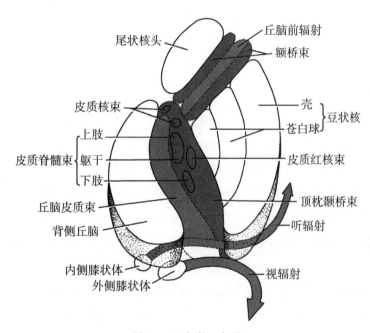

图 4-17　内囊示意图

（1）大脑皮质　　主要由大量的神经元及神经胶质所构成，据估计人类大脑皮质约有140亿个神经元。大脑半球各部皮质厚薄不一。人类大脑皮质获得高度发展，具有分析与综合的能力，成为思维活动的物质基础。

基底核在大脑半球白质中，含有尾状核、豆状核、杏仁体和屏状核等灰质核团，因靠近大脑半球底部，总称为基底核。尾状核呈马蹄形，围绕于豆状核和背侧丘脑的上方，分头、体、尾三部分,尾端连接杏仁体。豆状核位于背侧丘脑的外侧,分为内侧的苍白球和外侧的壳。豆状核和尾状核合称为纹状体,其中苍白球称为旧纹状体,尾状核和壳合称为新纹状体。纹状体的主要功能是调节肌张力和协调肌的运动。

（2）白质 位于大脑半球的白质又称大脑髓质,由大量神经纤维所构成。大脑的髓质可分三种纤维:联络纤维,是联系同侧半球各部分之间的纤维;连合纤维,是连接左右两半球皮质的纤维;投射纤维,是由联系大脑皮质和皮质下结构的上下行纤维构成。

（3）内囊 是由位于背侧丘脑、尾状核与豆状核之间的密集上、下行投射纤维形成的白质区。内囊在水平切面上呈开口向外的" > < "形,内囊前肢位于尾状核与豆状核之间,内囊后肢位于豆状核与背侧丘脑之间,内囊前、后肢相交处为内囊膝。经内囊前肢的投射纤维,主要有额桥束;经内囊膝部的投射纤维有皮质核束（皮质脑干束）;经内囊后肢的投射纤维主要有皮质脊髓束、丘脑皮质束、视辐射和听辐射等。这些投射纤维主要是背侧丘脑到大脑皮质的感觉纤维束和大脑皮质到脑干、脊髓的运动纤维束。故一侧内囊损害,可出现"三偏综合征",即对侧半身的感觉障碍（偏身感觉障碍）、对侧半身随意运动障碍（偏瘫）、双眼对侧半视野偏盲（图4-17）。

三、脑和脊髓的被膜、血管及脑脊液的产生和循环

（一）脑和脊髓的被膜

脑和脊髓的被膜共有三层,由外向内依次为硬膜、蛛网膜和软膜。硬膜由致密结缔组织构成,厚而坚韧;蛛网膜由纤细结缔组织构成,薄而透明,无血管和神经;软膜为薄层结缔组织,富含血管。它们有支持、保护脑和脊髓的作用。

1. 脊髓的被膜 包在脊髓表面的为硬脊膜、蛛网膜和软脊膜。硬脊膜与椎管骨膜之间的狭窄腔隙为硬膜外隙,内有脊神经根、疏松结缔组织、脂肪、淋巴管和静脉丛等。隙内略呈负压。临床上行硬膜外麻醉即将麻醉药物注入此隙,阻滞脊神经根的兴奋传导。蛛网膜与软膜之间的间隙称蛛网膜下隙,内有大量透明的脑脊液（图4-18）。

2. 脑的被膜 包在脑表面的为硬脑膜、蛛网膜、软脑膜。硬脑膜由两层合成,外层即颅骨内骨膜,与颅盖骨连接疏松,易于分离,故硬脑膜血管损伤时,可在硬脑膜与颅骨之间形成硬膜外血肿。硬脑膜在颅底处则与颅骨结合紧密,故颅底骨折时,易将硬脑膜与脑蛛网膜同时撕裂,使脑脊液外漏。硬脑膜内层折叠伸入脑的各裂隙中,伸入在两大脑半球之间形成大脑镰,伸入在大脑与小脑之间形成小脑幕。硬脑膜在某些部位两层分开,内面衬以内皮细胞,构成硬脑膜窦,汇集脑的静脉血,最后汇入颈内静脉。重要的硬脑膜窦有:上矢状窦、下矢状窦、直窦、横窦、窦汇、乙状窦、海绵窦等。脑蛛网膜在上矢状窦内呈颗粒状突入窦内,称蛛网膜粒。脑脊液通过这些颗粒渗入硬脑膜窦内,回流入静脉（图4-19）。

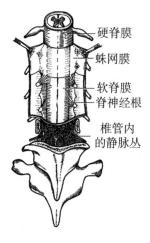

图 4-18　脊髓的被膜

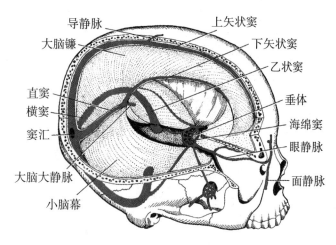

图 4-19　硬脑膜与硬脑膜窦

（二）脑和脊髓血管

1. 脊髓的血管　①动脉主要来自椎动脉，该动脉发出脊髓前、后动脉，与肋间后、腰动脉发出的分支吻合，并在脊髓表面形成网，由血管网发出分支营养脊髓；②静脉与动脉伴行，大多数注入硬膜外隙的椎静脉丛。

2. 脑的血管　①动脉主要来自颈内动脉和椎动脉。颈内动脉起自颈总动脉，入颅后分出大脑前动脉和大脑中动脉，分布于大脑半球前 2/3 和部分间脑，其中大脑中动脉在起始处还发出中央支垂直向上穿脑实质，分布于内囊、基底核和间脑等结构，供应内囊的中央支易破裂出血（脑溢血）；椎动脉自锁骨下动脉发出后经枕骨大孔入颅，在脑桥下缘左、右椎动脉合成一条基底动脉后上行，至脑桥上缘发出左、右大脑后动脉，这些动脉沿途分支，分布于大脑半球的后 1/3 区、间脑后部、脑干和小脑等；颈内动脉与椎动脉借交通支彼此吻合形成大脑动脉环；②静脉不与动脉伴行，可分浅、深两组，浅静脉汇入邻近的硬脑膜窦，深静脉汇入一条大静脉，注入直窦。

（三）脑脊液循环

脑脊液是充满在脑室系统、蛛网膜下隙和脊髓中央管内的无色透明液体。脑脊液可以缓冲震动，保护脑和脊髓；运送营养物质，并带走代谢产物；还有维持正常颅内压的作用。

成人脑脊液总量约为 150mL，处于不断产生和回流的动态平衡中。其循环途径如下：脑脊液主要由各脑室内的脉络丛产生，由侧脑室脉络丛产生的脑脊液经室间孔流至第三脑室，与第三脑室脉络丛产生的脑脊液一起，经中脑水管流入第四脑室，再汇合第四脑室脉络丛产生的脑脊液一起经第四脑室正中孔和两个外侧孔流入蛛网膜下隙，然后再沿蛛网膜下隙流向大脑背面，经蛛网膜粒渗透到硬脑膜窦（主要是上矢状窦）内，汇入颈内静脉（图 4-20）。

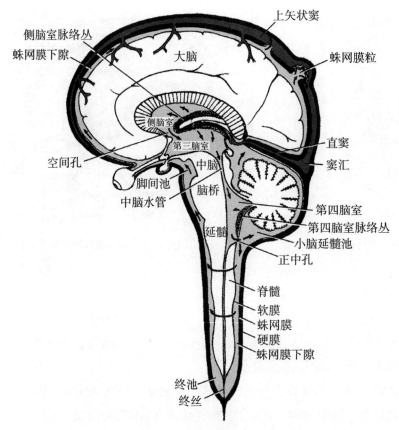

图 4-20　脑脊液循环模式图

（四）血脑屏障

在中枢神经系统内，毛细血管内的血液与脑组织之间具有一层选择通透性作用的结构，称为血脑屏障。脑毛细血管内皮、毛细血管基膜及神经胶质膜等是构成血脑屏障的结构基础。血脑屏障可以阻止多种物质进入脑，但营养物质和代谢产物可顺利通过，以维持脑部神经细胞内环境的相对稳定。

第三节　周围神经系统

一、脊神经

脊神经共 31 对，包括颈神经 8 对、胸神经 12 对、腰神经 5 对、骶神经 5 对、尾神经 1 对。每对脊神经都由脊神经前根和后根在椎间孔处合并而成。前根含运动神经纤维，发自脊髓前角；后根含有感觉神经纤维，发自脊神经节。所以脊神经是含有运动和感觉两种神经纤维的混合性神经。脊神经出椎间孔后就分为细小的后支和较粗大的前支。后支主要分布于项、背、腰、骶部的深层肌和皮肤。前支主要分布于颈、胸、腹、四肢的肌和皮肤。前支除胸神经前支外，均相互交织形成神经丛，有颈丛、臂丛、腰丛和骶丛（图 4-21）。

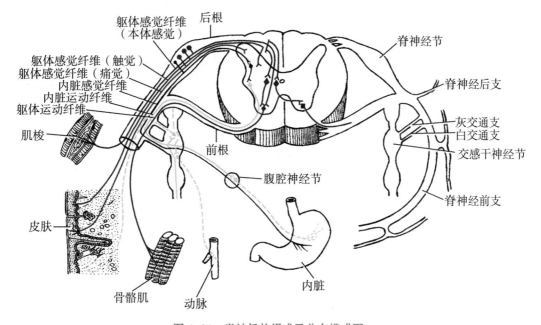

图 4-21　脊神经的组成及分布模式图

1. **颈丛**　由第 1～4 颈神经的前支组成。位于胸锁乳头肌的深面。其分支布于枕部，耳廓、颈前部及肩部的皮肤和部分颈肌。颈丛中重要分支是膈神经，为混合性神经，其运动纤维支配膈肌，感觉纤维分布于胸膜、心包和膈下面的腹膜及胆囊。

2. **臂丛**　由第 5～8 颈神经的前支和第 1 胸神经前支的大部分纤维组成。经锁骨后方进入腋窝。主要分支有肌皮神经、正中神经、尺神经、桡神经、腋神经等。分布于上肢的皮肤、肌及胸、背的浅肌群。

3. **胸神经前支**　胸神经前支不形成丛。上 11 对胸神经的前支走行于肋间隙内，称肋间神经，最下一对为肋下神经。胸神经前支分布于胸、腹壁的肌及皮肤，有明显的节段性分布。

4. **腰丛**　由第 12 胸神经前支一部分及第 1～3 腰神经前支和第 4 腰神经前支一部分组成。位于腰大肌的深面。其分支主要分布到腹壁下部，大腿前内侧的肌、皮肤。重要分支为股神经，支配大腿前肌群及大腿前面与小腿内侧的皮肤。

5. **骶丛**　由第 4～5 腰神经的前支，全部骶神经和尾神经前支组成。位于盆腔侧壁。分支分布于盆壁和会阴、臀部、小腿及足的肌和皮肤。重要分支为坐骨神经，是人体最粗大的神经，在臀大肌深面由盆腔穿出后，分布于大腿后肌群及后面皮肤，在腘窝上方分为胫神经和腓总神经。胫神经在小腿三头肌深面下行，其分支分布于小腿后面及足底的肌肉和皮肤。腓总神经向外侧绕过腓骨上端至小腿前外侧面，分支分布于小腿前外侧及足背的皮肤和肌。

二、脑神经

脑神经是连于脑的神经，共 12 对，它们的顺序名称是：Ⅰ嗅神经、Ⅱ视神经、Ⅲ动眼神经、Ⅳ滑车神经、Ⅴ三叉神经、Ⅵ展神经、Ⅶ面神经、Ⅷ前庭蜗神经、Ⅸ舌咽神经、Ⅹ迷走神经、Ⅺ副神经、Ⅻ舌下神经（图 4-22）。

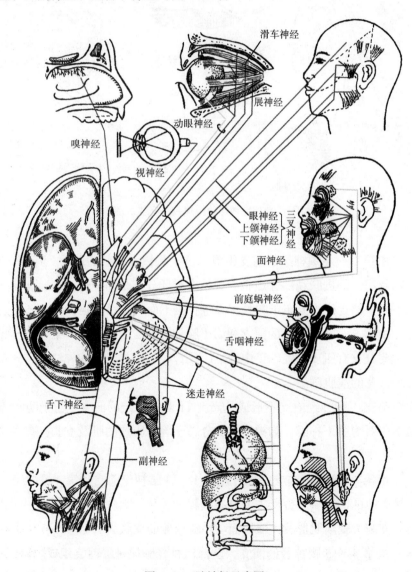

图 4-22 脑神经示意图

脑神经按神经的纤维成分划分，第Ⅰ、Ⅱ、Ⅷ对脑神经为感觉性神经；第Ⅲ、Ⅳ、Ⅵ、Ⅺ、Ⅻ对为运动神经；第Ⅴ、Ⅶ、Ⅸ、Ⅹ对为混合性神经；第Ⅲ、Ⅶ、Ⅸ、Ⅹ含有副交感纤维，脑神经主要分布于头面部，其中第Ⅹ对还分布到胸腹腔脏器。脑神经的运动纤维发自脑干的运动性的脑神经核；感觉纤维由脑神经节发出，内有假单极神经元，其中枢突走向脑干内的感觉性脑神经核，周围突沿脑神经走至所分布的感受器；而副交感纤维则由内脏性神经的副交感核发出。12对脑神经的分布及主要功能见表4-1。

表4-1 脑神经一览表

名称	性质	核的位置	连接的脑部	分布及功能
嗅神经（Ⅰ）	感觉	大脑半球	端脑	鼻腔上部黏膜；传导嗅觉冲动
视神经（Ⅱ）	感觉	间脑	间脑	视网膜；传导视觉冲动
动眼神经（Ⅲ）	运动	中脑上丘	中脑	支配眼球的提上睑肌、上直肌、下直肌、内直肌和下斜肌的运动；瞳孔括约肌使瞳孔缩小；睫状肌调节晶状体曲度
滑车神经（Ⅳ）	运动	中脑下丘	中脑	支配眼上斜肌使眼球转向下外方
三叉神经（Ⅴ）	混合	脑桥中部	脑桥	支配咀嚼肌运动；管理面部皮肤、上颌黏膜、牙龈、角膜等的浅感觉、舌前2/3一般感觉
外展神经（Ⅵ）	运动	脑桥中下部	脑桥	支配眼外直肌收缩使眼球外转
面神经（Ⅶ）	混合	脑桥中下部	脑桥	支配面部表情肌运动；舌前2/3黏膜的味觉；泪腺、下颌下腺、舌下腺的分泌
位听神经（Ⅷ）	感觉	脑桥及延髓	延髓、脑桥	管理内耳蜗管螺旋器的听觉；椭圆囊斑、球囊斑及三个壶腹嵴的平衡功能
舌咽神经（Ⅸ）	混合	延髓	延髓	支配咽肌运动；管理咽部感觉、舌后1/3味觉和一般感觉、颈动脉窦和颈动脉小体的感觉
迷走神经（Ⅹ）	混合	延髓	延髓	支配咽喉肌运动；管理咽喉部感觉；支配心肌、支气管平滑肌、横结肠左曲以上消化道平滑肌的运动和消化腺体分泌
副神经（Ⅺ）	运动	延髓	延髓	支配胸锁乳突肌、斜方肌的运动
舌下神经（Ⅻ）	运动	延髓	延髓	支配舌肌的运动

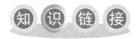

三叉神经痛

三叉神经痛就是大家所说的"脸痛"，出现这种症状是很容易与牙痛相混淆的，一般发生在面部。它是一种比较常见的神经内、外科病。这种病大多数在

40 岁以后起病，而且一般多发病于中老年朋友，女性朋友较多。这种病的特点是：在人体的头面部三叉神经分布区域内，发病骤发，闪电样、烧灼样、难以忍受的剧烈性疼痛。

三、内脏神经

内脏神经和躯体神经一样，按性质可分为内脏运动神经和内脏感觉神经两种。内脏运动神经又称自主神经系统，依其分布范围的不同又可分为交感神经和副交感神经，支配平滑肌、心肌的运动和腺体的分泌。内脏感觉神经分布于内脏和心血管壁的内感受器。

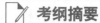
考纲摘要

比较交感神经系统和副交感神经系统

（一）内脏运动神经

1. **内脏运动神经的特点**　内脏运动神经和躯体运动神经相比有以下特点：

（1）躯体运动神经分布于骨骼肌，受意识支配。而内脏运动神经分布于平滑肌、心肌和腺体，在一定程度上不受意识的支配。

（2）躯体运动神经自脑干或脊髓发出后，不交换神经元直接到达骨骼肌。而内脏运动神经自脑干或脊髓发出后，到达所支配的器官前，必须在自主神经的神经节内更换神经元，即需要两个以上神经元。第一个神经元（胞体）位于脑干或脊髓内，它发出的轴突，称节前纤维，第二个神经元（胞体）位于内脏运动神经节内，它发出的轴突，称节后纤维。

（3）躯体运动神经只有一种纤维成分，而内脏运动神经则有交感和副交感两种纤维成分，并且大多支配同一器官。其节后纤维多攀附于血管和内脏器官形成内脏神经丛，由丛上发出分支支配效应器。

2. **交感神经**　交感神经的低级中枢位于脊髓胸 1 至腰 3 节段的灰质侧角内。交感神经的周围部包括交感神经节和交感神经节前、节后纤维（图 4-23）。

（1）**交感神经节**　交感神经节因位置不同，分为椎旁节和椎前节。椎旁节位于脊柱两侧，每侧 22 ～ 24 个，借节间支连成左、右交感干。交感干借交通支与相应的脊神经相连，交通支内有节前、节后纤维通过。椎前节位于脊柱前方，有腹腔神经节、主动脉肾神经节、肠系膜上神经节及肠系膜下神经节，分别位于同名动脉根部附近。

（2）**交感神经节前纤维**　有三种走向：①终于相应的椎旁节；②在交感干内上升或下降数个节，后终止于远距离的椎旁节；③穿过椎旁节，终止于椎前节。

（3）**交感神经节后纤维**　有三种走向：①返回脊神经，随脊神经分布到躯干和四肢的血管、汗腺和竖毛肌；②缠绕动脉构成同名神经丛，并随动脉的分支分布于支配器官；③独立走行，即由神经节直接发出分支到达所支配的器官。

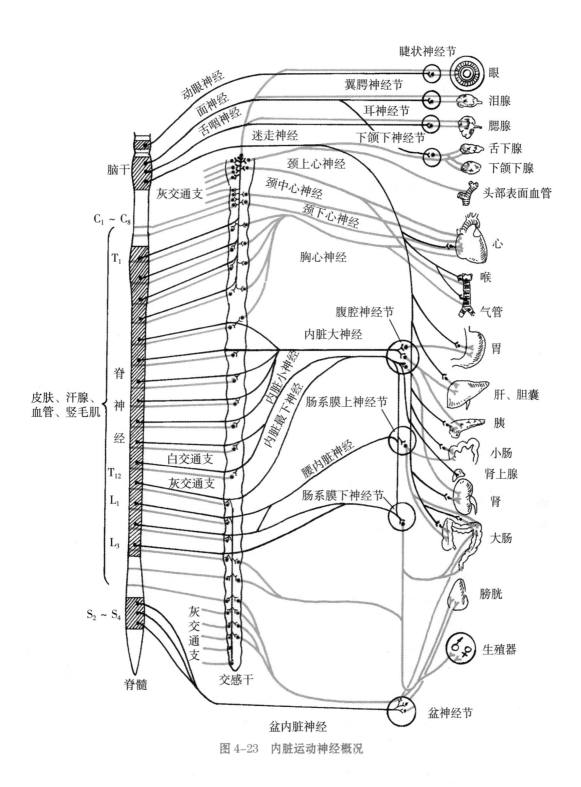

图 4-23 内脏运动神经概况

　　3. 副交感神经　　副交感神经低级中枢起源于脑干的第Ⅲ、Ⅶ、Ⅸ、Ⅹ对脑神经副交感运动核和骶髓第 2～4 节的骶部副交感核（相当于脊髓灰质侧角部位）。节前纤维起自这些核的神经元；节后神经元胞体，多位于所支配器官的附近（器官内节）或器官壁内（器官旁节）（图4-23）。

（1）颅部副交感神经 从脑干内副交感核所发出的节前纤维，分别随第Ⅲ、Ⅶ、Ⅸ、Ⅹ四对脑神经走，行至所支配器官附近或壁内的副交感神经节，在节内更换神经元后，节后纤维分布于所支配的器官。

（2）骶部副交感神经 从骶段2～4节的骶部副交感核发出的节前纤维，随骶神经前根行走，出骶前孔后，离开骶神经，组成盆内脏神经。盆内脏神经的纤维到达它所支配器官的附近或器官壁内的副交感神经节，在节内交换神经元后，节后纤维支配结肠左曲以下消化管、盆腔脏器和外生殖器。

4. 交感神经和副交感神经的结构及功能特征比较

（1）中枢起源不同 交感神经的低级中枢位于脊髓胸1至腰3节段的灰质侧角内；副交感神经低级中枢位于脑干Ⅲ、Ⅶ、Ⅸ、Ⅹ对脑神经副交感运动核和骶髓第2～4节的骶部副交感核（相当于脊髓灰质侧角部位）。

（2）内脏神经节的位置不同 交感神经节位于脊柱的两旁和脊柱的前方；副交感神经节则位于所支配器官的附近或器官壁内。

（3）节前纤维与节后纤维的比较 交感神经节前纤维短，节后纤维长；副交感神经则节前纤维长，节后纤维短。

（4）分布范围 交感神经分布范围广，一般认为除分布于胸、腹、盆腔器官外，还遍布头、颈器官，全身的血管、皮肤的汗腺和竖毛肌；副交感神经不及交感神经分布范围广，一般认为大部分血管、汗腺和竖毛肌、肾上腺髓质等无副交感神经分布。其余器官都接受双重神经（即交感神经和副交感神经）的支配。

（5）功能相互拮抗并与所支配效应器的功能状态有关 交感神经和副交感神经作用于同一器官时，其功能往往是相互拮抗，而这种相互拮抗作用是既对立又统一，使该器官的功能适应不同条件下的需要。例如，刺激交感神经可抑制未孕子宫的运动，而对有孕子宫的运动却有加强作用；又例如，胃幽门处于收缩状态时，刺激迷走神经可使胃幽门舒张，而处于舒张状态时刺激迷走神经反而使胃幽门收缩。

（6）紧张性作用 交感神经和副交感神经对所支配的器官持续发放低频神经冲动，使效应器官经常维持一定的活动状态，这种现象即称为紧张性作用。在动物实验中，切断心迷走神经时，心率即明显加快；切断心交感神经时，心率则减慢。

（二）内脏感觉神经

内脏器官除有由交感和副交感神经支配外，还有丰富的感觉神经分布。内脏感觉冲动进入中枢后，经过一定途经传至背侧丘脑及大脑皮质，但确切的通路尚不十分清楚。内脏感觉神经传入的信息经中枢整合后，通过自主神经系统（内脏运动神经）的调节，来影响内脏、心血管和腺体等器官的活动。

第四节　神经系统的感觉功能

由感受器将神经冲动传导到大脑皮质（或其他高位中枢）的通路，称感觉（上行）传导通路；将大脑皮质发出的神经冲动，传至骨骼肌的通路，称运动（下行）传导通路。这些传导通路通常由两个以上神经元组成。每条传导通路传导特定的神经冲动。

一、感觉传导通路

（一）躯体、四肢浅感觉传导通路

浅感觉指皮肤和黏膜的痛觉、温度觉、触（粗）觉、压觉等感觉。浅感觉传导通路由三级神经元组成（图 4-24）。

考纲摘要
躯干与四肢浅感觉传导通路

第 1 级神经元位于脊神经节内，其周围突随脊神经分布于皮肤和黏膜内的相应感受器，中枢突经脊神经后根入脊髓，上升 1～2 脊髓节段后进入脊髓灰质后角更换神经元。

第 2 级神经元在脊髓灰质后角中，它发出的纤维交叉到对侧，在脊髓白质外侧索和前索内上行，构成脊髓丘脑束，向上经脑干到背侧丘脑的腹后外侧核。

第 3 级神经元的胞体在背侧丘脑的腹后外侧核，其发出的纤维组成丘脑皮质束，经内囊后肢投射到大脑皮质中央后回的上 2/3 部及中央旁小叶的后部。

（二）躯体、四肢深感觉（本体感觉）传导通路

深感觉是指肌、腱、关节的位置觉、运动觉和振动觉及皮肤的精细触觉（是指能辨别物体纹理、两点间距离的感觉等）。也是由三级神经元所组成（图 4-25）。

第 1 级神经元的胞体位于脊神经节内，其周围突随脊神经分布于躯干和四肢的肌、腱、关节等处的相应感受器，中枢突经脊神经后根进入脊髓后索，来自第 5 胸节段以下纤维形成薄束，来自第 4 胸节段以上纤维形成楔束，上升至延髓。

第 2 级神经元胞体位于延髓的薄束核和楔束核，发出的纤维左右交叉到对侧，构成内侧丘系，向上经脑桥、中脑到背侧丘脑的腹后外侧核。

第 3 级神经元胞体位于背侧丘脑腹后外侧核，其发出的纤维组成丘脑皮质束，经内囊后肢投射到大脑皮质中央后回的上 2/3 部及中央旁小叶的后部。

（三）头面部的浅感觉传导通路

分布到头面部的感觉神经主要是三叉神经，也是由三级神经元组成。

第 1 级神经元位于三叉神经节内，其周围突组成三叉神经并经三大分支分布于头面部相应的感受器，中枢突组成三叉神经感觉根入脑干内三叉神经感觉核群。

第 2 级神经元是脑干内三叉神经感觉核群，发出的纤维交叉到对侧，组成三叉丘系上行到背侧丘脑腹后内侧核。

第 3 级神经元胞体在背侧丘脑的腹后内侧核，发出的纤维经内囊后肢投射到大脑皮质中央后回的下 1/3 部。

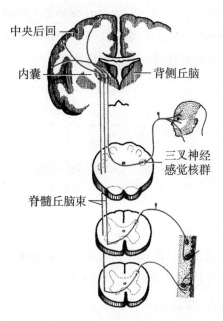

图 4-24　痛、温度觉和粗触觉传导通路

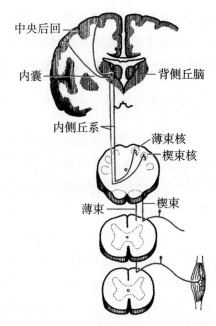

图 4-25　本体感觉和精细触觉传导通路

二、感觉投射系统

感觉是客观事物在人脑中的主观反映。感觉的形成首先要通过各种感受器接受内外环境的刺激，并转化为神经冲动经特定的传导通路上行传至大脑皮质相应部位，引起相应的感觉。

经典的感觉传导通路由相接替的三级神经元构成。丘脑是感觉传导的接替站，也能对感觉进行粗略的分析和综合。各种感觉（除嗅觉外）的传导通路均在丘脑内更换神经元，然后投射到大脑皮质不同区域。根据丘脑各部分核团向大脑皮质投射特征的不同，可将丘脑向大脑皮质的感觉投射系统分为特异投射系统和非特异投射系统两大系统。

（一）特异投射系统

人体除嗅觉外，各种特定的感觉经专一的传导通路上传至丘脑，在丘脑的感觉接替核换元后，发出纤维点对点投射到大脑皮质的特定感觉区，产生特定感觉，称为特异投射系统（specific projection system）。这种特定感觉的传导通路换元少，投射纤维终止于皮层的第四层神经细胞。其主要功能是引起特定的感觉，并激发大脑皮质发出传出冲动（图 4-26）。

丘脑的联络核发出的纤维也与大脑皮质具有特定投射关系，也属于特异投射系统，但它不引起特定的感觉，主要参与感觉功能的联系与协调。

（二）非特异投射系统

经典感觉传导通路的第 2 级神经元的轴突上行通过脑干时，发出侧支与脑干网状结构的神经元发生多突触联系，在脑干网状结构内反复换元后，上行抵达丘脑中线的髓板内核群，最后弥散地投射到大脑皮质广泛区域，称为**非特异投射系统**（nonspecific projection system）。这一投射系统是不同感觉的共同上行通路，与大脑皮质之间不具有点对点的关系，从而丧失了专一的感觉传导功能。该系统的上行纤维进入皮层后分布于各层内，以游离末梢的形式与皮层神经元的树突构成广泛的突触联系，起维持和改变大脑皮质兴奋状态的作用，因而称之为脑干网状结构上行激动系统（图 4-26）。

脑干网状结构上行激动系统是多突触接替的上行传导系统，因此易受药物及环境变化的影响而发生传导阻滞。例如，巴比妥类药物可能就是由于通过阻断上行激动系统的传导而起催眠作用的；一些全身麻醉药（如乙醚）也是通过抑制上行激动系统和大脑皮质的活动而发挥麻醉作用的；而用电流刺激此处，可唤醒动物；若此处受损，则导致动物可发生昏睡。

> **考纲摘要**
>
> 比较特异投射系统与非特异投射系统

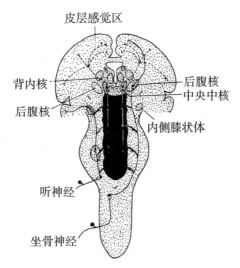

实线代表特异投射系统　　虚线代表非特异投射系统

图 4-26　感觉投射系统示意图

三、大脑皮质的感觉分析功能

人类大脑皮质是产生感觉的最高级中枢。各种感觉冲动上传到大脑皮质，通过大脑皮质的精细分析与综合，产生特定的感觉。不同性质的感觉在大脑皮质有不同的代表区。

（一）体表感觉区

全身体表感觉在大脑皮质的投射区主要位于中央后回，又称第一体表感觉区。其投射规律有：①左右交叉，即一侧体表的感觉传入投射到对侧大脑皮质中央后回的相应区域，但头面部感觉的投射是双侧性的；②上下倒置，即下肢的感觉区在顶部，上肢感觉区在中间，头面部感觉区在底部，但头面部感觉区的内部分布仍是正立的；③区敏正比，即投射区的大小与不同体表部位的感觉灵敏程度呈正比，感觉灵敏度高的如拇指、食指和唇的感觉投射区较大，而躯干的感觉投射区却较小（图4-27）。

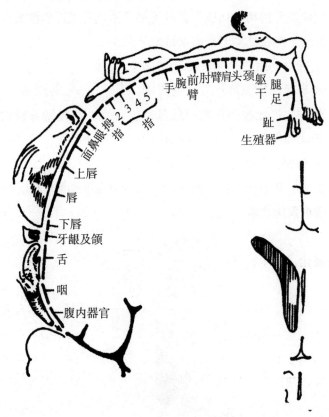

图4-27 大脑皮质的感觉区

人脑在中央前回与岛叶之间还有第二体表感觉区。全身体表感觉在此区的投射是正立的，而且投射具有双侧性。此区仅能对感觉信息作比较粗糙的分析。

（二）本体感觉区

本体感觉是指肌肉、关节等的运动觉，其投射区主要在中央前回。

（三）内脏感觉区

内脏感觉的投射区在第一、第二感觉区、运动辅助区和边缘系统等部位，与体表感觉投射区有较多的重叠。

（四）视觉区

视觉投射区位于枕叶距状沟的上、下皮质。左侧枕叶皮质接受左眼颞侧和右眼鼻侧视网膜传入纤维的投射；右侧枕叶接受右眼颞侧与左眼鼻侧视网膜传入纤维的投射。

（五）听觉区

听觉投射区位于颞叶的颞横回和颞上回。听觉的投射具有双侧性，即一侧听觉区接受双侧耳蜗听觉感受器传来的冲动。

（六）嗅觉区与味觉区

嗅觉在大脑皮质的投射区位于边缘叶的前底部（包括梨状区皮质的前部、杏仁核的一部分）。味觉投射区在中央后回头面部感觉区的下侧。

四、痛觉

痛觉是机体受到伤害性刺激时所产生的一种复杂感觉，常伴有不愉快的情绪活动和防御反应，包括躯体反应和自主神经反应，因而具有保护意义及警示作用。痛觉是许多疾病的一种症状，因此认识痛觉的产生及其规律具有重要的临床意义。

（一）痛觉感受器及其刺激

痛觉感受器是游离神经末梢。当各种刺激达到一定强度造成组织损伤时，局部组织就会释放出某些致痛物质，如 K^+、H^+、组胺、5-羟色胺、缓激肽等，这些致痛物质可使游离神经末梢发生去极化，产生神经冲动，传入中枢引起痛觉。其中枢机制尚未完全阐明。

（二）皮肤痛觉

当伤害性刺激作用于皮肤时，可先后出现快痛与慢痛两种性质的痛觉。快痛是一种定位清楚而尖锐的刺痛，在刺激时很快发生，撤除刺激后又很快消失；慢痛是一种定位不明确的烧灼痛，于刺激作用 0.5～1.0s 后产生，持续时间较长，并伴有心率加快、血压升高及呼吸和情绪等方面的变化。在外伤时，这两种痛觉相继出现，不易明确区分，但皮肤炎症时，常以慢痛为主。深部组织（如骨膜、关节、肌腱、韧带和肌肉等）的痛和内脏痛，一般也表现为慢痛。

（三）内脏痛与牵涉痛

内脏痛指内脏器官受到伤害性刺激时产生的疼痛感觉。内脏痛与皮肤痛比较，有以下特点：①定位不精确，对刺激的分辨能力差，常伴有明显的内脏神经活动变化，情绪反应强烈；②缓慢、持续，即主要表现为慢痛；③对切割、烧灼等刺激不敏感，对机械牵拉、缺血、痉挛、炎症与化学刺激敏感；④常伴有牵涉痛。

 考纲摘要

内脏痛的特点及牵涉痛的常见部位

牵涉痛是指某些内脏疾患引起体表特定部位发生疼痛或痛觉过敏的现象。了解牵涉痛的部位、性质和时间等规律对某些疾病诊断有重要参考价值。例如，心肌缺血可引起心前区、左肩和左上臂尺侧疼痛；阑尾炎早期发生腹上区或脐周痛等。

表4-2 常见内脏疾病牵涉痛的部位和压痛区

患病器官	心（绞痛）	胃（溃疡）、胰（腺炎）	肝（病）、胆囊（炎）	肾（结石）	阑尾（炎）
体表疼痛部位	心前区、左臂尺侧	左上腹、肩胛间	右肩胛	腹股沟区	上腹部、脐区

第五节　神经系统对躯体运动的调节

一、运动传导通路

运动传导通路包括锥体系和锥体外系。

（一）锥体系

锥体系是管理骨骼肌的随意运动的传导通路，主要有上、下两级运动神经元。

上运动神经元主要位于大脑皮质中央前回和中央旁小叶前部，其轴突组成下行的锥体束。终止于脑神经运动核的纤维称皮质核（脑干）束；终止于脊髓前角运动神经元的纤维称皮质脊髓束（图4-28）。

下运动神经元位于脑干的脑神经运动核或脊髓前角运动细胞，发出的轴突分别组成脑神经和脊神经的躯体运动纤维。

1. 皮质核（脑干）束　上运动神经元主要是中央前回下 1/3 部锥体细胞，其发出的纤维经内囊下行到脑干，分别终于双侧的脑神经躯体运动核，但面神经核的下部（支配睑裂以下面肌的核群）和舌下神经核，只接受对侧皮质核（脑干）束的纤维。脑神经躯体运动核的神经元，即下运动神经元，其发出的纤维组成脑神经的躯体运动纤维，支配头面部的骨骼肌。

2. 皮质脊髓束　上运动神经元主要是中央前回上 2/3 部和中央旁小叶前部的锥体细胞，发出的纤维经内囊、中脑、脑桥，至延髓形成锥体束。在锥体的下端大部分纤维左、右交叉形成锥体交叉。交叉后的纤维沿脊髓侧索下降，称皮质脊髓侧束，纤维沿途止于脊髓各节段的前角运动神经元（下运动神经元）。在延髓未交叉的纤维，沿同侧的前索下降，称皮质脊髓前束，它逐节交叉终于对侧脊髓颈、胸节段的前角运动神经元。下运动神经元所发出的纤维随脊神经，支配躯干、四肢骨骼肌的随意运动。

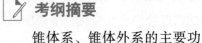

考纲摘要

锥体系、锥体外系的主要功能。

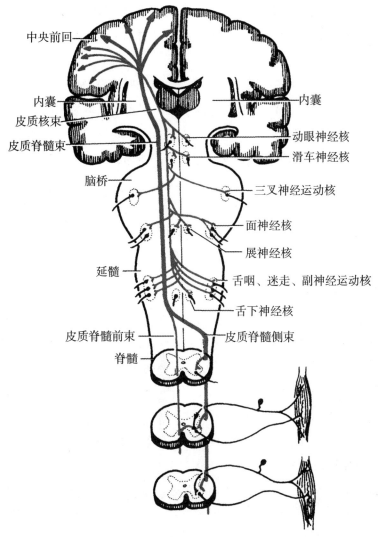

中央前回

内囊
皮质核束
皮质脊髓束

内囊

动眼神经核
滑车神经核

脑桥

三叉神经运动核

面神经核

展神经核

延髓

舌咽、迷走、副神经运动核

舌下神经核

皮质脊髓前束
脊髓

皮质脊髓侧束

图 4-28　皮质核束　皮质脊髓束

（二）锥体外系

锥体外系是锥体系以外的控制骨骼肌运动的下行传导通路。锥体外系的纤维起自大脑皮质，在下行过程中与纹状体、红核、黑质、小脑、脑干网状结构等发生广泛联系，并经多次换神经元后，到达脊髓前角或脑神经躯体运动核与下运动神经元发生突触联系。其主要功能是调节肌张力，协调肌群活动，维持或调整姿势以协助锥体系完成精细的随意运动。

二、脊髓的躯体运动功能

躯体运动是以骨骼肌的收缩和舒张活动为基础的生命活动，是人类生活和从事劳动的重要手段。各种躯体随意运动往往都是由多个肌群相互协调和配合完成的，而这种协调与配合则是在锥体系和锥体外系的参与下进行的，从脊髓上至大脑皮质的各级躯体运动中枢都发挥着重要作用。

脊髓是躯体运动最基本的反射中枢，可以完成一些比较简单的反射活动。可以观察到的反射有牵张反射、屈肌反射、对侧伸肌反射等，以牵张反射为例讲述。

（一）牵张反射

骨骼肌受到外力牵拉而伸长时，受牵拉的同一肌肉会产生反射性收缩，此种反射称为**牵张反射**（stretch reflex）。

1. 牵张反射的反射弧 其显著特点是感受器和效应器都在同一块肌肉中。其中感受器是肌梭和腱器官，效应器是受牵拉刺激的肌纤维，基本反射中枢在脊髓（图4-29）。

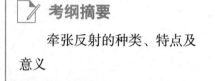

考纲摘要

牵张反射的种类、特点及意义

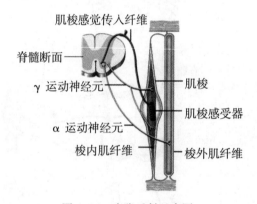

图 4-29　牵张反射示意图

能感受肌长度变化的感受器是肌肉中的肌梭。肌梭呈梭形，其外面有一层结缔组织膜，膜内有 6～12 条特殊的梭内肌纤维；肌梭膜外为梭外肌纤维（骨骼肌纤维）。梭内肌纤维的中间部分是长度感受装置，两端是收缩成分。肌梭与梭外肌纤维平行并联排列。

脊髓灰质前角有大量的运动神经元，即 α 和 γ 运动神经元。γ 运动神经元支配梭内肌，兴奋时引起梭内肌纤维收缩，调节肌梭对牵拉刺激的敏感性，控制肌梭传入冲动的发放。α 运动神经元支配梭外肌，兴奋时引起梭外肌纤维收缩。其轴突末梢有许多分支，每一分支支配一条肌纤维。一个 α 运动神经元兴奋可引起它所支配的全部肌纤维兴奋，称为一个运动单位。α 运动神经元是中枢神经系统调节骨骼肌活动的"最后公路"。

当肌梭受牵拉刺激时，长度感受装置兴奋产生神经冲动，沿感觉神经传入脊髓，导致 α 运动神经元兴奋，支配被牵拉的肌肉（梭外肌纤维）收缩，从而完成牵张反射；γ 运动神经元兴奋引起梭内肌纤维收缩，可提高肌梭感受器的敏感性，从而加强牵张反射。

2.牵张反射的类型 牵张反射有两种类型：腱反射和肌紧张。

（1）腱反射 快速牵拉肌腱时引起的牵张反射称为腱反射。它表现为被牵拉肌肉迅速而明显地缩短。临床上常通过检查腱反射来了解神经系统的功能状况。如果腱反射减弱或消失，常提示反射弧的某个部分有损伤；而腱反射亢进，则说明控制脊髓的高级中枢作用减弱，可能是高级中枢有病变的指征。

（2）肌紧张 缓慢而持续牵拉肌腱所引起的牵张反射称为肌紧张。它表现为骨骼肌缓慢而持续地收缩，以阻止被拉长。人体的肌紧张主要表现在伸肌，其生理意义在于维持一定的躯体姿势，尤其是维持站立姿势。肌紧张反射弧的任何部分如果破坏，可出现肌张力的减弱或消失，表现为肌肉松弛，这时身体的正常姿势也就无法维持。

（二）脊休克

当脊髓与高位脑中枢之间突然离断后，断面以下的脊髓会暂时丧失反射活动能力而进入无反应的状态，这种现象称为脊休克（spinal shock）。脊休克的主要表现为：躯体运动和内脏反射活动减弱或消失、骨骼肌紧张性降低消失、外周血管扩张、发汗反射消失、尿粪潴留等。脊休克是暂时现象，经过一段时间，以脊髓为基本中枢的反射活动可以逐渐恢复。脊休克持续时间的长短与动物进化水平和个体发育有关，如蛙仅持续数分钟，犬持续数日，人类一般需数周至数月，且恢复的反射功能不完善，不能很好地适应生理功能的需要。脊休克的产生，不是因为脊髓损伤引起，而是由于离断面以下的脊髓突然失去高位中枢占优势的易化作用的控制，而兴奋性极度低下所致。可见脊髓的活动是在高位中枢的调控下进行的。

三、脑干对肌紧张的调节

正常情况下，脊髓的低级运动中枢经常受到高位中枢的调控，其中脑干在肌紧张的调控中起着重要作用。脑内具有加强肌紧张和肌运动作用的部位称为易化区；而具有抑制肌紧张及肌运动作用的部位称为抑制区。脑干对肌紧张的调节，主要是通过网状结构易化区和抑制区的活动而实现的（图4-30）。

（一）脑干网状结构易化区

脑干网状结构易化区分布较广，包括延髓网状结构的背外侧部分、脑桥的被盖、中脑的中央灰质及被盖等处。其主要作用是加强伸肌的肌紧张和肌运动。作用途径是：通过网状脊髓束与脊髓前角的 γ 运动神经元联系，使 γ 运动神经元兴奋，梭内肌收缩，肌梭敏感性提高，从而加强肌紧张。此外，易化区对 α 运动神经元也有一定的易化作用。前庭核、小脑前叶两侧部等部位也通过脑干网状结构易化区参与易化肌紧张的作用。

（二）脑干网状结构抑制区

脑干网状结构抑制区较小，位于延髓网状结构腹内侧部分。其主要作用是抑制肌紧张和肌运动。作用途径是：通过网状脊髓束抑制 γ 运动神经元，使肌梭敏感性降低，从而降低肌紧张。此外，高位中枢（大脑皮质运动区、纹状体、小脑前叶蚓部等处）也有抑制肌紧张的作用，这种作用可能是通过加强脑干网状结构抑制区的活动实现的。

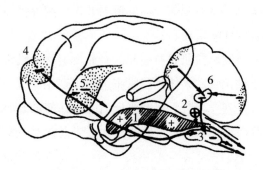

图 4-30　猫脑干网状结构下行抑制和易化系统示意图

+表示易化区　-表示抑制区　1：网状结构易化区　2：延髓前庭核
3：网状结构抑制区　4：大脑皮质　5：尾状核　6：小脑

正常情况下，肌紧张易化区的活动较强，抑制区的活动较弱，因此肌紧张的平衡调节是易化区的活动略占优势的相对平衡。在动物实验中，于动物的中脑上、下丘之间横断脑干，动物将立即出现四肢伸直、头尾昂起、脊柱挺硬等伸肌过度紧张的现象（角弓反张状态），这种现象称为去大脑僵直。这是由于脑干网状结构抑制区失去了与大脑皮质、纹状体等部位的联系后，使抑制区活动减弱，而易化区活动相对占优势，使伸肌紧张加强。临床上如患者出现去大脑僵直，常表明病变已侵犯脑干，是脑干严重损伤的信号。

> ✎ **考纲摘要**
> 去大脑僵直出现的原因

四、其他高位中枢对躯体运动的调节

（一）小脑对躯体运动的调节

1.维持身体平衡　主要是前庭小脑的功能。前庭小脑主要由绒球小结叶构成。切除绒球小结叶的猴，或第四脑室附近患肿瘤而压迫绒球小结叶的病人，都有步基宽、站立不稳、步态蹒跚和容易跌倒等症状，但在躯体得到支持物扶持时，其随意运动仍然能协调进行。

> ✎ **考纲摘要**
> 小脑的功能

2.调节肌紧张　主要是脊髓小脑的功能。脊髓小脑包括小脑前叶和后叶的中间带区。它对肌紧张的调节包括易化和抑制双重作用，这些作用都是通过脑干网状结构的易化区和抑制区实现的。人类小脑损伤后主要表现出肌紧张降低、肌无力等症状。

3. **协调随意运动** 主要是脊髓小脑后叶中间带及皮层小脑的功能。后叶中间带接受脑桥纤维的投射，并与大脑皮质存在着双向性联系，对大脑皮质发动的随意运动具有重要的调节作用。当小脑后叶中间带受损伤时，患者在随意运动的力量、速度、方向及稳定性等方面产生缺陷，出现四肢无力、行动缓慢、动作不是过度就是不及；动作摇摆不定、不能做迅速的交替运动；指物不准、意向性震颤、不能完成精细动作等，这种随意运动的协调障碍称为小脑共济失调。

（二）大脑皮质对躯体运动的调节

大脑皮质是调节躯体运动的最高级中枢。人类大脑皮质运动区主要位于中央前回。此外，还有辅助运动区和第二运动区，前者位于大脑皮质内侧面，后者与第二体表感觉区重叠。大脑皮质运动区（中央前回）调节躯体运动具有下列功能特征：①交叉支配，指一侧皮质运动区控制对侧躯体骨骼肌的运动。但对于头面部肌的运动，如咀嚼、喉及脸上部运动受双侧皮质运动区控制。②上下倒置，皮质运动区定位精确，大体上呈倒立的人体投影分布，即下肢代表区在中央前回顶部（膝关节以下代表区在皮质的内侧面），上肢代表区在中间部，头面部代表区在底部，但头面部内部安排仍是正立的。③各运动代表区的大小与运动的精细程度有关，运动越精细复杂的代表区越大。例如，手部运动代表区与整个下肢运动代表区的大小几乎相等（图4-31）。

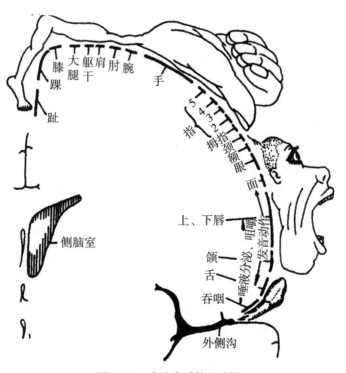

图4-31　大脑皮质的运动区

第六节 神经系统对内脏活动的调节

人体内脏器官的活动，主要接受自主神经系统调节。自主神经系统按结构和功能的不同，分为交感神经系统和副交感神经系统两大类。自主神经系统基本上不受意识支配，但受中枢神经系统的控制，并不是独立自主的。

一、自主神经系统的功能

自主神经系统的功能在于调节心肌、平滑肌和腺体的活动。其具体功能在各有关章节中详述（表4-3）。

> **考纲摘要**
>
> 比较交感神经和副交感神经的功能

表4-3 自主神经的主要功能

器官	交感神经	副交感神经
循环器官	心率加快、心肌收缩力加强；腹腔内脏血管、皮肤血管及分布于唾液腺与外生殖器官的血管均收缩；肌肉血管有的收缩（肾上腺素能），有的舒张（胆碱能）	心率减慢、心房收缩减弱；部分血管（如软脑膜动脉与分布于外生殖器的血管等）舒张
呼吸器官	支气管平滑肌舒张	支气管平滑肌收缩，促进黏膜腺体分泌
消化器官	抑制胃肠运动，促进括约肌收缩，抑制胆囊活动，促进唾液腺分泌黏稠唾液	促进胃肠运动，促使括约肌舒张，促进胃液、胰液分泌，促进胆囊收缩，促进唾液腺分泌稀薄唾液
泌尿生殖器官	促进肾小管的重吸收，使逼尿肌舒张，括约肌收缩；使有孕子宫收缩，无孕子宫舒张	使逼尿肌收缩、括约肌舒张
眼	使虹膜辐射肌收缩，瞳孔开大	使虹膜环形肌收缩，瞳孔缩小
皮肤	竖毛肌收缩，汗腺分泌	促进泪腺分泌
代谢	促进糖原分解，促进肾上腺髓质分泌	促进胰岛素分泌

交感神经系统的活动比较广泛，常以整个系统来参加反应。当机体遇到各种紧急情况如剧烈运动、窒息、冷冻、失血、紧张、恐惧和寒冷时，交感神经系统的活动明显增加，肾上腺髓质激素分泌量剧增，这一反应系统称为交感－肾上腺髓质系统，具体表现为：①心跳加强、加快，血液循环加速，血压升高；②皮肤与内脏血管收缩，骨骼肌血管舒张，血流量重新分配；③呼吸加深、加快，肺通气量增多；④代谢活动增强，为肌肉活动提供充足的能力等。交感神经系统的这种动员机体许多器官的潜在力量及储备能量，促使机体迅速适应内外环境急剧变化的反应称为应急反应，从而维持机体内环境的稳态。

副交感神经系统的活动相对局限。整个副交感神经系统活动的生理意义在于促进机体的休整和恢复、促进食物的消化吸收、积蓄能量及加强排泄和生殖功能等。保证机体在安静状态下，基本生命活动的正常进行。当迷走神经活动增强时，常伴有胰岛素的分泌，故合称为**迷走 – 胰岛素系统**。

二、自主神经系统的递质与受体

自主神经系统对内脏器官的作用是通过神经末梢释放神经递质而实现的，其释放的递质属于外周神经递质，主要为**乙酰胆碱（Ach）**和**去甲肾上腺素（NA）**。递质要发挥其生理效应，必须和相应的受体结合。所谓**受体**是指能与配体（神经递质或激素等信号分子）特异性结合并传递信息的特殊蛋白质。受体按存在部位的不同分为细胞膜受体、胞质受体和核受体。受体的功能包括两方面：一是能识别相应的配体，并与配体特异性结合；二是与配体结合后，启动细胞内的信息传递系统，引起相应的生物学效应。

（一）传出神经纤维按递质分类

按释放递质的不同，将传出神经纤维（躯体运动神经和内脏运动神经）分为胆碱能纤维和肾上腺素能纤维。

1.胆碱能纤维 凡末梢释放乙酰胆碱（Ach）的神经纤维，称为胆碱能纤维。它包括：①全部交感和副交感神经节前纤维；②副交感神经节后纤维；③少数交感神经节后纤维（如支配汗腺分泌、骨骼肌和腹腔器官的舒血管神经纤维等）；④

考纲摘要

胆碱能纤维和肾上腺素能纤维

躯体运动神经纤维。此外，肾上腺髓质受交感神经节前纤维支配，也属胆碱能纤维。

2.肾上腺素能纤维 凡末梢释放去甲肾上腺素（NE）的神经纤维，称为肾上腺素能纤维。肾上腺素能纤维包括大部分交感神经节后纤维。

（二）自主神经系统的受体

1.胆碱能受体 能与乙酰胆碱特异性结合而发挥生物效应的受体，称为胆碱能受体。胆碱能受体可分为两种类型。

（1）毒蕈碱受体 能与毒蕈碱结合，产生与乙酰胆碱结合时相类似的反应，故称为**毒蕈碱受体（M受体）**。主要分布于副交感神经节后纤维支配的效应器细胞膜上，以及少数交感神经节后纤维支配的效应器细胞膜上。乙酰胆碱与M受体结

考纲摘要

肾上腺素能受体的分类与作用

合后，可产生一系列副交感神经末梢兴奋的效应，称为毒蕈碱样作用（M样作用），如心脏活动抑制，支气管、消化道平滑肌和膀胱逼尿肌收缩，消化腺分泌增加，瞳孔缩小，汗腺分泌增多，骨骼肌血管舒张等。阿托品是M受体的阻断剂。

（2）烟碱受体 能与烟碱结合，产生与乙酰胆碱结合时相类似的反应，故称为烟碱受体（N受体）。N受体有 N_1、N_2 两个亚型。N_1 受体位于自主神经节的突触后膜上，N_2 受体位于骨骼肌的终板膜上。乙酰胆碱与 N_1 受体结合，可引起自主神经节的节后神经元兴奋；如与 N_2 受体结合，引起骨骼肌终板膜兴奋。六烃季铵是 N_1 受体的阻断剂；十烃季铵是 N_2 受体的阻断剂；筒箭毒可阻断 N_1 和 N_2 受体，故能使肌肉松弛。

2. 肾上腺素能受体 能与儿茶酚胺类物质（包括肾上腺素、去甲肾上腺素等）特异性结合而发挥生物效应的受体，称为肾上腺素能受体。肾上腺素能受体可分为两种类型。

（1）α 肾上腺素能受体（α 受体） α 受体有 $α_1$ 和 $α_2$ 等亚型。儿茶酚胺与 α 受体结合后产生的平滑肌效应主要是兴奋性的，包括血管收缩、子宫收缩、虹膜辐射状肌收缩等。但对小肠为抑制性效应，使小肠平滑肌舒张。酚妥拉明为 α 受体阻断剂。

（2）β 肾上腺素能受体（β 受体） β 受体有 $β_1$、$β_2$ 等亚型。$β_1$ 受体主要分布于心脏组织中，儿茶酚胺与 $β_1$ 受体结合产生的效应是兴奋性的，如心率加快、心肌收缩力增强。$β_2$ 受体分布于支气管、胃、肠、子宫及许多血管平滑肌细胞上，儿茶酚胺与 $β_2$ 受体结合产生的效应以抑制为主，即促使这些平滑肌舒张。普萘洛尔（心得安）是 β 受体阻断剂；阿替洛尔能阻断 $β_1$ 受体；丁氧胺主要阻断 $β_2$ 受体（表4-4）。

表4-4　内脏神经系统胆碱能和肾上腺素能受体的分布及其生理功能

效应器		胆碱能系统		肾上腺素能系统	
		受体	效应	受体	效应
内脏神经节		N_1	节前－节后兴奋传递		
眼	虹膜环行肌	M	收缩（缩瞳）		
	虹膜辐射状肌			$α_1$	收缩（扩瞳）
	睫状体肌	M	收缩（视近物）	$β_2$	舒张（视远物）
心	窦房结	M	心率减慢	$β_1$	心率加快
	房室传导系统	M	传导减慢	$β_1$	传导加快
	心肌	M	收缩力减弱	$β_1$	收缩力加强
血管	冠状血管	M	舒张	$α_1$	收缩
				$β_2$	舒张（为主）
	皮肤黏膜血管	M	舒张（1）	$α_1$	收缩
	骨骼肌血管	M	舒张	$α_1$	收缩
				$β_2$	舒张（为主）
	脑血管	M	舒张	$α_1$	收缩
	腹腔内脏血管			$α_1$	收缩（为主）
				$β_2$	舒张
	唾液腺血管	M	舒张	$α_1$	收缩
支气管	平滑肌	M	收缩	$β_2$	舒张

续表

效应器		胆碱能系统		肾上腺素能系统	
		受体	效应	受体	效应
	腺体	M	促进分泌	α_1	抑制分泌
				β_2	促进分泌
胃肠	胃平滑肌	M	收缩	β_2	舒张
	小肠平滑肌	M	收缩	α_2	舒张
				β_2	舒张
	括约肌	M	舒张	α_1	收缩
	腺体	M	促进分泌	α_2	抑制分泌
胆囊和胆道		M	收缩	β_2	舒张
膀胱	逼尿肌	M	收缩	β_2	舒张
	三角区和括约肌	M	舒张	α_1	收缩
输尿管平滑肌		M	收缩	α_1	收缩
子宫平滑肌		M	可变	α_1	收缩（有孕）
				β_2	舒张（无孕）
皮肤	汗腺	M	促进温热性发汗	α_1	促进精神性发汗
	竖毛肌			α_1	收缩
唾液腺		M	分泌大量稀薄唾液	α_1	分泌少量黏稠唾液
代谢	糖酵解			β_2	加强
	脂肪分解			β_3	加强

（1）为交感节后胆碱能纤维支配

三、各级中枢对内脏活动的调节

（一）脊髓

脊髓是调节内脏活动的初级中枢，如排便、排尿、发汗和血管运动等。这些初级中枢受高位脑中枢的调节和控制。

（二）脑干

脑干中有许多重要的内脏活动中枢。其中，延髓中有心血管运动、呼吸运动、消化功能等基本反射中枢，被称为"生命中枢"。此外，脑桥中有呼吸调整中枢和角膜反射中枢，中脑有瞳孔对光反射中枢，具有重要的临床意义。

（三）下丘脑

下丘脑是较高级的调节内脏活动的中枢。它通过与高位中枢、脑干和脊髓广泛联系，把内脏活动和其他生理活动联系起来，使内脏活动与其他生理过程得以协调。它还与躯体运动及情绪反应等有密切的关系。下丘脑的主要功能包括体温调节、水平衡的调节、摄食行为的调节、内分泌的调节、情绪反应和生物节律控制等生理过程。实验表明，下丘脑的视前区－下丘脑前部是体温调节基本中枢；下丘脑外侧区存在摄食中枢，而腹内侧核存在所谓饱中枢；下丘脑内控制饮水的区域与摄食中枢靠近，电刺激下丘脑外侧区某些部位，可引起饮水增多；下丘脑近中线两旁的腹内侧区存在所谓防御反应区即"假怒"中枢；下丘脑的视交叉上核可能是日周期节律的控制中心等。因此，下丘脑内这些内脏活动的较高级中枢之间广泛联系，互相影响，一种内脏功能活动紊乱也将引起邻近部位其他内脏活动功能紊乱。

（四）大脑皮质

大脑皮质与内脏活动关系密切的结构，主要是边缘系统和新皮层的某些区域。边缘系统是调节内脏活动的重要中枢，它可调节呼吸、胃肠、瞳孔、膀胱等内脏活动，故有人把它称为内脏脑。此外，边缘系统还与情绪、记忆、食欲、生殖和防御等活动有密切关系。新皮质主要指进化程度较新、分化程度最高的大脑半球外侧面结构，它的某些区域是内脏神经功能的高级中枢和高级整合部位。如果切除动物新皮质除有感觉运动丧失外，很多内脏神经功能如呼吸、血压、排尿、排汗、体温等调节均发生异常。

第七节　脑的高级功能

大脑皮质除了在产生感觉、调节躯体运动和内脏活动中发挥重要作用外，还有一些更为复杂的高级功能，如语言、思维、学习和记忆、复杂的条件反射、睡眠等，这些功能称为脑的高级功能。这些高级功能主要与条件反射有着密切的联系。

一、条件反射

条件反射的研究方法是在19世纪末期，俄国著名的生理学家巴甫洛夫建立的。按照巴甫洛夫的理论，反射可分为非条件反射和条件反射两种，此处主要讨论条件反射的有关理论。

（一）条件反射的形成

条件反射是个体在生活过程中，在非条件反射的基础上建立的。经典条件反射最著名的例子是巴甫洛夫的狗的唾液条件反射。在动物实验中，给狗进食会引起唾液分泌，这是非条件反射，食物是非条件刺激，而给狗以铃声刺激不会引起唾液分泌，因为铃声与进食无关，故称为无关刺激。但是，如果每次给狗进食前先出现铃声，然后再给食物，经多次重复后，每当铃声出现，即使不给狗食物，狗也会分泌唾液，这就建立了条件反射。此时，铃声已成为进食的信号，从无关刺激变成了条件刺激。这种由条件刺激引起的反射称为条件反射。因此，条件反射形成的基本条件，是无关刺激与非条件刺激在时间上的结合，这个结合过程称为强化。初建立的条件反射是暂时性的神经联系，若只反复给予条件刺激而不给予非条件刺激的强化，经过一段时间后，条件反射就会逐渐减弱，甚至消失，这种现象称为条件反射的消退。条件反射的消退是由于在不强化的情况下，原来的条件刺激变成了阴性刺激，在大脑皮质中产生了一种抑制过程，这样引起的抑制称为消退抑制。任何条件反射，只要不给以强化，就会逐渐消退。

有些条件反射比较复杂，动物必须经过自己完成某种活动或操作后才能得到强化而形成的某种条件反射，称为操作式条件反射。如训练动物走迷宫、表演某种动作等，就属于这类条件反射，其建立比较困难，需要较长时间的训练。经典条件反射和操作式条件反射的共同点在于都十分强调强化的作用，不同的强化方式效果不同，因此它们在本质上是相同的，都依赖于强化。

（二）人类条件反射的特点

人与动物一样，都可以建立条件反射，但人类的大脑皮质要比动物发达得多，人类大脑皮质功能与动物的主要区别在于，人类具有两个信号系统。

条件反射是由信号刺激引起的。巴甫洛夫认为，引起条件反射的刺激信号可分为两大类：即第一信号（具体信号）和第二信号（抽象信号）。具体信号都是以客观具体事物本身的理化性质来

考纲摘要

人类区别于动物的主要特征

发挥刺激作用的，是现实而具体的刺激信号，如铃声、灯光、食物的形状、气味等；抽象信号是以信号所代表的含义来发挥刺激作用的，如语言和文字。能对第一信号发生反应的大脑皮质功能系统，称为第一信号系统，是人类和动物所共有的；能对第二信号发生反应的大脑皮质功能系统，称为第二信号系统，这是人类所特有的，也是人类区别于动物的主要特征。

（三）条件反射的生物学意义

条件反射的建立具有非常重要的生物学意义。由于条件反射的数量是无限的，加之条件反射可以消退、重建或新建，具有极大的易变性，人类所特有的语言、文字条件反射使人类更广泛地适应环境和进一步改造环境。因而，条件反射的形成大大增强了机体活动的预见性、灵活性、精确性，极大地提高了机体适应环境的能力。

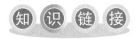

学习与遗忘

学习与记忆就是复杂的条件反射建立过程，而遗忘与条件反射的消退有关，是一种正常的生理现象，是指部分失去或完全失去回忆与再认识的能力。遗忘在

学习后就开始发生，最初遗忘的速度较快，以后逐渐减慢。遗忘并不意味着记忆痕迹的消失，遗忘的知识经过复习后仍可恢复记忆，并且要比学习新的知识容易得多。产生遗忘的原因一是条件刺激长久不予强化而消退，二是后来信息的干扰所致。

二、大脑电活动

大脑皮质神经元的活动所产生的电位变化，通过大脑这个容积导体，可以反映到大脑表面。临床上借助仪器记录的大脑皮质电活动有两种表现形式：一种是机体在安静状态下，从头皮上记录到的大脑皮质未受任何刺激时产生的一种持续和节律性电位变化，这种电位变化称为自发脑电活动，即脑电图（electroencephalogram，EEG）；另一种是人工刺激外周感受器或传入神经时，在大脑皮质一定部位引导出来的电位变化，这种电位变化称为皮质诱发电位。打开颅骨后直接从皮质表面记录到的电位变化，称为皮质脑电图（ECoG）。

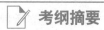

考纲摘要

脑电图基本波形的种类及特点

根据自发脑电活动的频率，可将脑电波分为 α 波、β 波、θ 波和 δ 波形，其参数及主要特征见表 4-5。

表 4-5 正常脑电图的基本波形的参数、常见部位和主要特征

脑电波	频率（Hz）	幅度（μV）	常见部位	主要特征
α	8～13	20～100	枕叶	成人清醒、安静、闭目时
β	14～30	5～20	额叶、顶叶	成人活动时
θ	4～7	100～150	颞叶、顶叶	少儿正常大脑或成人困倦时
δ	1～3	20～200	颞叶、枕叶	婴幼儿正常大脑或成人熟睡时

一般认为，脑电波由高振幅的慢波转化为低振幅的快波时表示皮质兴奋，而由低振幅的快波转化为高振幅的慢波时表示皮质抑制。快波是一种去同步化现象，是大脑皮质处在紧张活动状态时的主要脑电活动；慢波是一种同步化现象，其中 α 波是安静状态时的主要脑电活动，δ 波和 θ 波则是睡眠或困倦状态下的主要脑电活动。有研究表明，脑电波主要是由皮质大量神经元的突触后电位总和所形成的，即是由胞体和树突的电位变化形成的。

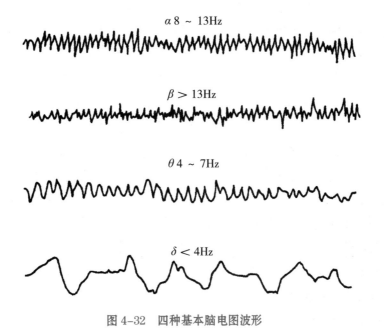

$\alpha\ 8 \sim 13\text{Hz}$

$\beta > 13\text{Hz}$

$\theta\ 4 \sim 7\text{Hz}$

$\delta < 4\text{Hz}$

图 4-32　四种基本脑电图波形

三、觉醒与睡眠

觉醒与睡眠（awakening and sleep）是机体正常生理活动所必需的两个生理过程。机体只有在觉醒状态下，才能从事各种活动；同时只有通过良好的睡眠才能使机体的精力和体力得以恢复。睡眠有障碍时，可导致中枢神经系统，尤其是大脑皮质功能失常，发生幻觉、记忆力和工作能力下降等，进而引起其他疾病的发生。可见睡眠对机体是非常重要的。正常人每日需要的睡眠时间，因年龄、工作性质及个体差异而不同。新生儿一般需要 18 ~ 20 小时；儿童需要 10 ~ 12 小时；成年人需要 7 ~ 9 小时；老年人需要 5 ~ 7 小时。

（一）觉醒状态的维持

觉醒状态的维持与脑干网状结构上行激动系统密切相关。觉醒状态有脑电觉醒状态和行为觉醒状态之分。脑电觉醒状态指脑电波由睡眠时的同步化慢波变为觉醒时的去同步化快波，而行为上不一定呈觉醒状态；行为觉醒状态指动物出现觉醒时的各种行为表现。

（二）睡眠的时相

根据脑电波的不同，把睡眠分为慢波睡眠和快波睡眠两个时相。

 考纲摘要

睡眠时相的种类及区别

1. **慢波睡眠**　指睡眠期间脑电图的特征呈同步化慢波，故称为慢波睡眠或正相睡眠，夜间睡眠多数处于这种睡眠状态。慢波睡眠期间，生长素的分泌增多，有利于促进机体生长和体力的恢复。

2. **快波睡眠**　指睡眠期间脑电图的特征呈去同步化快波，故称为快波睡眠或异相睡眠。快波睡眠期间，睡眠加深，人体的各种感觉功能进一步减退，以致唤醒阈升高，骨骼肌反射活动进一步减弱，骨骼肌几乎完全松弛，还可能出现阵发性的部分肢体抽动、心率加快、呼吸加快而不规则，同时伴有眼球快速运动，所以又称为**快速眼球运动睡眠**。此时如被唤醒，80%左右的测试者常诉有做梦，故做梦也是快波睡眠的特征之一。

快波睡眠期间，脑血流量增多，脑内蛋白质合成加快，因此认为快波睡眠与幼儿神经系统的发育及成熟有密切关系，并有利于建立新的突触联系，而促进学习记忆和精力恢复。但快波睡眠期间出现的一些阵发性的表现、做梦及内脏活动变化等，可能诱发某些慢性疾病在夜间急性发作，如心绞痛、哮喘、阻塞性肺气肿的缺氧性发作、高血压脑溢血等，从而危及患者生命。

在整个睡眠过程中两个时相互相交替。成人进入睡眠后，先是慢波睡眠，持续80～120分钟后转入快波睡眠，维持20～30分钟后又转入慢波睡眠，整个夜间睡眠过程中一般交替4～5次，其中快波睡眠时间会越来越长，慢波睡眠时间越来越短。两种睡眠时相均可直接转为觉醒状态，但在觉醒状态下，一般只能进入慢波睡眠。

睡眠时机体的意识暂时丧失，一切感觉功能减退，骨骼肌反射和肌紧张减弱，并伴有一系列内脏运动神经功能改变，如心率减慢、血压降低、呼吸变慢、发汗功能增强等。但是这一切变化，能随着觉醒而迅速恢复，即睡眠具有可唤醒性，这是睡眠不同于麻醉或昏迷之处。

复习与思考

一、选择题

A1 型题：每一道考试题下面有 A、B、C、D、E 五个备选答案，请从中选择一个最佳答案。

1. 脊髓的位置（　　）

    A. 几乎与椎管同长   B. 上端于枕骨大孔续延髓

    C. 成人下端至第 1 骶椎下缘   D. 小儿下端平第 3 骶椎

    E. 脊髓末端膨大称腰髓膨大

2. 第 I 躯体运动区位于（　　）

    A. 中央前回和中央旁小叶前部   B. 额中回后部

    C. 额下回后部   D. 中央后回和中央旁小叶后部

    E. 中央前回和中央后回

3. 基底核包括（　　）

A. 尾状核、苍白球和壳　　　　　　　B. 尾状核、壳和杏仁体

C. 苍白球、杏仁体和尾状核　　　　　D. 尾状核、核和屏状核

E. 尾状核、豆状核、杏仁体和屏状核

4. 关于第四脑室的说法错误的是（　　　）

A. 第四脑室向上借中脑水管通第三脑室

B. 第四脑室向下续为延髓下部和脊髓的中央管

C. 第四脑室正中孔与蛛网膜下隙相通

D. 第四脑室外侧孔与蛛网膜下隙相通

E. 第四脑室借左、右室间孔与侧脑室相通

5. 硬膜外麻醉的麻药作用于（　　　）

A. 脊髓前角　　　　　　　　　　　　B. 脊髓丘脑束

C. 脊神经根　　　　　　　　　　　　D. 脊神经前根

E. 脊神经前支

6. 颈丛（　　　）

A. 由全部颈神经前支组成　　　　　　B. 位于胸锁乳突肌表面

C. 只有皮支无肌支　　　　　　　　　D. 发出混合性的膈神经

E. 发出肌支支配颈部诸肌

7. 突触前抑制的产生是由于（　　　）

A. 突触前膜部分超极化　　　　　　　B. 突触后膜部分超极化

C. 突触后膜部分去极化　　　　　　　D. 突触前膜释放抑制性递质

E. 突触前膜释放抑制性递质

8. 下述内脏痛的特点，错误的是（　　　）

A. 感觉较模糊　　　　　　　　　　　B. 定位不准确

C. 对炎症较敏感　　　　　　　　　　D. 对缺血不敏感

E. 易产生牵涉痛

9. 脊髓突然被横断后，断面以下脊髓所支配的骨骼肌的紧张度（　　　）

A. 增强，但能恢复正常　　　　　　　B. 降低，能恢复但与正常不同

C. 降低，但能恢复正常　　　　　　　D. 增强，但不能恢复正常

E. 基本不变

B1 型题：以下提供若干组考题，每组考题共用在考题前列出的 A、B、C、D、E 五

个备选答案，请从中选择一个与问题关系最密切的答案。某个备选答案可能被选择一次、多次或不被选择。

（10～11 题共用备选答案）

A. 交感神经节前纤维   B. 副交感神经节前纤维

C. 交感神经节后纤维   D. 副交感神经节后纤维

E. 大部分交感神经节后纤维

10. 支配肾上腺髓质的神经纤维是（　　　）

11. 属于肾上腺素能纤维的是（　　　）

（12～16 题共用备选答案）

A. M   B. N_1 C. α

D. $β_2$ E. $β_1$

12. 使支气管平滑肌收缩的受体是（　　　）

13. 使胃平滑肌舒张的受体是（　　　）

14. 心肌接受肾上腺素作用而引起兴奋的受体是（　　　）

15. 分布在自主神经节细胞膜上的受体是（　　　）

16. 扩瞳肌上的受体是（　　　）

二、名词解释

1. 神经核　2. 神经节　3. 网状结构　4. 神经递质　5. 反射中枢　6. 突触后抑制　7. 特异投射系统　8. 丘脑非特异投射系统　9. 牵涉痛　10. 锥体系　11. 牵张反射　12. 肌紧张　13. 腱反射　14. 去大脑僵直　15. 受体　16. 胆碱能纤维　17. 肾上腺素能纤维　18. 第二信号系统

三、简答题

1. 试述脑出血患者一侧内囊受损后的表现。试述脑脊液的产生及循环。

2. 特异投射系统与非特异投射系统有哪些异同点？内脏痛的特点？

3. 脑干网状结构是如何调节肌紧张的？简述小脑的功能及损伤后的临床表现。

4. 比较交感和副交感神经系统的主要功能。

5. 简述自主神经系统的递质、受体及生理效应。

6. 下丘脑对哪些生理活动有调节作用？

7. 慢波睡眠与快波睡眠各有何特点及生理意义？

扫一扫，知答案

扫一扫，看课件

第五章

血 液

【学习目标】

1. 掌握：血液的组成与特性、血浆的主要成分、血浆晶体渗透压与胶体渗透压的形成与生理作用；红细胞的生成；血液凝固的概念及基本过程。

2. 熟悉：各类血细胞的形态、数量、生理特性；加速血液凝固与延缓血液凝固的措施，纤维蛋白溶解的概念、过程与生理意义；ABO血型的分型原则、血型鉴定和红细胞凝集反应。

3. 了解：血液的比重和黏滞性、血浆酸碱度、血浆蛋白种类；各类白细胞的主要功能；红细胞的破坏；血液凝固的内源性与外源性激活途径；Rh血型系统的特点；输血的原则和交叉配血试验。

第一节　概　述

血液（blood）是一种在心血管系统内循环流动的红色、黏稠液体组织，由血浆和血细胞组成。在心泵活动的推动下，血液在血管内循环流动，起着物质运输和沟通机体各部分组织液的作用，并通过呼吸、消化、排泄等器官保持机体与外环境的联系。它具有运输、缓冲、防御等多种生理功能，对于维持内环境稳态、实现机体各部分生理功能的正常进行起着极其重要的作用。

一、血液的组成与功能

（一）血液的基本组成

血液由血浆和悬浮其中的血细胞组成。血细胞包括红细胞、白细胞和血小板，其中以红细胞最多，约占总数的99%，白细胞最少。

1. **血浆**　血浆是血管中的细胞外液，是机体内环境的重要组成部分。血浆的基本成分为水、血浆蛋白质、小分子有机物、无机盐和O_2、CO_2等。其中水占血浆总量的91%～92%，血浆蛋白占6.2%～7.9%，无机盐绝大部分以离子的形式存在，约占0.9%，其余为小分子的有机化合物，如营养物质、代谢产物和激素等。

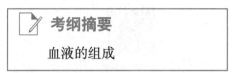

考纲摘要

血液的组成

血浆蛋白（plasma protein）是血浆中各种蛋白质的总称。用盐析法可将血浆蛋白分为白蛋白（albumin，A）、球蛋白（globulin，G）和纤维蛋白原（fibrinogen）三类；用电泳法又可将球蛋白进一步分为α_1-、α_2-、$\beta-$、$\gamma-$球蛋白等。健康成人血浆蛋白总量为60～80g/L，其中白蛋白为40～50g/L，球蛋白为20～30g/L，白蛋白/球蛋白（A/G）的比值为（1.5～2.5）∶1，白蛋白和大多数球蛋白主要由肝脏产生（$\gamma-$球蛋白来自浆细胞），因此，肝脏疾病常导致血浆蛋白合成减少，出现A/G比值下降，甚至倒置。

血浆蛋白的主要功能有：①运输功能，血浆蛋白可作为载体，运输激素、脂质、离子、药物和某些代谢产物。②缓冲功能，白蛋白及其钠盐组成缓冲对，参与保持血浆pH的相对恒定。③形成血浆胶体渗透压，白蛋白分子量小、数量多，是形成血浆胶体渗透压的主要成分。④免疫功能，免疫球蛋白IgG、IgA、IgM、IgD和IgE，以及一些补体均为血浆球蛋白，参与机体的体液免疫。⑤参与凝血和抗凝血功能，绝大多数的血浆凝血因子、生理性抗凝物质和促纤溶物质都是血浆蛋白质。

2. **血细胞**　取一定量的血液和抗凝剂混匀置于试管中离心，管内的血液发生分层，上层淡黄色、透明的为血浆，下层红色不透明的为红细胞，在红细胞层与血浆层之间有一薄层白色的为白细胞和血小板。血细胞在血液中所占的容积百分比称为血细胞比容（hematocrit）。正常成人血细胞比容为：男性40%～50%，女性37%～48%。血细胞比容反映血液中红细胞的相对值。

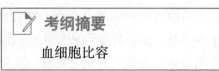

考纲摘要

血细胞比容

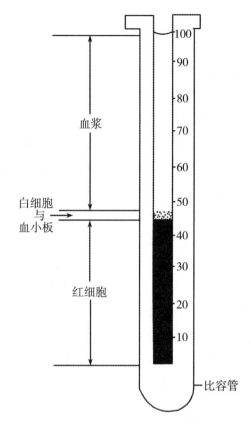

图 5-1　血细胞比容示意图

（二）血量

血量（blood volume）是指全身血液的总量，包括循环血量和储备血量。循环血量是指在心脏和血管中循环流动的血量，占血液总量的 90%。10% 的血液则贮存在肝、肺及腹腔静脉丛等处，

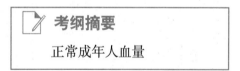

考纲摘要

正常成年人血量

流动缓慢，称为储备血量。当机体大失血、激烈运动时，这些储备血量可补充循环血量，维持正常血压及心、脑等重要脏器的血液供应。正常成年人血液总量占体重的 7%～8%，即每千克体重有 70～80mL 的血液。正常情况下，由于神经、体液的调节作用，体内血量保持相对恒定，这对人体生命活动的正常进行具有重要意义。一般人体一次失血不超过 10%（约 500mL）称轻度失血，由于机体的代偿功能，血压等指标可很快恢复正常，不会对身体造成影响；若一次急性失血超过 20% 称中度失血，血压即下降，机体各种生命活动将受到影响；若急性失血超过 30% 称重度失血，血压明显下降，如没有及时抢救，将危及生命。因此，在对失血伤员及时止血的同时，还应根据具体情况进行输血或补液。

二、血液的理化特性

（一）血液的颜色、比重和黏滞性

血液的颜色主要取决于红细胞内血红蛋白的颜色。动脉血中红细胞含氧合血红蛋白较多，呈鲜红色；静脉血中红细胞含去氧血红蛋白较多，呈暗红色；血浆中因含有微量的胆红素，故呈淡黄色。空腹血浆相对清澈透明，进餐后，尤其摄入较多的脂类食物，会形成较多的血浆脂蛋白而使血浆变得混浊。因此，临床上做某些血液成分检测时要求空腹采血。

正常人全血的比重约为 1.050 ～ 1.060，主要取决于血液中红细胞的数量，血液中红细胞数量越多，全血的比重就越大。血浆比重约为 1.025 ～ 1.030，主要取决于血浆中蛋白质的含量。红细胞的比重为 1.090 ～ 1.092，主要取决于红细胞内的血红蛋白含量。

血液具有一定的黏滞性（viscosity），也称黏度。血黏度是血液黏稠度的简称，其来源于血液内部分子或颗粒之间的摩擦。血液的黏度是形成血流阻力的重要因素之一。如果以水的黏度为 1 计，血液的相对黏度为 4 ～ 5，血浆为 1.6 ～ 2.4。

（二）血浆渗透压

当用半透膜将两种不同浓度的同种溶液相分隔，可见水分子从浓度低的一侧通过半透膜向浓度高的一侧扩散，称为渗透现象（osmotic）。产生渗透现象的动力是渗透压，即溶液中的溶质分子吸引水分子透过单位面积半透膜的力量。渗透压的高低与溶液中溶质的颗粒数目成正比，而与溶质的种类和颗粒的大小无关。医学上通常用渗透浓度来表示溶液的渗透压，单位是 Osm/L（渗量）或 mOsm/L（毫渗量）。

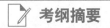

考纲摘要

血浆渗透压的组成及作用

血浆渗透压（plasma osmotic pressure）由晶体渗透压（crystal osmotic pressure）和胶体渗透压（colloid osmotic pressure）两部分组成。正常情况下，血浆总渗透压约为 300mOsm/L（相当于 770kPa 或 5790mmHg）。由血浆中的小分子晶体物质（主要是 NaCl）形成的渗透压，称为晶体渗透压，约为 298.5mOsm/L（相当于 767.7kPa 或 5764.8mmHg），晶体渗透压约占血浆总渗透压的 99.6%。由于血浆与组织液中的晶体物质的浓度几乎相等，故二者的晶体渗透压也基本相等。另一部分是由血浆中的胶体物质如蛋白质等形成的渗透压，称为胶体渗透压，由于蛋白质的分子质量较大，数量相对晶体物质少，所以产生的胶体渗透压很小，仅为 1.5mOsm/L（相当于 3.3kPa 或 25mmHg），约占血浆总渗透压的 0.4%。在血浆蛋白中，白蛋白的分子量小，数量多，故血浆胶体渗透压主要由白蛋白形成。

由于晶体物质不易通过细胞膜，故细胞外液晶体渗透压相对稳定，因此，血浆晶体渗透压对于保持细胞内外的水平衡、维持细胞的正常形态和功能有重要作用。毛细血管壁的通透性比细胞膜高，但是血浆蛋白质一般不能通过毛细血管壁，毛细血管壁允许除蛋白质以外的其他小分子物质进出，故血浆胶体渗透压在维持血管内外水平衡、保持正常血容量方面起着重要作用。

（三）血浆酸碱度

正常人血浆的 pH 值为 7.35 ～ 7.45。血浆 pH 的相对恒定有赖于血液中缓冲系统的调节作用，以及肺、肾功能的调节。血浆中最主要的缓冲对是 $NaHCO_3/H_2CO_3$，血浆中还有其他缓冲对，如 Na_2HPO_4/NaH_2PO_4、蛋白质钠盐 / 蛋白质。红细胞中的缓冲对有血红蛋白钾盐 / 血红蛋白、氧合血红蛋白钾盐 / 氧合血红蛋白、K_2HPO_4/KH_2PO_4、$KHCO_3/H_2CO_3$ 等。在机体代谢过程中，当各种酸性或碱性物质进入血液时，通过这些缓冲对的缓冲作用，可使血浆 pH 变化不大；特别是肺和肾脏能不断排出体内过多的酸或碱，使血浆 pH 值保持相对稳定。机体在特殊情况下，如血浆 pH 值低于 7.35，称酸中毒；如血浆 pH 值高于 7.45，称碱中毒。血浆 pH 值如低于 6.9 或高于 7.8，都将危及生命。

三、血液的功能

血液的生理功能由其各组成成分完成，包括以下几个方面：

1. 运输功能　血液可运送 O_2 和各种营养物质到组织细胞，并及时将组织细胞的代谢产物（如 CO_2、肌酐、尿酸、尿素等）运送到排泄器官排出体外。血液还可运送各种激素到相应的靶器官和靶细胞，从而发挥其调节作用。

2. 免疫和防御功能　血浆中含有多种免疫物质，能使机体抵御病原微生物的侵袭；白细胞对侵入机体的病原微生物有吞噬、分解和破坏的作用。

3. 调节体温　血液通过两种方式调节体温：①缓冲作用，血浆中有大量的水，水的比热较大，可吸收机体产生的热量；②运输作用，即将机体深部产生的热量运至体表散发。

4. 维持内环境稳态　血液在维持内环境中各种营养物质及电解质的含量、渗透压、体温、pH 值等理化因素相对稳定方面起着重要作用。

5. 参与生理性止血　血小板和血浆中凝血因子有止血和凝血作用。

第二节　血细胞的形态与功能

一、红细胞

（一）红细胞的形态和数量

正常的红细胞（erythrocyte, red blood cell, RBC）呈双凹圆盘形，平均直径 7 ～ 8μm，

边缘厚，中央薄，无细胞核，胞质内含有血红蛋白，因而使血液呈红色。红细胞保持双凹圆盘形需要消耗能量，由于成熟的红细胞无线粒体，故通过糖酵解是其获得能量的唯一途径。红细胞可从血浆中获取葡萄糖，通过糖酵解产生 ATP，用以维持细胞膜上的钠泵活动，从而保持红细胞内外 Na^+、K^+ 的正常分布，细胞容积和双凹圆盘形态。红细胞是血液中数量最多的血细胞。通常用 1L 血液中红细胞的个数来表示红细胞数量。

我国健康成年男性红细胞数量为（$4.0 \sim 5.5$）$\times 10^{12}/L$，女性为（$3.5 \sim 5.0$）$\times 10^{12}/L$。红细胞内的蛋白质主要是血红蛋白（Hemoglobin，Hb），我国成年男性血红蛋白浓度为 $120 \sim 160g/L$，成

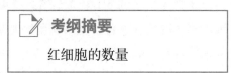

考纲摘要

红细胞的数量

年女性为 $110 \sim 150g/L$。年龄、性别和居住地的海拔高度均可影响红细胞数量和血红蛋白浓度，如新生儿的红细胞数量可高达 $6.0 \times 10^{12}/L$ 以上，血红蛋白达 $170 \sim 200g/L$；高原地区居民的红细胞数量和血红蛋白含量均高于海拔较低地区的居民。外周血中红细胞数量或血红蛋白含量或红细胞压积减少，临床上称为**贫血**（anemia）。

（二）红细胞的生理特性

1.悬浮稳定性 红细胞具有悬浮于血浆中不易下沉的特性，称为红细胞的悬浮稳定性（suspension stability）。将经过抗凝处理的血液置于垂直竖立的血沉管中，红细胞因比重大于血

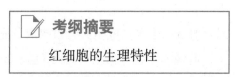

考纲摘要

红细胞的生理特性

浆而下沉，但正常时下沉速度十分缓慢。通常以红细胞在第 1 小时末下沉所出现的血浆柱的高度（mm）表示红细胞沉降的速度，称为红细胞沉降率（erythrocyte sedimentation rate，ESR），简称**血沉**。血沉的正常值（魏氏法），男性为 $0 \sim 15mm/h$，女性为 $0 \sim 20$ mm/h。红细胞沉降率越大，表示红细胞的悬浮稳定性越小。

红细胞的悬浮稳定性是因为红细胞彼此之间相同膜电荷所产生的排斥力及红细胞与血浆之间的摩擦力阻碍了红细胞的下沉。双凹圆盘形的红细胞，其表面积／容积的比值大，使其与血浆之间产生的摩擦力也大，故下沉较慢。临床上许多疾病可出现血沉加快，如活动性肺结核、风湿热等，故检查血沉可作为辅助诊断方法之一。血沉加快主要是由于红细胞发生叠连，即红细胞彼此以凹面相贴重叠在一起。发生叠连后，红细胞的表面积／容积的比值减小，血沉加快。红细胞发生叠连，主要取决于血浆成分的变化而非红细胞本身。如果将血沉加快的患者红细胞置于健康人的血浆中，红细胞的沉降速度并不加快；反之，若将健康人的红细胞置于血沉加快的患者血浆中，则红细胞较快发生叠连而沉降加快。通常血浆中白蛋白、卵磷脂增多，血沉减慢；而球蛋白、纤维蛋白原及胆固醇增多，血沉加快。

2.可塑变形性 正常红细胞的双凹圆碟形状使得其表面积相对于内容物较大，因

而具有很大的变形能力。红细胞在血管中循环运行时，通常需要发生扭曲变形，才能通过小于其直径的毛细血管和血窦孔隙，通过后又恢复原状，此特性称为可塑变形性（deformability）。

红细胞变形能力主要受以下三个因素的影响：①表面积与体积的比值。比值越大变形能力越大。②红细胞膜的弹性。弹性降低，变形能力减弱。③红细胞内的黏度。黏度越大变形能力越小，红细胞内血红蛋白浓度增高或变性，均可使黏度增大。变形能力减弱的红细胞在血液流动过程中容易破裂而发生溶血。故可塑变形性是红细胞生存所需要的最重要特性。

3. 渗透脆性　红细胞在低渗盐溶液中发生膨胀破裂的特性，称为红细胞的渗透脆性（osmotic fragility），可反映红细胞对低渗盐溶液的抵抗能力。若抵抗力低，表示渗透脆性大，易破裂；抵抗力高，表示渗透脆性小，不易破裂。

生理条件下，红细胞的渗透压与血浆基本相等。如果将红细胞置于不同浓度的 NaCl 溶液中可以看到，在高渗溶液中红细胞会皱缩；在等渗溶液中红细胞的形状和大小保持不变；将红细胞悬浮于不同浓度的低渗溶液中时，可见红细胞随着渗透压的降低，逐渐膨胀、变为球形，最后破裂、溶血（溶血是指红细胞膜破裂，血红蛋白逸入血浆的现象）。健康人的红细胞一般在 0.42% 的 NaCl 溶液中开始破裂，在 0.35% 的 NaCl 溶液中完全溶血。新生的红细胞脆性小，抵抗力大，不易破裂；某些患溶血性疾病的患者及衰老的红细胞脆性大，抵抗力小，易破裂。

（三）红细胞的功能

红细胞主要具有运输功能，运输 O_2 和 CO_2。血液中 98.5% 的 O_2 是以与血红蛋白结合成氧合血红蛋白的形式运输的。CO_2 在血液中主要以碳酸氢盐和氨基甲酰血红蛋白的形式运输，分别占

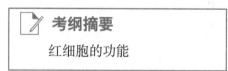

考纲摘要

红细胞的功能

CO_2 运输总量的 88% 和 7%。红细胞的双凹圆碟形使其具有较大的气体交换面积，红细胞运输 O_2 的功能由血红蛋白来实现，一旦红细胞破裂，血红蛋白逸出到血浆中即丧失运输 O_2 的能力。

红细胞还有缓冲功能。红细胞内有多种缓冲对，可缓冲体内过多的酸碱物质，在维持血浆 pH 值的稳定中起重要作用。此外，红细胞表面还具有 I 型补体的受体（CR1），可与抗原 - 抗体 - 补体复合物相结合，促进巨噬细胞对免疫复合物的吞噬，防止免疫复合物沉积于组织内而引起免疫性疾病，因此具有免疫调节功能。

（四）红细胞的生成

1. 红细胞的生成过程　骨髓是成年人生成红细胞的唯一场所。红骨髓中的造血干细胞首先分化成为红系定向祖细胞，再经过原红细胞、早幼红细胞、中幼红细胞、晚幼红细胞

和网织红细胞的阶段，最终成为成熟的红细胞。

2. 红细胞生成所需原料 红细胞内的主要成分是血红蛋白，而蛋白质和铁是合成血红蛋白的基本原料。叶酸和维生素 B_{12} 是幼红细胞在发育、成熟过程中核苷酸复制所需要的辅助因子。此外，

 考纲摘要
红细胞的造血原料及其辅助因子

红细胞生成还需要氨基酸，维生素 B_2、B_6、C、E 以及微量元素铜、锰、钴、锌等。

铁是合成血红蛋白必需的原料。健康成人每天需要 20 ～ 30mg 的铁用于红细胞生成，但每天仅需从食物中吸收 1mg，其余 95% 来自衰老红细胞破坏后释放的铁。体内缺铁或铁代谢紊乱，可导致血红蛋白合成障碍，生成细胞质不足（小红细胞）及血红蛋白含量减少（低色素）的成熟红细胞，出现缺铁性贫血，又称小细胞低色素性贫血。

维生素 B_{12} 和叶酸是红细胞合成 DNA 所需的重要辅酶。叶酸需在体内转化成四氢叶酸后，才能参与 DNA 的合成。叶酸的转化需要维生素 B_{12} 的参与。当维生素 B_{12} 缺乏时，叶酸的利用率降低，可引起叶酸的相对不足，使幼红细胞合成 DNA 减少，幼红细胞分裂增殖减慢或停滞，幼红细胞体积异常变大，出现巨幼红细胞性贫血，又称大细胞性贫血。

生理情况下，食物中维生素 B_{12} 的含量能满足红细胞生成的需要，但是，维生素 B_{12} 的吸收需要胃黏膜壁细胞分泌的内因子（intrinsic factor）与其结合，形成复合物才能保护和促进维生素 B_{12} 在回肠末端被吸收。当萎缩性胃炎、全胃或胃大部分切除致内因子分泌减少或体内产生抗内因子抗体时，均可导致维生素 B_{12} 吸收障碍，从而导致巨幼红细胞性贫血的发生。

3. 红细胞生成的调节 红细胞的生成与多种调节因子的作用有关。红系祖细胞向红系前体细胞增殖分化是红细胞生成的关键。红系祖细胞发育阶段分为两个亚群：①早期红系祖细胞称为爆式红系集落形成单位（burst forming unit-erythroid，BFU-E），因为它们在体外培养时能形成很大的集落，并依赖爆式促进活性因子（burst promoting activity，BPA）的刺激作用。研究发现，白细胞介素 -3（interleukin-3，IL-3）和粒 - 巨噬细胞集落刺激因子（GM-CSF）也具有 BPA 的效应。②晚期红系祖细胞称为红系集落形成单位（colony forming unit-erythroid，CFU-E），它们在体外培养时只能形成很小的集落。晚期红系祖细胞对 BPA 不敏感，主要受促红细胞生成素（erythropoietin，EPO）的调节。雄激素通过作用于肾脏，增加 EPO 的合成，促进红细胞的生成；也可直接刺激红骨髓，使骨髓造血功能增强，红细胞数量增多。而雌激素能降低红系祖细胞对 EPO 的反应，从而减少红细胞的生成。因此，男性在青春期后红细胞数量多于女性。

（五）红细胞的破坏

红细胞在循环血液中的平均寿命约 120 天。每天约有 0.8% 的衰老红细胞被破坏。红细胞的破坏包括两种方式：①血管内破坏，约 10% 的衰老红细胞膜脆性增加，在血流湍

急处可因机械冲击而破裂；②血管外破坏，约有 90% 的衰老红细胞被巨噬细胞吞噬，当衰老的红细胞通过比它直径小的毛细血管及微小孔隙时，易停滞在脾和骨髓中被巨噬细胞所吞噬。

二、白细胞

（一）白细胞的数量和分类

白细胞（leucocyte，white blood cell，WBC）是一类无色、有核的血细胞，一般呈球形。健康成人白细胞总数为（4.0 ～ 10.0）×10^9/L。生理情况下，白细胞数目变动范围较大。新生儿高于成人，为（12.0 ～ 20.0）×10^9/L。进食、疼痛及情绪激动时白细胞数量均可升高；女性在月经、妊娠和分娩期，白细胞数量也有所升高；剧烈运动时白细胞数量明显升高，运动停止数小时后可恢复到原来水平。

按白细胞胞质内有无特殊的嗜色颗粒，可分为颗粒细胞和无颗粒细胞。按颗粒细胞胞质颗粒的嗜色特性的不同又可分为中性粒细胞（neutrophil）、嗜酸性粒细胞（eosinophil）和嗜碱性粒细胞（basophil）；无颗粒细胞又可分为单核细胞（monocyte）和淋巴细胞（lymphocyte）（见表 5-1）。

表 5-1 我国健康成人血液白细胞分类计数及形态特点和主要功能

名称	百分比（%）	主要功能	形态特点
中性粒细胞	50 ～ 70	吞噬细菌与坏死组织	细胞核为杆状或分叶状，细胞质颗粒微细，染成紫红色
嗜酸性粒细胞	0.5 ～ 5	抑制组胺的释放	细胞核分为两叶，多呈八字形，颗粒粗大，染成红色
嗜碱性粒细胞	0 ～ 1	释放组胺和肝素	细胞核不规则，有些分为 2 ～ 3 叶，颗粒大小不等，分布不均，染成深蓝色
单核细胞	3 ～ 8	吞噬细菌和衰老细胞，参与特异性免疫	核呈肾形或马蹄铁形，细胞质比淋巴细胞的稍多，染成灰蓝色
淋巴细胞	20 ～ 40	参与特异性免疫	核较大，呈圆形或椭圆形，染成深蓝色。胞质很少，染成天蓝色

健康人白细胞的总数和分类计数保持相对稳定，但在各种急慢性炎症、组织损伤或白血病等情况下，可发生特征性变化，在临床诊断中有重要参考价值。

（二）白细胞的生理特性和功能

白细胞的功能是参与机体的防御和免疫反应，防止病原微生物的入侵。但各类白细胞的具体生理功能又有所不同。

1. 中性粒细胞　血液中的中性粒细胞约有一半随血液循环，称为循环池，通常的白细胞计数仅反映这部分中性粒细胞的数量；另一半则附着在血管壁上，称为边缘池。通常两部分的细胞可相互交换，保持动态平衡。另外，骨髓中还储备了大量成熟的中性粒细胞。当机体需要时，边缘粒细胞和骨髓储备粒细胞可大量进入血液循环发挥其防御功能。中性粒细胞是血液中主要的吞噬细胞，其变形能力、趋化性（向某些化学物质游走的特性）及吞噬能力都很强。当感染发生时，中性粒细胞首先到达炎症部位吞噬病原微生物，此外，还能清除抗原–抗体复合物及衰老、坏死的细胞和组织碎片等。

2. 嗜酸性粒细胞　嗜酸性粒细胞其主要功能有：一是抑制嗜碱性粒细胞在速发型过敏反应中的作用；二是参与对蠕虫的免疫反应。因此，过敏反应或某些寄生虫感染时，常伴血液中嗜酸性粒细胞数目的升高。

3. 嗜碱性粒细胞　嗜碱性粒细胞的胞浆颗粒中含有肝素、组胺、嗜酸粒细胞趋化因子A等多种生物活性物质。当嗜碱性粒细胞被激活时，可释放过敏性慢反应物质和IL–4等细胞因子。如组胺、过敏性慢反应物质可使毛细血管通透性增加，支气管、胃肠道等处的平滑肌收缩，出现荨麻疹、哮喘、腹痛、腹泻等症状。释放的嗜酸性粒细胞趋化因子A可吸引嗜酸性粒细胞聚集于局部，减轻过敏反应。近年研究资料显示，在机体抗寄生虫免疫应答中嗜碱性粒细胞也起重要作用。

4. 单核细胞　单核细胞也具有趋化性、变形运动和吞噬能力。它在血液中停留短暂时间后便穿出血管壁进入组织，发育转化成巨噬细胞（macrophage）。单核–巨噬细胞内含有更多的非特异性酯酶，故具有更强的吞噬能力。被激活了的单核–巨噬细胞还能合成和释放多种细胞因子，如白介素、干扰素、肿瘤坏死因子、集落刺激因子等，参与其他细胞活动的调控，对肿瘤和病毒感染的细胞具有强大的杀伤力。巨噬细胞作为一种重要的抗原递呈细胞，在特异性免疫应答的诱导和调节中起关键作用。

5. 淋巴细胞　淋巴细胞是白细胞中具有免疫功能的细胞。淋巴细胞在机体特异性免疫应答过程中起核心作用。根据发生过程、形态结构、表面标志与功能等不同，可将淋巴细胞分为T细胞、B细胞和自然杀伤（NK）细胞三大类。T细胞主要执行细胞免疫功能；B细胞主要执行体液免疫功能；NK细胞则是机体天然免疫的重要执行者，可直接杀伤肿瘤细胞。

三、血小板

血小板（thrombocyte，或blood platelet）是骨髓中成熟的巨核细胞胞浆脱落而成的具有生物活性的细胞质小片。血小板呈双凸扁盘形，当受到刺激时，可伸出小突起，变为不规则形。血小板直径 $2 \sim 4\mu m$，无核，表面有完整的细胞膜。电镜下可见血小板具有相当复杂的超微结构，细胞质内含有大小不等的颗粒致密体、血小板储存颗粒等。

（一）血小板的数量

正常人的血小板数量是 $(100 \sim 300) \times 10^9/L$，可有生理范围的波动：午后、进食、剧烈运动后、妊娠中/晚期血小板的数量均可升高；静脉血的血小板较动脉血数量多；冬季较春季多。当血小板数量减少到 $50 \times 10^9/L$ 以下时，人体可出现异常出血现象，临床上称为血小板减少性紫癜；当血小板的数量增加到 $300 \times 10^9/L$ 以上时，称为血小板增多。若血小板的数量增加到 $1000 \times 10^9/L$ 以上时，容易形成血栓，应采取必要的防栓措施。血液循环中的血小板通常处于"静止"状态，当血管损伤时，血小板被激活后在促进凝血和生理止血中发挥重要作用。

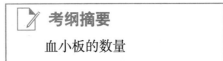

考纲摘要

血小板的数量

（二）血小板的生理特性

血小板具有黏附、聚集、释放、收缩、吸附等生理特性。

1. **黏附**　当血管内膜受损，血小板便黏着在暴露的胶原组织上，称为血小板的黏附作用。血小板黏附是生理性止血过程中非常重要的起始步骤。

2. **聚集**　血小板发生黏附后，又相互集合在一起，称为聚集。生理性致聚剂主要有 ADP、肾上腺素、5-羟色胺、组胺、胶原、凝血酶、TXA2 等；病理性致聚剂有细菌、病毒、免疫复合物、药物等。血小板聚集是形成血小板栓子的基础。

3. **释放**　当血小板黏附、聚集在血管壁时，便将贮存在胞浆内各种颗粒中的活性物质释放出来，主要有 ADP、ATP、Ca^{2+}、各种水解酶、5-羟色胺、儿茶酚胺等。5-羟色胺、儿茶酚胺可使小血管收缩，加速止血和凝血过程。

4. **收缩**　血小板活化后，胞质内的 Ca^{2+} 浓度升高可引起血小板内的收缩蛋白发生收缩，使血凝块紧缩，固化止血栓，加速损伤部位的愈合。

5. **吸附**　血小板能将许多凝血因子吸附到其表面，使破损局部的凝血因子浓度显著升高，加速血液凝固过程的进行。

（三）血小板的生理功能

血小板的主要生理功能是参与止血、促进凝血和维持毛细血管内皮细胞的完整性。

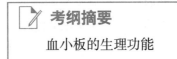

考纲摘要

血小板的生理功能

1. **参与和加速凝血过程**　血小板的促凝血作用表现为：①血小板质膜表面能吸附多种凝血因子；②血小板提供的磷脂表面，可促使凝血的发生；③血小板释放促凝物质，如因子 I、因子 XIII、各种血小板因子。

2. **参与生理性止血过程**　生理性止血是指小血管损伤后会引起少量出血，几分钟内出血就会自行停止的现象。通常用出血时间来衡量，正常值为 $1 \sim 3min$。具体过程表现为：

①受损伤的血管收缩，血小板释放的 5-羟色胺、儿茶酚胺等可收缩血管，使血管破口变小或封闭；②血小板发生黏附、聚集形成血小板血栓堵塞伤口，初期止血；③坚固的止血栓形成。血小板黏附、聚集并吸附大量凝血因子加速血液凝固，形成坚固的血凝块止血栓有效止血。

3. 维持血管内皮的光滑完整　正常情况下，血小板能够融合入血管内皮细胞，并能随时沉着于血管壁，以填补内皮细胞脱落留下的空隙，从而维持血管内皮的完整，使红细胞不能逸出血管外而发生出血倾向（图 5-2）。因此，血小板对于毛细血管内皮细胞的修复具有重要作用。当血小板数量减少至 $50 \times 10^9/L$ 以下时，皮肤、黏膜及内部组织会发生多处出血点，临床上称为血小板减少性紫癜。患者即使受到微小创伤时，都可能引起出血，甚至出现自发性出血。

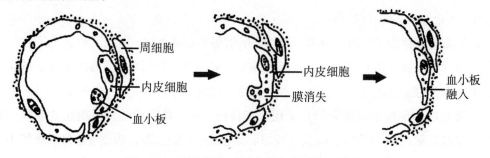

图 5-2　血小板融入毛细血管内皮细胞示意图

第三节　血液凝固和纤维蛋白溶解

一、血液凝固

血液凝固（blood coagulation）简称凝血，是指血液由流动的液体状态变成不流动的凝胶状态的过程。其实质就是血浆中可溶性的纤维蛋白原转变为不溶性的纤维蛋白多聚体，并交织成网，把血细胞和其他成分网罗在内，形成血凝块。血液凝固后数小时，血凝块发生收缩，挤出淡黄色的液体即为血清（blood serum）。同血浆相比，血清中缺乏因子 I 及一些参与凝血的物质，但增添了凝血时由血管内皮细胞和血小板释放出来的化学物质。

（一）凝血因子

目前已知的凝血因子有 14 种，其中由国际凝血因子命名委员会按照发现的先后顺序，以罗马数字编号的有 12 种（表 5-2），即凝血因子 I～XIII（简称 FI～FXIII，其中 FVI 是血清中活化的 FVa，故已被取消）。此外，参与凝血的还有前激肽释放酶、高分子激肽原、血小板磷脂等。

表 5-2　按国际命名法编号的凝血因子

因子	中文名称	因子	中文名称
I	纤维蛋白原	VIII	抗血友病因子
II	凝血酶原	IX	血浆凝血激酶
III	组织因子	X	斯图亚特因子
IV	Ca^{2+}	XI	血浆凝血激酶前质
V	前加速素	XII	接触因子
VII	前转变素	XIII	纤维蛋白稳定因子

凝血因子的特点有：①除 FIV（Ca^{2+}）和血小板磷脂外，其余的凝血因子均为蛋白质，而且多数在肝脏内合成，其中凝血因子 II、VII、IX、X 的合成过程中需要维生素 K 的参与，故又称维生素 K 依赖因子。②除 FIII（tissue factor，TF，又称组织因子）由损伤组织释放外，其余的凝血因子均存在于血浆中。③血液中具有酶特性的凝血因子都以无活性的酶原形式存在，必须通过其他酶的水解，暴露或形成活性中心后，才成为具有活性的酶。这一过程称为凝血因子的激活。习惯上在被激活的因子代号的右下角标上"a"（activated），如凝血酶原（FII）被激活成为凝血酶（FIIa）。

（二）血液凝固过程

血液凝固过程可分为三个基本步骤：①凝血酶原激合物的形成；②凝血酶的形成；③纤维蛋白的形成。

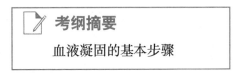

考纲摘要
血液凝固的基本步骤

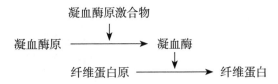

根据凝血酶原激活物生成的途径，可将凝血过程分为内源性凝血和外源性凝血途径（图 5-3）。

1. 内源性凝血途径（intrinsic pathway of blood coagulation）　是指参与凝血的因子全部来自血管内血浆中，由 FXII 被激活所启动。首先 F XII 接触到异物表面而被激活成 FXII a，FXII a 转而使 FXI 激活，成为 FXI a。F XII 在体外可由带负电的物质所激活，如玻璃、白陶土、胶原纤维等；在体内以血管内皮下胶原组织的激活作用最为重要。形成的 FXII a 可使前激肽释放酶（PK）生成激肽释放酶（K），K 反过来又能激活 FXII，以正反馈的效应形成大量的 FXⅡa。FXⅠa 在 Ca^{2+} 的参与下将 FⅨ 转变为 FⅨa。此外，FⅨ 还能被 FⅦa 和组织因子复合物所激活。FⅨa 再与 FⅧa、Ca^{2+}、PF_3 结合形成复合物，即可使 FX 激活成 FXa。在 FXa 生成后，内源性和外源性凝血过程进入相同的途径。Ⅷa 是重要的辅助因子，可使反应速度提高 20 万倍。先天性缺乏Ⅷ、Ⅸ和Ⅺ时，内源性途径激活 X 的反应受阻，凝血过程将变得非常缓慢，往往微小创伤就出血不止，分别称为甲型、乙型和丙型血友病。

2. 外源性凝血途径（extrinsic pathway of blood coagulation）　指由来自血液之外的组织因子（因子Ⅲ）进入血液而启动的凝血过程。FⅢ 可由受损组织释放。在 Ca^{2+} 的存在下，FⅢ 与 FⅦ 形成复合物，进一步激活 FX 成为 FXa。另外，FⅦ 和 FⅢ 形成的复合物还能激活 FⅨ 成为 FⅨa，从而将内、外源性凝血联系起来，共同完成凝血过程。

通过上述两条途径生成 FXa 后，FXa 与 FVa 被 Ca^{2+} 连接在血小板磷脂表面，形成凝血酶原激活物，后者进一步激活凝血酶原为凝血酶，凝血酶裂解纤维蛋白原形成纤维蛋白单体。在 FXⅢa 和 Ca^{2+} 的作用下，纤维蛋白单体相互聚合、交联形成纤维蛋白多聚体，组成牢固的纤维蛋白网，并网罗血细胞形成非常稳定的血凝块。

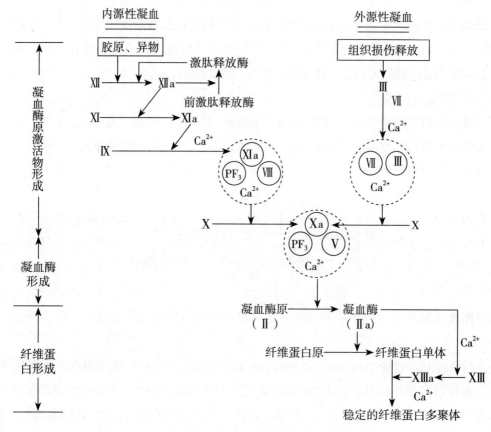

图 5-3　血液凝固示意图

目前认为，外源性凝血途径在体内生理凝血反应的启动中起关键作用，而内源性凝血途径则在凝血过程的维持中起重要作用。因子Ⅲ被认为是凝血过程的启动因子。

二、抗凝系统

正常情况下，血管内的血液始终保持流动状态，这是因为血液中存在着许多抗凝血的因素：①血管内皮光滑完整，因子Ⅻ不易发生表面激活，血小板也不易发生黏附；②血液循环不息，致使血浆中一些凝血因子不易激活，即便有少数被激

活也会不断地被稀释运走，并被吞噬细胞及时处理；③血管内皮细胞可以合成、释放前列腺素和一氧化氮，从而抑制血小板聚集，并有抗凝血作用；④血液中有纤维蛋白溶解系统；⑤血液中有多种抗凝血物质。这样即使局部因损伤而发生血液凝固，凝血现象也只限于损伤部位形成止血栓，不会影响全身的血液循环，这是由于凝血系统、抗凝和纤溶系统经常保持平衡。若此平衡打破，便会造成出血倾向或血栓形成。

目前已知体内的抗凝物质有很多种，这里仅介绍几种主要抗凝物质。

（一）丝氨酸蛋白酶抑制物

血浆中有许多丝氨酸蛋白酶抑制物，主要有抗凝血酶Ⅲ、C_1 抑制物、α_2-巨球蛋白、α_2-抗纤溶酶、α_1-抗胰蛋白酶等。其中最重要的是抗凝血酶Ⅲ，它由肝细胞和血管内皮细胞分泌。抗凝血酶Ⅲ抗凝机制是可与一些凝血因子（如因子Ⅺ、Ⅻ、Ⅸ、Ⅹ）分子中活性中心的丝氨酸残基结合，从而抑制其活性。正常情况下，抗凝血酶Ⅲ的直接抗凝作用非常弱，不能有效地抑制凝血，但它与肝素结合后，其抗凝作用可增加约 200 倍。

（二）肝素

肝素（heparin）是一种酸性黏多糖，主要由肥大细胞和嗜碱性粒细胞产生。肺、心、肝、肌肉等组织中含量丰富，生理情况下血浆中的含量甚微。无论在体内还是体外，肝素的抗凝作用都很强，主要是通过增强抗凝血酶Ⅲ的活性而发挥间接的抗凝作用。故临床上把它作为抗凝剂广泛应用。肝素还可刺激血管内皮细胞释放 TFPI，使其在体内的抗凝作用强于体外。

（三）蛋白质 C 系统

主要包括蛋白质 C、凝血酶调节蛋白、蛋白质 S 和蛋白质 C 的抑制物。蛋白质 C 由肝脏合成，其合成需要维生素 K 参与。蛋白质 C 以酶原的形式存在于血浆中，当凝血酶与损伤部位脱离再与正常血管内皮细胞上的凝血酶调节蛋白结合后，可激活蛋白质 C，后者可水解灭活 FVa 和 FⅧa，抑制凝血酶和 FXa 的激活，避免凝血过程向周围正常血管部位扩展。蛋白质 C 活化后还有促进纤维蛋白溶解的作用，在血浆中，蛋白质 S 是蛋白质 C

活化的辅助因子，可增强灭活 FVa 和 FⅧa 的作用。

（四）组织因子途径抑制物

组织因子途径抑制物（tissue factor pathway inhibitor，TFPI）是由小血管内皮细胞分泌的一种糖蛋白，是外源性凝血途径抑制物。TFPI 与 FX a 和 FⅦa 组织因子复合物结合而抑制活性。

三、纤维蛋白溶解

纤维蛋白溶解（fibrinolysis）是指将凝血块中的纤维蛋白水解液化的过程，简称纤溶。纤溶可使止血过程中形成的纤维蛋白凝血块适时溶解、清除，以保持血流畅通，从而有利于损伤组织的修复、愈合及血管的再生。

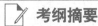

考纲摘要

纤维蛋白溶解系统及其功能

纤溶系统主要包括：纤维蛋白溶解酶原（简称纤溶酶原）、纤溶酶、纤溶酶原激活物和纤溶酶抑制物。

纤溶的基本过程有两个阶段：纤溶酶原的激活和纤维蛋白的降解。

（一）纤溶酶原的激活

纤溶酶原主要在肝、骨髓、嗜酸性粒细胞和肾脏中合成。它必须在纤溶酶原激活物的作用下，才能成为有活性的酶。

纤溶酶原激活物主要有三类：①血管激活物，主要由血管内皮细胞和血小板释放。它激活纤溶酶原的作用很强，是主要的激活物。②组织激活物，广泛存在于体内组织细胞中，特别是子宫、甲状腺、淋巴结和肺等组织含量较高，因此，当这些器官组织手术或外伤时，常有术后渗血或出血不易凝固的现象。临床上常用的尿激酶主要在肾脏中合成与释放，纤溶活性很强。③凝血因子和凝血物质，Ⅻa、Ⅺa、激肽释放酶等使纤溶酶原转变成纤溶酶。此类激活物可使凝血与纤溶相互配合，保持平衡。

（二）纤维蛋白降解

纤溶酶是一种活性很强的丝氨酸蛋白水解酶，它最敏感的底物是纤维蛋白和纤维蛋白原。在纤溶酶的作用下，纤维蛋白和纤维蛋白原可被裂解为许多可溶性的小肽，称为纤维蛋白降解产物。这些降解产物通常不再发生凝固，其中部分还有抗凝血作用。

（三）纤溶酶抑制物

正常情况下，虽然有少量纤溶酶生成，但同时体内又存在抑制纤溶作用的物质，称为纤溶抑制物。其中 α_2-抗纤溶酶是血液中的主要抑制物。临床上常用的止血药如止血芳酸、6-氨基己酸和凝血酸等，就是抑制纤溶酶的生成及其作用。

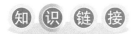

常用的促进或延缓血液凝固的方法

1. 在血液凝固的三个阶段中，Ca^{2+} 担负着重要作用，若去除血浆中的 Ca^{2+}，则血液凝固不能进行。临床工作中常用抗凝剂柠檬酸钠与血浆中游离的 Ca^{2+} 结合成可溶性的络合物，以降低血浆中游离的 Ca^{2+} 浓度，达到抗凝的目的。

2. 由于血液凝固是一酶促反应过程，因而适当加温可提高酶的活性，促进酶促反应，加速凝血，而低温则能使凝血延缓。

3. 利用粗糙面可促进凝血因子的激活，促进血小板的聚集和释放，从而加速血液凝固。因而手术时常用温热盐水纱布压迫创面，促进生理性止血，以减少手术创面的出血。

4. 手术前注射维生素 K 可促进肝脏合成凝血因子，增强血液凝固作用。

5. 肝素抗凝作用强，在体外和体内加入肝素，均可抗凝。

第四节 血型与输血

血型（blood group or blood type）是指血细胞膜上特异性抗原的类型。当给人体输入不相容的血液时，可在血管内发生红细胞彼此凝集成簇，这种现象称为红细胞凝集（agglutination）。通常所指血型，主要指红细胞血型，即红细胞膜上特异性抗原的类型。红细胞凝集的实质是红细胞膜上的特异性抗原（凝集原，agglutinogen）和相应的抗体（凝集素，agglutinin）发生的抗原－抗体免疫反应。

白细胞和血小板除了也存在一些与红细胞相同的血型抗原外，还有其本身特有的血型抗原。白细胞上最强的同种抗原是人类白细胞抗原（human leukocyte antigen，HLA）系统，可应用于器官移植、亲子鉴定和人类学等方面的研究。人类血小板表面也有一些特异性的抗原系统，如 PI、Zw、Ko 等，与输血后血小板减少症的发生有关。

至今已经发现了 ABO、Rh、MNSs、Lutheran 等三十多种不同的红细胞血型系统，其中与临床关系密切的是 ABO 血型系统和 Rh 血型系统。血型是由遗传因素决定的，所以，血型鉴定对法医学和人类学的研究具有重要的意义。

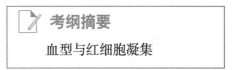

考纲摘要

血型与红细胞凝集

一、ABO 血型系统

ABO 血型系统是 Landsteiner 在 1901 年发现的第一个人类血型系统。它的分型是根据红细胞膜上 A、B 凝集原的分布不同将血液分为 4 种血型。凡红细胞膜上只有 A 凝集原称为 A 型，只含 B 凝集原为 B 型，A 和 B 凝集原都存在为 AB 型，两种凝集原都没有的为 O 型。

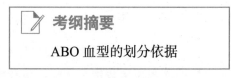

考纲摘要

ABO 血型的划分依据

ABO 血型系统的抗体属于天然抗体，又称天然凝集素。新生儿的血液中尚无 ABO 血型系统抗体，出生后 2～8 个月开始自发产生相应天然抗体，8～10 岁时达高峰。天然抗体多属 IgM，分子量大，不能透过胎盘。

表5-3　ABO 血型系统的抗原（凝集原）和抗体（凝集素）

血型	亚型	红细胞膜上的抗原	血清中的抗体
A 型	A_1	$A + A_1$	抗 B
	A_2	A	抗 B + 抗 A_1
B 型		B	抗 A
AB 型	A_1B	$A + A_1 + B$	无
	A_2B	A + B	抗 A_1
O 型		无 A，无 B	抗 A + 抗 B

ABO 血型系统存在与 A、B 凝集原相对应的天然凝集素，不同血型人的血清中含有不同的凝集素，但不含与自身红细胞所含凝集原相对抗的凝集素。即在 A 型血的血清中，只含抗 B 凝集素；B 型血的血清中只含抗 A 凝集素；AB 型血的血清中不含抗 A 和抗 B 凝集素；而 O 型血的血清中则含有抗 A 和抗 B 凝集素。ABO 血型系统还有几种亚型，其中最重要的亚型是 A 型中的 A_1 和 A_2 亚型。A_1 型红细胞上含有 A 抗原和 A_1 抗原，而 A_2 型红细胞上仅含有 A 抗原；A_1 型血的血清中只含有抗 B 凝集素，而 A_2 型血的血清中则含有抗 B 凝集素和抗 A_1 凝集素。同样，AB 型血型中也有 A_1B 和 A_2B 两种主要亚型（表5-3）。虽然在我国汉族人中 A_2 型和 A_2B 型者分别只占 A 型和 AB 型人群的 1% 以下，但由于 A_1 型红细胞的 A_1 抗原可与 A_2 型血清中的抗 A_1 凝集素发生凝集反应，而且 A_2 型和 A_2B 型红细胞比 A_1 型和 A_1B 型红细胞的 A 抗原的抗原性弱很多，故在用抗 A 凝集素作血型鉴定时，容易将 A_2 型和 A_2B 型血误定为 O 型和 B 型。因此在输血时应特别注意 A 型中亚型的存在。

ABO 血型鉴定的原理是利用红细胞凝集反应。鉴定的方法是用单克隆的已知抗体（抗 A 抗体和抗 B 抗体），分别与待鉴定者的红细胞悬液相互混合，观察有无凝集现象，根据反应的结果，判定被鉴定人红细胞膜表面上存在的抗原，再以此确定血型（表5-4）。

表5-4　ABO血型的鉴定

抗B抗体	抗A抗体	血型
−	−	O
−	+	A
+	−	B
+	+	AB

二、Rh血型系统

1940年兰茨坦纳（Landsteiner）与维勒（Wiener）在恒河猴（Rhesus monkey）红细胞表面发现了另一类凝集原，即Rh抗原。这种血型系统称为Rh血型系统（Rh blood group system），

考纲摘要

Rh血型系统分型及特点

它是仅次于ABO血型的另一重要的血型系统。至今已发现Rh系统中的抗原有40多种，其中以D抗原的抗原性最强，具有重要的临床意义。通常将红细胞表面存在D抗原称为Rh阳性，无D抗原称为Rh阴性。我国汉族人和其他大部分民族的Rh阳性约占99%，Rh阴性约占1%。但在某些少数民族中，Rh阴性的人数较多，如塔塔尔族15.8%，苗族12.3%。

Rh血型系统与ABO血型系统不同，人的血清中不存在抗Rh的天然抗体，只有当Rh阴性者在接受Rh阳性的血液后，才会通过体液性免疫而产生抗Rh抗体，但首次一般不产生明显的反应，但当再次接受Rh阳性血液时，就会发生凝集反应。因此临床上对于重复接受同一供血者的患者，输血前应特别注意。

Rh血型系统的抗体主要是不完全抗体IgG，分子质量小，能透过胎盘。因此，当Rh阴性的孕妇怀有Rh阳性的胎儿时，胎儿的红细胞因某种原因（如分娩时胎盘剥离）进入母体，可使母体产生抗Rh抗体，此抗体可通过胎盘进入胎儿的血液，使胎儿的红细胞发生溶血，引起新生儿溶血性贫血，严重时可导致胎儿死亡。

三、输血原则

输血（blood transfusion）已经成为临床治疗某些疾病、抢救伤员生命和保证一些手术得以顺利进行的一种特殊而重要的手段。但如果输血不当，将会造成严重后果。为了确保输血安全，必

考纲摘要

输血原则

须严格遵守输血原则。输血的基本原则是保证供血者的红细胞不被受血者血浆中的凝集素所凝集，即血型相合，配血相合。

1. 血型相合　在输血前，首先必须鉴定血型，保证 ABO 血型相合，因为 ABO 血型不合引起的输血反应非常严重。生育年龄的妇女和需要反复输血的患者，必须还使供血者与受血者的 Rh 血型相合，避免受血者在被致敏后产生抗 Rh 的抗体。

2. 配血相合　即使在 ABO 系统血型相同的人之间进行输血，在输血前还必须进行交叉配血试验（cross match test）。交叉配血试验有主、次侧之分，主侧是指将供血者的红细胞与受血者的血清进行配合试验；次侧是指将受血者的红细胞与供血者的血清进行配合试验（图 5-4）。若主、次侧均不发生凝集反应，则为配血相合，可以进行输血；若主侧发生凝集反应，则为配血不合，不能输血；如果主侧不发生凝集反应，而次侧发生凝集反应，则只能在紧急情况下，缓慢少量（不宜超过 200mL）输血，且密切监视输血过程，一旦发生输血反应，必须立即停止输血。

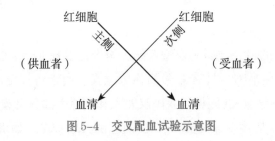

图 5-4　交叉配血试验示意图

随着医学科学技术的进步和血液成分分离技术的广泛应用，输血疗法已从输注全血发展到成分输血。成分输血是把人血液中的各种不同成分，如红细胞、粒细胞、血小板及血浆，分别制备成高纯度或高浓度的制品，根据患者的不同需求进行输注。另外，近年自体输血也得到迅速发展。

复习与思考

一、选择题

A1 型题：每一道考试题下面有 A、B、C、D、E 五个备选答案，请从中选择一个最佳答案。

1. 正常成年人血液总量占体重的百分比是（　　　）

A. 5%～6%　　　　　　B. 6%～7%　　　　　　C. 7%～8%

D. 8%～9%　　　　　　E. 9%～10%

2. 血细胞比容是指血细胞（　　　）

　　A. 与血浆容积之比　　　　　　　　　　B. 与血管容积之比

　　C. 在血液中所占重量百分比　　　　　　D. 在血液中所占的容积百分比

　　E. 与白细胞容积之比

3. 巨幼红细胞性贫血是由于缺少（　　　）

　　A. 铁　　　　　　　　B. 铁和蛋白质　　　　C. 维生素 D_{12} 和叶酸

　　D. 促红细胞生成素　　E. 雄激素

4. 红细胞悬浮稳定性差时，将发生（　　　）

　　A. 溶血　　　　　　　B. 血栓形成　　　　　C. 凝集

　　D. 脆性增加　　　　　E. 叠连加速

5. 内、外源性凝血系统的根本区别在于（　　　）

　　A. 参与的凝血因子都不同

　　B. 启动因子不同

　　C. 最后形成的凝血块不同

　　D. 外源性凝血不形成凝血酶原激活物

　　E. 内源性凝血不需要稳定因子

6. 启动外源性凝血途径的物质是（　　　）

　　A. 因子Ⅲ　　　　　　B. 因子Ⅶ　　　　　　C. PF_3

　　D. Ca^{2+}　　　　　　E. 凝血酶原

7. 通常所说的血型是指（　　　）

　　A. 红细胞上受体的类型　　　　　　　　B. 红细胞表面特异凝集素的类型

　　C. 红细胞表面特异凝集原的类型　　　　D. 血浆中特异凝集素的类型

　　E. 血浆中特异凝集原的类型

8. 新生儿发生溶血性贫血，他可能是（　　　）

　　A. Rh 阳性母亲所怀 Rh 阳性婴儿　　　　B. Rh 阳性母亲所怀 Rh 阴性婴儿

　　C. Rh 阴性母亲所怀 Rn 阳性婴儿　　　　D. Rh 阴性母亲所怀 Rh 阴性婴儿

　　E. B 和 C 都可能

B1 型题：以下提供若干组考题，每组考题共用在考题前列出的 A、B、C、D、E 五个备选答案，请从中选择一个与问题关系最密切的答案。某个备选答案可能被选择一次、多次或不被选择。

（9～12 题共用备选答案）

　　A.（4000～5500）$\times 10^9$/L　　　　　　B.（4.0～10.0）$\times 10^9$/L

　　C.（3.5～5.0）$\times 10^{12}$/L　　　　　　D.（100～300）$\times 10^9$/L

E. 6.0×10^{12}/L 以上

9. 成年男性外周血中的红细胞计数为（　　　）

10. 人安静时的外周血中的白细胞计数为（　　　）

11. 人外周血液中血小板计数为（　　　）

12. 新生儿的红细胞数量可高达（　　　）

（13 ～ 14 题共用备选答案）

A. A 型　　　　　　　　　B. B 型　　　　　　　　　C. O 型

D. AB 型　　　　　　　　E. B 亚型

13. 某人血细胞与 B 型人的血清凝集，而其血清与 B 型人血细胞不凝集，此人血型为

（　　　）

14. 血清中既有抗 A 又有抗 B 凝集素的血型是（　　　）

二、名词解释

1. 血细胞比容　2. 血浆晶体渗透压　3. 血浆胶体渗透压　4. 血沉　5. 血液凝固　6. 内源性凝血　7. 外源性凝血　8. 血型　9. 纤维蛋白溶解　10. 红细胞凝集

三、简答题

1. 若给病人不慎输入了大量的低渗液会有什么危害？

2. 临床上常见的贫血类型及发生原因。

3. 血液凝固的基本步骤是什么？

4. 为什么正常人血管内的血液不会发生凝固而保持流体状态？

5. 临床常见血型的划分依据？为什么输血前一定要做交叉配血试验？

扫一扫，知答案

扫一扫，看课件

第六章

循环系统

【学习目标】

1. 掌握：循环系统的组成及功能；血液循环的途径；心脏的位置、外形及心腔的结构，心传导系统；主动脉的位置及主要分支；上、下肢浅静脉的名称和位置；肝门静脉的组成、属支、收集范围；胸导管的组成、行径、收纳范围；心动周期与心的泵血过程；心输出量及影响因素；动脉血压的概念、形成和影响因素；中心静脉压的概念与意义；心血管功能的调节。

2. 熟悉：动脉及静脉的概念；左、右冠状动脉的起始、分布；各部动脉主干的名称及分布范围；上、下腔静脉的组成、收集范围和主要属支；心肌细胞的生物电现象；动脉脉搏；影响静脉血流的因素；微循环的组成及功能。

3. 了解：血管吻合、侧支循环、颈动脉窦、颈动脉小球、心包和心包腔的概念；动脉的分布规律；静脉回流的特点；腹腔干、肠系膜上、下动脉的位置、分支和分布范围；淋巴回流因素和淋巴侧支循环。

4. 具有辨别循环系统器官结构的能力，具有利用解剖生理学知识初步分析相关疾病的能力。

第一节 概 述

循环系统包括心血管系统和淋巴系统，是人体内执行运输功能的连续管道系统。心血管系统流动着血液。在心搏的推动下，血液将营养物质、氧和激素等运到体内各个器官、组织和细胞；同时又将组织和细胞的代谢产物如二氧化碳、尿素等送到肺、肾、皮肤等器官排出体外。内分泌系统所分泌的激素也有赖于循环系统送到靶器官和靶细胞，以实现身体的体液调节。淋巴系统中流动着淋巴，因淋巴最终也注入心血管系统，故可把淋巴系统看作是心血管系统的辅助管道。

一、心血管系统的组成

心血管系统由心、动脉、毛细血管和静脉组成。

考纲摘要

心血管系统的组成

心是中空的肌性器官，借房间隔和室间隔把心分为左、右两个半心。每侧半心又分为上方的
心房和下方的心室，左半心流动着动脉血，右半心流动着静脉血。心房和心室分别经房室口相通。在左、右房室口和动脉出口处均有瓣膜，它们似阀门，顺血流开放，逆血流关闭，保证了血液在心内的定向流动。

血管是输送血液的管道，包括动脉、毛细血管和静脉。动脉是将血液由心输送到全身毛细血管的血管。动脉自心室发出，在到达全身毛细血管的行径中不断分支，其管径也随之变细，最终移行为毛细血管。毛细血管是一类极微细的血管，互相吻合呈网状，管壁极薄，是血液与组织液之间进行物质交换的部位。毛细血管的另一端与静脉相连。静脉是将毛细血管内的血液输送回心的血管。它在输送血液回心的过程中，小静脉渐次汇合，管径逐渐变粗，最后合成大静脉连于心房。

二、血液循环的途径

血液由心室射出，经动脉、毛细血管、静脉返回心房，这种周而复始的循环流动称血液循环。依循环途径不同，可分为体循环和肺循环（图6-1）。

1.**体循环（大循环）** 当心室收缩时，血液
从左心室经主动脉及其分支流向全身的毛细血管，
在此与周围的组织、细胞进行物质交换，由动脉
血变为静脉血，再经各级静脉回流，最后经上、
下腔静脉流回右心房。

考纲摘要

体循环和肺循环的概念

2.**肺循环（小循环）** 由体循环回心的静脉血，从右心室经肺动脉干及其分支入肺，当其流经肺泡周围的毛细血管时，进行气体交换，从而静脉血又转化为动脉血，最后经肺静脉流回左心房。

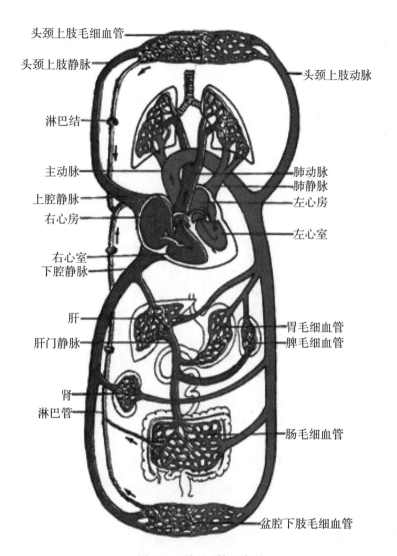

图 6-1　循环系统示意图

第二节　循环系统的结构

一、心

（一）心的位置和外形

心位于胸腔的中纵隔内，外裹心包，约 2/3 居身正中矢状切面的左侧，1/3 在其右侧。上方有出入心的大血管，下方是膈；两侧借纵隔胸膜与肺相邻；后方邻近左主支气管、食管、左迷走神经、胸主动脉；前方大部分被肺和胸膜所覆盖，只有左肺心切迹内侧的部分与胸骨体下部左半及左侧第4～5肋软骨相邻。故临床上为了不伤及肺和胸膜，心内注射常在左侧第4肋间隙靠近胸骨左缘处进针，将药物注射到右心室内（图6-2）。

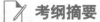

考纲摘要

心的位置、外形、心腔的结构；心内注射的部位

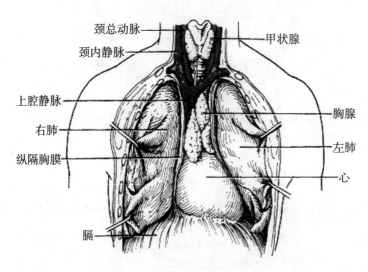

图 6-2　心的位置

　　心略呈倒置的圆锥形，一般略大于本人的拳头，具有一尖、一底、两面、三缘及四条沟（图6-3、图6-4）。**心尖**朝向左前下方，在胸骨左侧第5肋间隙锁骨中线内侧1～2cm处，可扪及或看到**心尖搏动**。**心底**朝向右上后方，与出入心的大血管相连。心的前面朝向胸骨体和肋软骨，故称**胸肋面**；下面与膈相对，称**膈面**。心的**右缘**由右心房构成；**左缘**主要由左心室构成；**下缘**较锐利，由右心室和左心室构成。心的表面有一几乎成环形的**冠状沟**，是心房与心室在心表面的分界。心的胸肋面和膈面各有一条浅沟，分别称为**前室间沟**和**后室间沟**，是左、右心室在心表面的分界。**房间沟**在心底部，右心房与右肺上、下静脉交界处的浅沟，是左、右心房在心后面的分界标志。

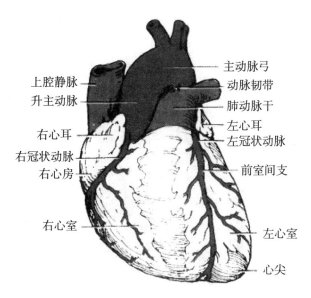

图 6-3　心的外形与血管（前面）

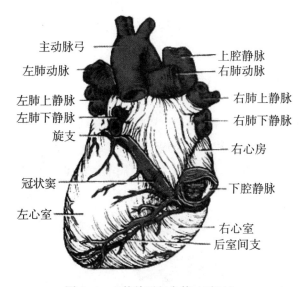

图 6-4　心的外形与血管（后面）

（二）心各腔的形态

1.**右心房**　壁薄腔大，构成心的右上部。它向左前方的突出部分称**右心耳**（图 6-5）。右心房有三个入口：上壁有**上腔静脉口**，下壁有**下腔静脉口**，分别导入从人体上半身和下半身回流的静脉血；在下腔静脉口与右房室口之间有一较小的**冠状窦口**，心壁的静脉血主要经此口流回右心房。右心房的出口为**右房室口**，位于右心房的前下部，通右心室。在房间隔的下部有一浅窝，称**卵圆窝**，是胎儿时期的卵圆孔在出生后封闭的遗迹。

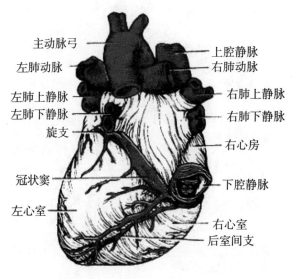

主动脉弓
左肺动脉
左肺上静脉
左肺下静脉
旋支
冠状窦
左心室

上腔静脉
右肺动脉
右肺上静脉
右肺下静脉
右心房
下腔静脉
右心室
后室间支

图 6-5　右心房的腔面

2.**右心室**　位于右心房的左前下方，构成心胸肋面的大部分。

右心室的入口即右房室口，其周缘有三片略呈三角形的瓣膜，称三尖瓣，（图 6-6、图 6-7）。瓣膜的基底附于右房室口周围的**纤维环**，尖端向下突入右心室。流入道的内壁有许多肌性隆起，其中有 3～4 处呈锥状隆起突入室腔，称**乳头肌**。每个乳状肌的尖端均有数条**腱索**，分别连于相邻两片瓣膜。当心室收缩时，血液推动三尖瓣，使其相互对合，封闭右房室口，从而阻止血液返流入右心房。

右心室的出口即**肺动脉口**，通肺动脉干，口周围的纤维环上附有三个袋口向上的半月形瓣膜，称**肺动脉瓣**。当心室舒张时，由于肺动脉干内血液的回冲压力，使肺动脉瓣互相紧贴，关闭肺动脉口。

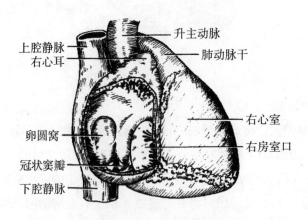

上腔静脉
右心耳
卵圆窝
冠状窦瓣
下腔静脉

升主动脉
肺动脉干
右心室
右房室口

图 6-6　右心室的腔面

3.**左心房** 构成心底的大部，它向右前方的突出部分称**左心耳**，其内面也有发达的梳状肌。为心外科常用的手术入路之一。左心房壁的两外侧部，每侧各有两个入口，称**肺静脉口**（图6-7），导入由肺回流的动脉血。左心房的出口为**左房室口**，位于左心房的前下部，通左心室。

4.**左心室** 大部分位于右心室的左后下方，构成心尖及心的左缘（图6-7）。

左心室的入口即**左房室口**，口的周缘有两片三角形瓣膜，称**二尖瓣**，瓣膜的游离缘及其心室面借腱索与乳头相连。二尖瓣的功能与三尖瓣相同。

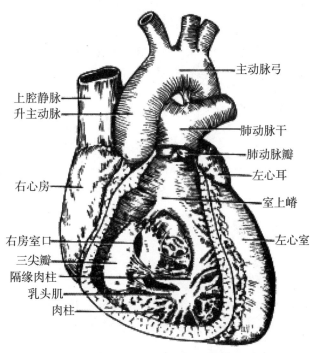

主动脉弓

上腔静脉
升主动脉

肺动脉干
肺动脉瓣
左心耳
室上嵴

右心房

右房室口
三尖瓣
隔缘肉柱
乳头肌
肉柱

左心室

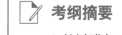

图6-7 左心房与左心室

其出口位于左房室口的右前方，称**主动脉口**，通主动脉。主动脉口处有**主动脉瓣**，其形态和功能与肺动脉瓣相同。

分隔左、右心室的室间隔主要由心肌构成，但在接近心房处有一缺乏心肌的卵圆形区域，称**膜部**，是室间隔缺损的常见部位。

> ✎ **考纲摘要**
> 心的瓣膜与功能

心像一个"血泵"，瓣膜类似泵的闸门，保证了心内血液的定向流动。两侧的心房和心室的收缩与舒张是同步的，心室收缩时，二尖瓣和三尖瓣关闭，主动脉瓣和肺动脉瓣开放，血液射入动脉；心室舒张时，二尖瓣和三尖瓣开放，主动脉瓣和肺动脉瓣关闭，血液由心房射入心室（图6-8）。

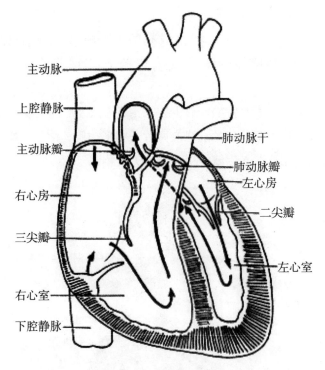

主动脉

上腔静脉

主动脉瓣

右心房

三尖瓣

右心室

下腔静脉

肺动脉干

肺动脉瓣

左心房

二尖瓣

左心室

图 6-8　心各腔的血流方向

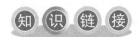

知 识 链 接

　　"冠心病"是冠状动脉粥样硬化性心脏病的简称。心脏是人体的重要器官，它的作用就好比是一个永不停止工作的泵，随着心脏每次收缩将携带氧气和营养物质的血流经主动脉输送到全身，以供给各组织细胞代谢需要。由于脂质代谢不正常，血液中的脂质沉着在原本光滑的动脉内膜上，在动脉内膜一些类似粥样的脂类物质堆积而成白色斑块，称为动脉粥样硬化病变。这些斑块渐渐增多造成动脉腔狭窄，使血流受阻，导致心脏缺血，产生心绞痛。

（三）心壁的微细结构

心壁从内向外依次分为心内膜、心肌膜和心外膜三层（图 6-9）。

1. 心内膜　心内膜为由内皮及其深面的致密结缔组织构成的光滑薄膜。被覆于心肌内面，心的瓣膜即由心内膜折叠而成。

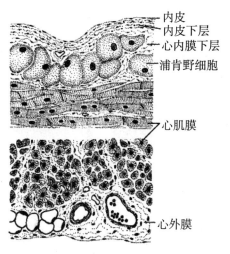

图 6-9　心壁的结构

2.**心肌膜**　由心肌构成，是心壁三层中最厚的一层。且心室肌比心房肌厚；左心室肌是右心室肌厚度的三倍。在房室口和动脉口周围，有致密结缔组织构成四个纤维环和左、右纤维三角。心房肌和心室肌分别附于纤维环，而不互相连续。

3.**心外膜**　属于浆膜，其浅层为间皮，深层有少量结缔组织，内有血管和神经等。

（四）心的传导系统

心的传导系统由特殊分化的心肌细胞构成，它能自动发生节律性兴奋，传导冲动，从而引起心的节律性收缩。心传导系统由窦房结、房室结、房室束及其分支、浦肯野纤维网组成（图 6-10）。

 考纲摘要

心传导系统的组成

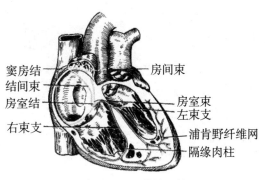

图 6-10　心传导系统

1.**窦房结**　位于上腔静脉与右心房交界处的前方，心外膜深面，呈长椭圆形，是心的正常起搏点。

2.**房室结** 位于冠状窦口前上方的心内膜深面，呈扁椭圆形。其主要功能是将窦房结的兴奋传到心室。

3.**房室束及其分支** 房室束起于房室结，在室间隔内下降，至肌部的上缘，分为**左束支**和**右束支**，分别在室间隔两侧心内膜的深面下降。最后分散为细小的浦肯野（Purkinje）纤维网与一般的心肌纤维相连接。

考纲摘要
心的正常起搏点

（五）心的血管

1.**动脉** 营养心的动脉是左、右冠状动脉（图6-3、图6-4）。

（1）**右冠状动脉** 起自主动脉根部的前壁，沿冠状沟向右下绕过心的右缘至心的膈面，发出后室间支，下行于后室间沟内。右冠状动脉主要分布于右心房、右心室、左心室的后壁、室间隔的后下部、窦房结和房室结等处。

（2）**左冠状动脉** 起自主动脉根部的左后壁向左前方行至冠状沟，分为**前室间支**和**旋支**，前室间支沿前室间沟下行，分支供应左心室前壁、右心室前壁的一小部分及室间隔的前上部。旋支沿冠状沟向左行至心的膈面，主要分布于左心室的侧壁和后壁，以及左心房等处。冠心病是冠状动脉或其分支病变引起血管腔狭窄，致使心肌血液供应不足造成的。

2.**静脉** 心的静脉，多与动脉伴行。主要属支有**心大静脉、心中静脉、心小静脉**，最后汇入**冠状窦**（图6-3、图6-4）。冠状窦位于冠状沟的后部，借冠状窦口开口于右心房。

（六）心包

心包是包在心和大血管根部周围的膜性囊（图6-11），分**纤维心包**和**浆膜心包**两部分。纤维心包是坚韧的结缔组织囊，伸缩性很小，它的上部与出入心的大血管外膜相延续，下部附于膈的中心腱。浆膜心包位于纤维心包内，分脏、壁两层，**脏层**即心外膜，**壁层**衬于纤维心包的内面。脏层和壁层在出入心的大血管根部相互移行，两层之间的潜在性腔隙称**心包腔**，内有少量浆液，可减少心搏动时的摩擦。心包具有保护心和阻止心过度扩大等功能。

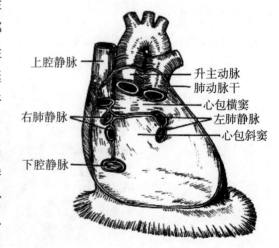

上腔静脉
升主动脉
肺动脉干
心包横窦
右肺静脉
左肺静脉
心包斜窦
下腔静脉

图6-11 心包

二、血管

（一）血管的微细结构

血管分动脉、静脉和毛细血管三类。根据管径的大小，动脉和静脉又都可以分为大、中、小三级。**大动脉**是指接近心的动脉，管径最粗，如主动脉和肺动脉等；管径小于1mm的动脉属**小动脉**，其中接近毛细血管的小动脉称**微动脉**；管径介于大、小动脉之间的属**中动脉**，如桡动脉和尺动脉等。**大静脉**的管径大于10mm，如

上腔静脉和下腔静脉等；管径小于2mm的静脉属**小静脉**，其中与毛细血管相连的小静脉称微静脉；管径介于大、小静脉之间的属**中静脉**。

1.动脉　管壁较厚，分为内膜、中膜和外膜三层（图6-12、图6-13、图6-14）。

（1）内膜　位于管壁的最内层，最薄，由内皮、内皮下层、内弹性膜构成。内皮的游离面光滑，可减少血液流动的阻力。

（2）中膜　最厚，由平滑肌和弹性纤维等构成。大动脉的中膜以弹性纤维为主，故其管壁有较大的弹性，因而大动脉也称**弹性动脉**。中、小动脉的中膜以平滑肌为主，故中、小动脉也称**肌性动脉**。小动脉平滑肌的舒缩，不仅可明显改变血管的口径，影响其灌流器官的血流量，而且可改变血流的外周阻力，影响血压。

（3）外膜　较厚，由结缔组织构成，内有血管和神经。

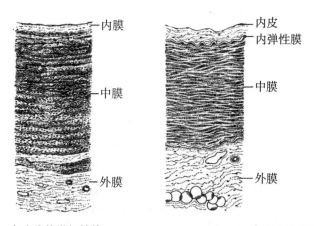

图6-12　大动脉的微细结构　　　　　图6-13 中动脉的微细结构

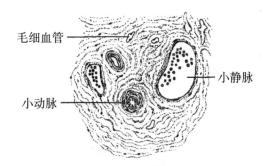

图6-14　小动脉和小静脉的微细结构

2. 静脉　与各级相应的动脉比较，静脉的管径较大，管壁较薄。静脉的管壁也分内膜、中膜和外膜，但三层的分界不明显（图6-15、图6-16）。内膜最薄，由内皮和结缔组织构成。中膜稍厚，有数层分布稀疏的环行平滑肌。外膜较厚，由结缔组织构成，内有血管和神经。大静脉的外膜内，还含有较多的纵行平滑肌。

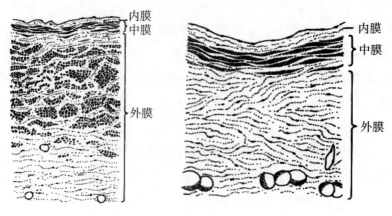

图 6-15　大静脉的微细结构　　　　图 6-16　中静脉的微细结构

3. 毛细血管　是分布最广的血管，分支很多，相互连成网状。

（1）毛细血管的构造　管壁结构简单，主要由内皮和基膜构成。每一毛细血管由1至2个内皮细胞围成。内皮细胞核为扁圆形，位于细胞中央，微突向腔面。在内皮细胞的外面，有基膜和薄层结缔组织。

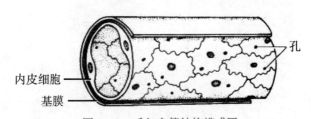

图 6-17　毛细血管结构模式图

（2）毛细血管的分类

1）连续毛细血管　分布于肌肉组织、结缔组织、中枢神经系统及肺等器官内。其特点是有一层连续性的内皮细胞和完整的基膜。

2）有孔毛细血管　分布于肾小球、胃肠黏膜、内分泌腺。内皮细胞上有许多小窗孔，如肾小球的毛细血管等。内皮细胞外面的基膜是连续的。

3）血窦　分布于肝、脾、骨髓等毛细血管。内皮细胞间有较宽的缝隙，基膜不连续甚至缺如，周细胞较少。

（二）肺循环的血管

1.**肺动脉干**　粗而短，起自右心室，向左上方斜行，到主动脉弓的下方，分为左、右肺动脉，分别经左、右肺门进入左、右肺（图 6-3）。肺动脉在肺内经多次分支，最后到肺泡的周围形成毛细血管网。

在肺动脉分叉处的稍左侧与主动脉弓下缘之间有一结缔组织索，称**动脉韧带**，是胎儿时期动脉导管闭锁后的遗迹。

2.**肺静脉**　肺的静脉起自肺泡周围的毛细血管网，在肺内逐级汇合，最后每侧肺各形成两条肺静脉，经肺门出肺，穿过心包注入左心房。

（三）体循环的动脉

体循环的动脉主干为**主动脉**，主动脉粗而长，从左心室发出，先向右上行继而弓形弯向左后方，再沿脊柱下行，经膈的主动脉裂孔入腹腔，到第 4 腰椎体的下缘平面分为左、右髂总动脉。主动脉以胸骨角平面分为三段，即升主动脉（主动脉升部）、主动脉弓和降主动脉（主动脉降部）（图 6-18）。

升主动脉是主动脉发出后向前右上行的一段，在它的起始部发出左、右冠状动脉分布于心。

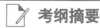

考纲摘要

主动脉的行径及分支

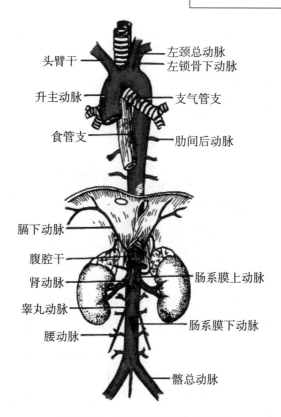

图 6-18　主动脉行程及分布概况

主动脉弓位于胸骨柄的后方，是主动脉向左后方呈弓形弯曲的部分。在主动脉弓的凸侧向上发出三个分支，从右向左依次为头臂干（无名动脉）、左颈总动脉和左锁骨下动脉。头臂干粗而短，向右上斜行，到右胸锁关节的后方分为右颈总动脉和右锁骨下动脉。主动脉弓的分支主要分布于头颈部和上肢。主动脉弓壁内含有压力感受器，称主动脉窦，属压力感受器，具有调节血压的作用。主动脉弓的稍下方有 2～3 个粟状小体，称主动脉小球，属化学感受器，参与调节呼吸。

降主动脉是主动脉在胸、腹腔内的下行段，它以膈为界分为胸主动脉和腹主动脉，二者的分支主要分布于胸部（心除外）和腹部。降主动脉的终末分支称左、右髂总动脉，主要分布于盆部和下肢。

1. 头颈部的动脉　头颈部的动脉主干为颈总动脉（图 6-19）。右颈总动脉起自头臂干，左颈总动脉起自主动脉弓。两侧颈总动脉均经同侧胸锁关节的后方，上行于气管、食管和喉的外侧，到甲状软骨上缘平面分为颈外动脉和颈内动脉。在颈总动脉分叉处有两个重要结构：①颈动脉窦是颈总动脉末端和颈内动脉起始部管径稍膨大的部分。窦壁内有压力感受器，当血压升高时，刺激此处感受器可反射性地引起心跳减慢。②颈动脉小球附于颈总动脉分叉处的后壁，为红棕色的卵圆形小体，是化学感受器，能感受血液中二氧化碳浓度的变化，反射性地调节呼吸运动。

颈外动脉在胸锁乳突肌的深面上行，在腮腺实质内分为颞浅动脉和上颌动脉两个终支。颈外动脉的主要分支有：

1）甲状腺上动脉在颈外动脉的起始部发出，行向前下方，分支布于甲状腺和喉。

2）面动脉沿下颌下腺深面行向前，在靠近咬肌前缘处，绕过下颌体的下缘至面部，继而经口角和鼻翼的外侧，向上内到达眼的内眦移行为内眦动脉。面动脉的分支布于腭扁桃体、下颌下腺和面前部等处。

3）颞浅动脉经耳屏前方和颧弓根部的浅面上行，分支布于颅顶软组织。

4）上颌动脉位于下颌支的深面，分支较多，布于口腔、鼻腔和硬脑膜等处，其主要分支有脑膜中动脉。

颈内动脉在咽的外侧垂直上行，经颈动脉管入颅腔分支布于脑及视器等处。

2. 锁骨下动脉和上肢的动脉

（1）锁骨下动脉自起始后，先行向外上，经胸膜顶的前方到达颈根部，继而行向外侧，到第 1 肋的外缘，移行为腋动脉。锁骨下动脉的分支布于脑、颈、肩和胸壁等处，其主要分支如下（图 6-20）。

1）椎动脉向上穿经第 6～1 颈椎的横突孔和枕骨大孔入颅腔，分支布于脑和脊髓。

2）胸廓内动脉在距胸骨外侧缘约 1cm 处，沿肋软骨的后面下行，分支布于胸前壁心包、膈和乳房等处。

3）**甲状颈干**是一短干，其主要分支有甲状腺下动脉，分支布于甲状腺和喉等处。

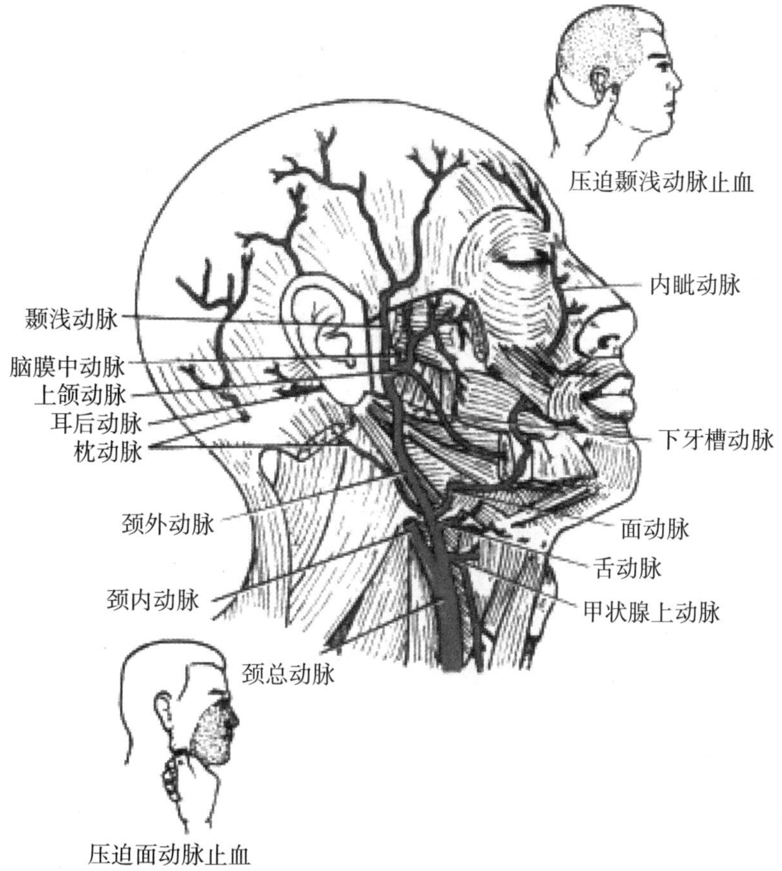

图 6-19 颈外动脉及其分支

（2）上肢的动脉

1）**腋动脉**位于腋窝内，是锁骨下动脉的延续，向外下方走行，至臂部移行为肱动脉。腋动脉的分支较多，主要分布于肩部和胸前外侧壁（图 6-20）。

2）**肱动脉**沿肱二头肌内侧缘下行，到肘窝深部，分为桡动脉和尺动脉。肱动脉沿途分支布于臂部和肘关节。在肘窝稍上方和肱二头肌腱的内侧，肱动脉位置表浅，可触及其搏动，是测量血压时的听诊部位。

3）**桡动脉**和**尺动脉**位于前臂掌部，分别在前臂肌前群的桡侧部和尺侧部内下行（图 6-20），经腕部到达手掌分支布于前臂和手。桡动脉在腕掌侧面的上方和桡侧腕屈肌腱的外侧，位置表浅，可触及其搏动，是临床触摸和记数脉搏的常用部位。

4）**掌浅弓和掌深弓**由桡动脉和尺动脉在手掌的终末分支互相吻合而成（图 6-20）。掌浅弓和掌深弓发出指掌侧固有动脉，沿手指掌面的两侧缘行向手指尖。

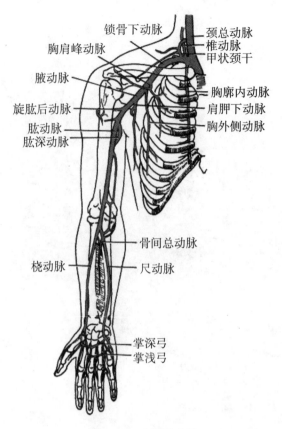

图 6-20　上肢的动脉

3.**胸部的动脉**　胸部的动脉主干是**胸主动脉**。胸主动脉位于脊柱的左前方，其分支有脏支和壁支两种（图 6-21）。

（1）**脏支**　都较细小，主要有支气管支和食管支分别布于各级支气管和食管等处。

（2）**壁支**　主要有**肋间后动脉**和**肋下动脉**。肋间后动脉位于肋间隙内（图 6-21），主干沿肋沟走行。肋下动脉位于第 12 肋的下缘。肋间后动脉和肋下动脉分别布于胸壁、腹壁上部、背部和脊髓等处。

4.**腹部的动脉**　腹部的动脉主干是**腹主动脉**。腹主动脉位于脊柱的前方，其分支也分脏支和壁支，但脏支远较壁支粗大（图 6-18）。

（1）**脏支**　分不成对和成对的两类。不成对的脏支有三条，即腹腔干、肠系膜上动脉和肠系膜下动脉。成对的有肾上腺中动脉、肾动脉和睾丸动脉。

1）**腹腔干**短而粗，在主动脉裂孔的稍下方发自腹主动脉的前壁并立即分为胃左动脉、肝总动脉和脾动脉（图 6-22）。①胃左动脉：分支布于食管下段和胃小弯侧的胃壁。②肝总动脉向右走行，到十二指肠上部的上方分为肝固有动脉和胃十二指肠动脉。肝固有动脉布于肝、胆囊和胃小弯侧的胃壁；胃十二指肠动脉布于胃大弯侧的胃壁、大网膜、胰头和十二指肠。③脾动脉最粗，沿胰的上缘左行，分布于胰、脾外、胃大弯侧及胃底的胃壁和大网膜。

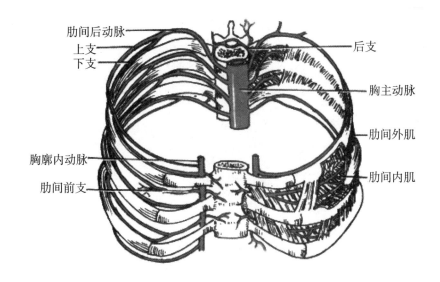

图 6-21　胸壁的动脉

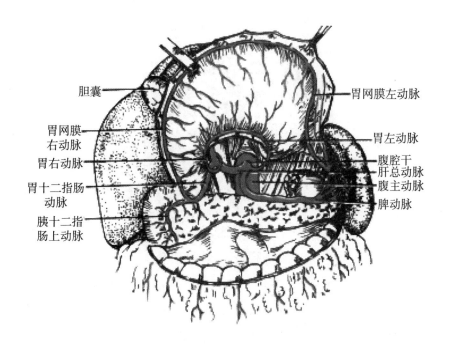

图 6-22　腹腔干及其分支（胃后面）

2）肠系膜上动脉起自腹腔干的稍下方，向下经胰头和十二指肠水平部之间，进入肠系膜根，呈弓形行向右下方（图6-23）。其分支布于空肠、回肠、横结肠、升结肠、盲肠与阑尾。

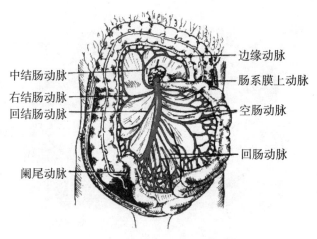

中结肠动脉　　　　　　　　　　　　边缘动脉
右结肠动脉　　　　　　　　　　　　肠系膜上动脉
回结肠动脉　　　　　　　　　　　　空肠动脉

　　　　　　　　　　　　　　　　　回肠动脉

阑尾动脉

图 6-23　肠系膜上动脉及其分支

3）肠系膜下动脉约在第3腰椎平面处发出，沿腹后壁行向左下方。其分支分布于降结肠、乙状结肠和直肠（图6-24）。

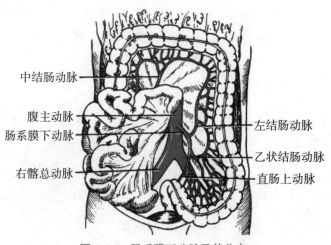

中结肠动脉

腹主动脉　　　　　　　　　　　　　左结肠动脉
肠系膜下动脉

　　　　　　　　　　　　　　　　　乙状结肠动脉
右髂总动脉　　　　　　　　　　　　直肠上动脉

图 6-24　肠系膜下动脉及其分支

4）肾上腺中动脉约平第1腰椎高度，起自腹主动脉，在肠系膜上动脉起点附近发出，向外上行，布于肾上腺中部。

5）肾动脉约在第2腰椎平面处发出，向外侧横行，经肾门入肾。

6）睾丸动脉细长，起自肾动脉的稍下方，初沿腹后壁向外下方下降，继而经腹股沟管入阴囊，分布于睾丸和附睾。在女性该动脉称**卵巢动脉**，分布于卵巢。

（2）壁支　主要是4对腰动脉，分布于腰部、腹前外侧壁和脊髓等处。

5.盆部和下肢的动脉　盆部的动脉主干是**髂总动脉**。它自腹主动脉分出后，向外下方斜行，至骶髂关节的前方，分为髂内动脉和髂外动脉（图6-25）。

（1）**髂内动脉**是一短干，沿骨盆侧壁进入骨盆腔，发出脏支和壁支。

1）脏支　①膀胱下动脉布于膀胱及前列腺等处。②直肠下动脉为一小支，布于直肠下部。③子宫动脉，分支布于子宫、输卵管和卵巢等处（图6-25）。④阴部内动脉从梨状肌下方出骨盆腔，进入会阴深部，分支布于肛区及外生殖器等处。

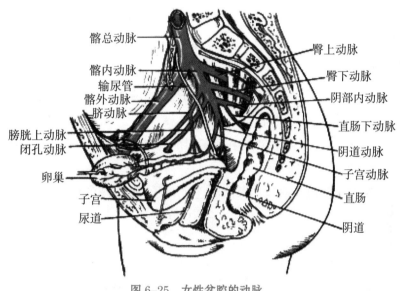

图 6-25　女性盆腔的动脉

2）壁支　①闭孔动脉，沿骨盆侧壁行向前方，经闭孔出骨盆腔，分支布于股内侧部和髋关节。②臀上动脉，经梨状肌上方出骨盆腔，分支布于臀部诸肌。③臀下动脉，经梨状肌下方出骨盆腔，至臀大肌面，分支布于臀大肌和坐骨神经等处。

（2）**髂外动脉**沿腰大肌内侧缘下行，经腹股沟韧带中点稍内侧的后方进入股前部，移行为股动脉。

（3）下肢的动脉

1）股动脉在股三角内下行（图6-26），至股三角下方行向背侧，进入腘窝，移行为腘动脉。股动脉分支布于股部及髋关节。在腹股沟韧带中点稍内侧的下方，股动脉位置较浅在，可触及其搏动，下肢出血时，可在此处将股动脉压向耻骨止血。

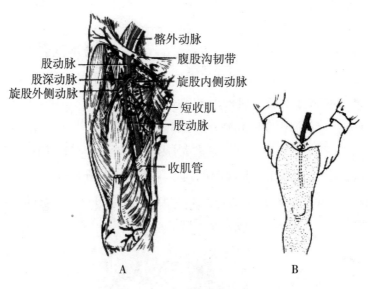

图6-26　股动脉及其分支

2）腘动脉纵行于腘窝的正中位置较深，分支布于膝关节及其附近诸肌。腘动脉在腘窝下部，分为胫前动脉和胫后动脉。

3）胫前动脉向前进入小腿前部，在小腿肌前群内下行，经距小腿关节的前方到足背，移行为足背动脉。

4）胫后动脉在小腿肌后群浅、深两层之间下降，到内踝的后下方，分为足底内侧动脉和足底外侧动脉。

（四）体循环的静脉

静脉是导血回心的血管，起始于毛细血管的静脉端，止于心房。静脉与动脉在结构和配布上有许多相似之处，但由于二者的功能不同，静脉形成许多特点。静脉管壁较薄，管腔较大。静脉管壁内面，由内膜皱襞形成半月形向心开放的静脉瓣，可防止血液逆流，尤以下肢静脉瓣较为多见，而大静脉、头颈部静脉，一般无静脉瓣。体循环的静脉分深、浅两类，深静脉位于深筋膜深面，多与动脉伴行，其名称和收集范围与伴行动脉相同；浅静脉位于浅筋膜内，又称皮下静脉，临床常作静脉注射和采血的部位。

体循环的静脉分为上腔静脉系、下腔静脉系和心静脉系（已在心脏的血管中叙述）。

1. 上腔静脉系　上腔静脉系的主干是上腔静脉，它借各级属支收集头颈、上肢、胸壁和部分胸腔脏器回流的血液。

上腔静脉由左、右头臂静脉在右侧第一胸肋结合处后方汇合而成，沿升主动脉右侧垂

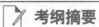　**考纲摘要**
　　上、下腔静脉系的组成及主要属支

直下行，在右侧第三胸肋关节下缘高度，注入右心房。注入前收集奇静脉的血。

头臂静脉又称无名静脉，左、右各一，在胸锁关节后方由同侧颈内静脉与锁骨下静脉在胸锁关节后方汇合而成。汇合处的夹角称**静脉角**。

（1）头颈部的静脉 头颈部的静脉主干是颈内静脉和颈外静脉（图6-27）。

1）**颈内静脉**是头颈部最大的静脉主干，起自颅底的颈静脉孔，伴颈内动脉和颈总动脉外侧下行，至胸锁关节后方与锁骨下静脉汇合成头臂静脉。颈内静脉的属支有颅内支和颅外支两种。

颅内支通过硬脑膜窦收集脑、脑膜、视器、前庭蜗器及颅骨的血液。

颅外支收集面部、颈部、咽和甲状腺的血液。

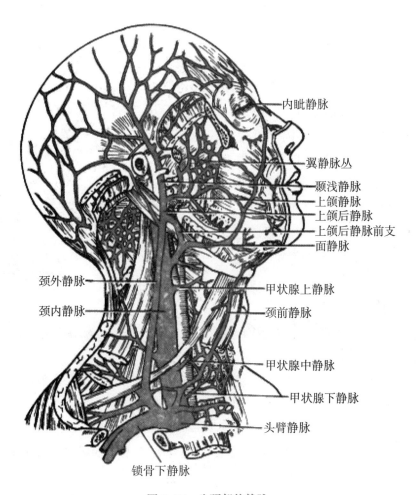

图6-27 头颈部的静脉

面静脉在眼的内眦处起自内眦静脉，与面动脉伴行，至下颌角下方与下颌后静脉的前支汇合，经颈内、外动脉的表面斜向外下，在相当于舌骨的高度注入颈内静脉。面静脉收集面部软组织的静脉血，并通过内眦静脉、眼的静脉及面深静脉等与颅内的海绵窦有多处交通（图 6-27）。由于面静脉在口角平面以上没有静脉瓣，因此，面部感染，尤其是鼻根与两侧口角之间的三角形区域内的感染处理不当（如挤压等）时，细菌可沿上述交通途径至海绵窦，引起颅内的继发感染。临床上常称此区为危险三角。

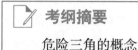

考纲摘要

危险三角的概念

2）**颈外静脉**是颈部最大的浅静脉，由耳后静脉、枕静脉和下颌后静脉的后支在耳下方汇合而成，沿胸锁乳突肌表面下行，在锁骨中点上方穿颈深筋膜，注入锁骨下静脉。颈外静脉收集耳廓、枕部及颈前区浅层的静脉血。颈外静脉位置表浅，临床儿科常选作静脉穿刺部位。

（2）锁骨下静脉和上肢的静脉

1）**锁骨下静脉**在第一肋的外侧缘与腋静脉相续，伴行于同名动脉的前下方，收集颈外静脉，在胸锁关节后方与颈内静脉汇合成头臂静脉。

2）**上肢的静脉分深静脉和浅静脉**（图 6-28）。①深静脉。多以两条静脉伴行同名动脉至腋窝，汇集成腋静脉。**腋静脉**位于腋动脉前内侧，收集上肢全部深、浅静脉的血液，续为锁骨下静脉。②浅静脉。一般有三条。**头静脉**起自手背静脉网的桡侧，沿前臂桡侧缘上行至肘窝，再沿臂前面外侧上行至三角胸大肌间沟，穿深筋膜注入腋静脉或锁骨下静脉。**贵要静脉**起自手背静脉网的尺侧，沿前臂尺侧缘上行至肘窝，再沿臂前面内侧上行至臂中部，穿深筋膜注入肱静脉。**肘正中静脉**在肘窝皮下连在头静脉与贵要静脉

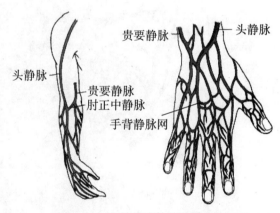

图 6-28　上肢的浅静脉及手背静脉网

之间，静脉类型变异较多，为临床常用抽血、输液的部位。

（3）胸部的静脉　右腰升静脉穿膈肌入胸腔，更名为奇静脉。奇静脉沿胸椎体右侧上升至第四胸椎高度，向前越过右肺根，注入上腔静脉。奇静脉的属支有食管静脉、支气管静脉、右侧肋间后静脉和半奇静脉（图 6-30）。

2.**下腔静脉系**　下腔静脉系的主干是下腔静脉，它借各级属支收集下肢、盆部、腹部的血液。

下腔静脉由左、右髂总静脉在第五腰椎体上缘的高度汇合而成，沿腹主动脉右侧上行，经肝脏后面的腔静脉窝，穿膈肌的腔静脉裂孔入胸腔，注入右心房（图 6-30）。

髂总静脉 左、右各一，由同侧髂内静脉和髂外静脉在骶髂关节的前方汇合而成，斜向内上方至第五腰椎体上缘偏右侧，左、右汇合成下腔静脉。左侧比右侧稍长。髂总静脉收集下肢和盆部的血液。

（1）髂外静脉和下肢的静脉

1）**髂外静脉** 在腹股沟韧带的深面与股静脉相续。伴同名动脉行走在小骨盆上缘至骶髂关节前方。髂外静脉收集下肢和腹前外侧壁的静脉血。

2）**下肢的静脉** 分深静脉和浅静脉。①深静脉，从足底至股部与同名动脉伴行，汇集成股静脉，收集同名动脉分布区域的血液。**股静脉** 在腹股沟韧带下方位于股动脉内侧，位置比较恒定，临床儿科常选作穿刺部位。②浅静脉，主要有大隐静脉和小隐静脉。

大隐静脉 是全身最长的浅静脉。起自足背静脉网内侧，经内踝前方，沿小腿内侧及股前内侧上行，在腹股沟韧带下方注入股静脉。大隐静脉在内踝前方位置表浅恒定，是临床常用静脉切开部位。

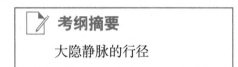

考纲摘要

大隐静脉的行径

小隐静脉 起自足背静脉网的外侧，经外踝的后方，沿小腿后面上行至腘窝，穿深筋膜注入腘静脉。小隐静脉收集足外侧及小腿后面的浅层血液。

知 识 链 接

　　静脉曲张俗称"炸筋腿"，是静脉系统最常见的疾病。形成的主要原因是由于先天性血管壁膜比较薄弱或长时间维持相同姿势，血液蓄积下肢，在日积月累的情况下破坏静脉瓣膜而产生静脉压过高，造成静脉曲张。静脉曲张多发生在下肢，腿部皮肤冒出红色或蓝色，像是蜘蛛网、蚯蚓的扭曲血管，或者像树瘤般的硬块结节，静脉发生异常的扩大肿胀和曲张。静脉曲张的原因，也是因长时间站立工作，血液淤积在下肢静脉管中，血液循环不通畅。预防静脉曲张的最好办法就是多运动。跑步可以使腿部肌肉活动增强，挤压静脉内的血液，使其流动更加通畅。长期坚持，静脉曲张自会痊愈。

（2）盆部的静脉　**髂内静脉** 是盆部的静脉主干，与同名动脉伴行，其属支收集同名动脉脏、壁支分布区域回流的血液。盆腔脏器的周围多形成静脉丛

（3）腹部的静脉　腹部的静脉都直接或间接注入下腔静脉，分脏支和壁支两种。①壁支：包括一对膈下静脉和四对腰静脉。收集膈和腹后壁的静脉血。各腰静脉之间有腰升静脉串连。左、右腰升静脉分别移行为半奇静脉和奇静脉。②脏支：成对脏器和肝的静脉注

入下腔静脉。

肾上腺静脉左侧注入左肾静脉，右侧注入下腔静脉。

肾静脉起自肾门，行向内侧注入下腔静脉。左侧较右侧长，收集左肾上腺静脉和左睾丸（卵巢）静脉。

睾丸静脉右侧注入下腔静脉，左侧注入左肾静脉。左侧睾丸静脉回流阻力大，易形成睾丸静脉曲张。女性为**卵巢静脉**，回流同男性。

肝静脉，肝内的静脉血管在肝实质内汇集成二至三条肝静脉，在肝下方的腔静脉窝内注入下腔静脉。

肝门静脉在胰头后方由肠系膜上静脉和脾静脉汇合而成（图6-29）。在肝十二指肠韧带内，位于肝固有动脉和胆总管的后方，斜向右上至肝门处分为左、右两支入肝。肝门静脉收集腹腔内

不成对脏器（除肝外）的血液。消化道吸收的营养物质通过肝门静脉送入肝脏。①肝门静脉的属支主要有：肠系膜上静脉、脾静脉、肠系膜下静脉、胃左静脉、胃右静脉、胆囊静脉和附脐静脉。②肝门静脉与上、下腔静脉的吻合途径：肝门静脉的属支与上、下腔静脉系之间有丰富的吻合。最重要的有三处（图6-29）。

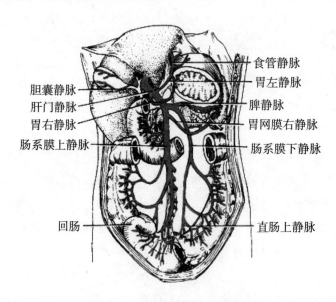

图6-29　肝门静脉及其属支

食管静脉丛　食管静脉丛的上部经食管静脉汇入奇静脉，下部经胃左静脉汇入肝门静脉。

直肠静脉丛　直肠静脉丛的上部经肠系膜下静脉注入肝门静脉，中、下部经直肠下静

脉和阴部内静脉注入髂内静脉。

脐周静脉网　脐周静脉网向深部借附脐静脉注入肝门静脉，经胸、腹壁的静脉分别注入上腔静脉和下腔静脉。

正常情况下，肝门静脉与上、下腔静脉系之间的吻合支细小，血流量少，各属支分别将血液引流到所属的静脉系。当肝硬化时，肝门静脉血液入肝受阻，形成肝门静脉高压，迫使其属支的血液通过上述吻合途径形成侧支循环，流入上、下腔静脉。因血流量增加，导致吻合部位的小静脉扩张，甚至破裂。若食管静脉丛破裂可引起呕血；直肠静脉丛破裂可引起便血。

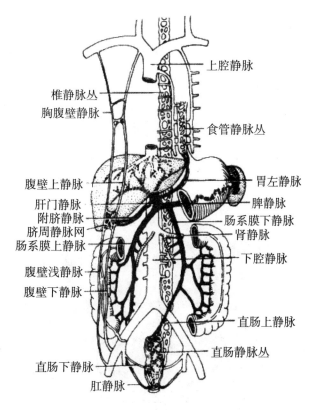

图 6-30　肝门静脉与上、下腔静脉间的吻合

三、淋巴系统

淋巴系统由淋巴管道、淋巴器官和淋巴组织组成。

淋巴管道内流动着淋巴。淋巴沿着淋巴管道向心流动，途经淋巴组织或淋巴器官，最后注入静脉。淋巴组织和淋巴器官具有产生淋巴细胞、过滤淋巴液、吞噬细菌和产生抗体等作用。因此，淋巴系统不仅是静脉的辅助结构，而且是人体重要的防御系统之一。

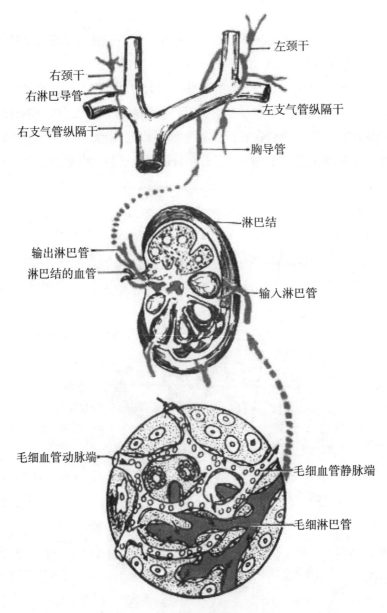

左颈干

右颈干

右淋巴导管

左支气管纵隔干

右支气管纵隔干

胸导管

淋巴结

输出淋巴管

淋巴结的血管

输入淋巴管

毛细血管动脉端

毛细血管静脉端

毛细淋巴管

图 6-31　全身淋巴系统分布模式图

（一）淋巴管道

淋巴管道可分为毛细淋巴管、淋巴管、淋巴干和淋巴导管。

1. **毛细淋巴管**　毛细淋巴管是淋巴管道的起始部分。它以膨大的盲端起于组织间隙，彼此吻合成网。毛细淋巴管多与毛细血管伴随，其管壁仅由一层内皮构成，内皮细胞之间有较大间隙，基膜很薄或缺如。因此，毛细淋巴管的通透性比毛细血管更大。一些不易透过毛细血管壁的大分子物质，如细菌、癌细胞等，较易进入毛细淋巴管。

2. **淋巴管** 淋巴管由毛细淋巴管汇合而成。其结构与小静脉相似，但管壁更薄，管径更细，有丰富的瓣膜。淋巴管也分深、浅两种：浅淋巴管与浅静脉伴行。淋巴管在向心行程中一般都要经过一个或多个淋巴结（图6-31）。

3. **淋巴干** 全身各部深、浅淋巴管，经过多处淋巴结，由最后一群淋巴结的输出管汇合成淋巴干，一共有九条淋巴干：左、右颈干收集头颈部的淋巴；左、右锁骨下干收集上肢和部分胸壁的淋巴；左、右支气管纵隔干收集胸腔脏器和部分胸壁的淋巴；左、右腰干收集下肢、盆部、腹后壁及腹腔内成对脏器的淋巴；肠干收集腹腔内不成对脏器的淋巴。

4. **淋巴导管** 九条淋巴干汇集成两条淋巴导管。

（1）胸导管由左、右腰干和肠干在第一腰椎体前方汇合成膨大的乳糜池，因来自肠干的淋巴含有小肠绒毛上皮吸收的脂肪微粒呈乳白色而得名。胸导管以乳糜池为起点，穿膈肌的主动脉裂

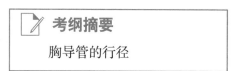

考纲摘要

胸导管的行径

孔入胸腔，在脊柱前面上行，到颈根部呈弓形弯曲向左，注入左静脉角。在注入之前，接受左颈干、左锁骨下干和左支气管纵隔干。胸导管收集人体下半身和左侧上半身的淋巴。

（2）右淋巴导管很短，由右颈干、右锁骨下干和右支气管纵隔干汇合而成，注入右静脉角。右淋巴导管收集人体右侧上半身的淋巴。

（二）淋巴器官

淋巴器官包括淋巴结、脾和胸腺。

1. 淋巴结

（1）淋巴结的形态 淋巴结为大小不等的圆形或椭圆形灰红色小体。其一侧稍凹陷，称淋巴结门，有一至两条输出淋巴管和血管、神经出入。另一侧隆凸，有数条输入淋巴管进入（图6-31）。

（2）淋巴结的微细构造 淋巴结的表面有薄层结缔组织构成的被膜。被膜的组织深入淋巴结内形成小梁，相互分支连接成网，构成淋巴结的支架。淋巴结的实质分为浅部的皮质和深部的髓质。

1）皮质 由淋巴小结、副皮质区和皮质淋巴窦构成。①淋巴小结位于皮质浅层的多个球形小体，主要由B淋巴细胞组成。当受细菌、病毒等抗原刺激后，淋巴小结的中央出现浅色区，称生发中心。生发中心的B淋巴细胞可以分裂、分化，产生新的B淋巴细胞。②副皮质区位于皮质深层的弥散淋巴组织，主要由T淋巴细胞组成，受抗原刺激后，也出现免疫反应。（图6-32）。③皮质淋巴窦包括被膜下窦和小梁周窦。被膜下窦与输入淋巴管相通，窦壁为内皮细胞，窦内有许多巨噬细胞和网状细胞。淋巴液在窦内缓慢流动，有利于巨噬细胞清除异物。

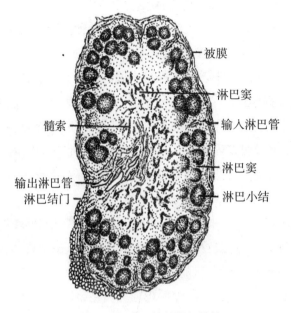

被膜

淋巴窦

输入淋巴管

淋巴窦

淋巴小结

髓索

输出淋巴管

淋巴结门

图 6-32 淋巴结的微细结构

2）**髓质** 由髓索和髓窦构成。①髓索呈条索状，互相连接成网。由 B 淋巴细胞、浆细胞和巨噬细胞组成。②髓窦与皮质淋巴窦相通，髓窦内的淋巴流向输出淋巴管。髓窦结构与皮质淋巴窦相同。

（3）淋巴结的功能

1）滤过淋巴液 当淋巴液流经淋巴结时，淋巴窦内的巨噬细胞可吞噬和清除其中的异物，起到过滤淋巴液的作用。

2）参与免疫反应 淋巴结是人体重要的免疫器官。淋巴结内的巨噬细胞、浆细胞、T 淋巴细胞和 B 淋巴细胞都可参与免疫反应。

（4）全身重要的淋巴结群 人体某器官或某部位的淋巴引流至一定的淋巴结，称该淋巴结为相应的**局部淋巴结**。当某器官或某部位发生感染时，病菌、毒素可沿淋巴管进入局部淋巴结，引起淋巴结肿大或疼痛。癌细胞也常沿淋巴管转移到局部淋巴结。因此，了解局部淋巴结的位置、收集范围及流注去向，对诊断、治疗某些疾病有重要意义。

1）头颈部的淋巴结群 头颈部的淋巴结多位于头颈交界处和颈内、外静脉周围。有**枕淋巴结、乳突淋巴结、腮腺淋巴结、颏下淋巴结**等，分别位于相应部位，收集邻近组织和器官的淋巴管。**下颌下淋巴结**位于下颌下腺附近，收集口、鼻部和面部的淋巴管。上述淋巴结的输出管注入颈外侧浅淋巴结和颈外侧深淋巴结。

2）上肢的淋巴结群 **腋淋巴结**：位于腋窝内，数目较多，可分为五群，收集上肢浅、深淋巴管及胸前外侧壁、乳房、肩部的淋巴，其输出管汇合成锁骨下干，左侧注入胸导管，右侧注入右淋巴导管。乳腺癌常转移到腋淋巴结。

3）胸部的淋巴结群 **胸骨旁淋巴结**：沿胸廓内动脉排列，收集胸前壁、腹前上部和乳房内侧部的淋巴，其输出管注入支气管纵隔干。**纵隔淋巴结**：包括纵隔前淋巴结和纵隔后淋巴结，收集纵隔器官和组织的淋巴，纵隔前淋巴结的输出管汇入支气管纵隔干，纵隔后淋巴结的输出管汇入胸导管。**支气管肺门淋巴结**：位于肺门处，又称**肺门淋巴结**，收集肺内的淋巴管，其输出管注入气管杈周围和气管旁淋巴结，气管旁淋巴结的输出管与纵隔前淋巴结的输出管汇合成支气管纵隔干，左侧注入胸导管，右侧注入右淋巴导管。

4）腹部的淋巴结群 **腰淋巴结**：位于腹主动脉和下腔静脉周围，收集腹后壁的淋巴和腹腔内成对脏器淋巴结及髂总淋巴结的输出管，其输出管汇合成左、右腰干，注入乳糜池。**腹腔淋巴结**、**肠系膜上淋巴结**和**肠系膜下淋巴结**：位于同名动脉根部周围，收集同名动脉分支分布区域的淋巴（即腹腔内不成对脏器的淋巴），上述三处淋巴结的输出管共同汇合成肠干，注入乳糜池。

5）盆部的淋巴结群 **髂内淋巴结**沿髂内动脉排列，收集盆腔脏器和盆壁的淋巴，其输出管注入髂总淋巴结。**髂外淋巴结**沿髂外动脉排列，收集腹股沟深淋巴结的输出管及部分盆腔脏器和腹前壁下部的淋巴，其输出管注入髂总淋巴结。**髂总淋巴结**位于髂总动脉周围，收集髂内、外淋巴结的输出管，其输出管注入腰淋巴结。

6）下肢的淋巴结群 **腹股沟浅淋巴结**分上、下两组。上组沿腹股沟韧带平行排列，下组位于大隐静脉末端纵行排列，收集腹前壁下部、臀部、会阴、外生殖器的淋巴及下肢伴随大隐静脉收集范围的浅淋巴管，其输出管注入腹股沟深淋巴结。**腹股沟深淋巴结**位于股静脉周围，收集下肢的深淋巴管和腹股沟浅淋巴结的输出管，其输出管注入髂外淋巴结。

2. 脾

（1）脾的位置和形态 脾是人体最大的淋巴器官，位于左季肋区，相当于左侧第九至十一肋深面，其长轴与第十肋一致，正常人在左肋弓下不能触到脾（图6-33）。

脾色暗红、质软而脆，受暴力打击易破裂出血。脾分内、外两面，上、下两缘，前、后两端。内面邻诸脏器而称脏面，其中央有一条沟称**脾门**，是神经血管出入的部位。外面光滑与膈相贴称膈面。上缘有二至三个深凹，称**脾切迹**，是脾肿大触诊时辨认脾的标志。

（2）脾的微细构造 脾的表面有一层间皮，间皮深面为致密结缔组织构成的被膜，含少量平滑肌。被膜伸

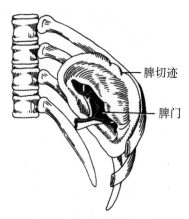

脾切迹

脾门

图6-33 脾的形态位置

入脾内形成小梁，小梁相互连接成网，构成脾的支架。脾实质分为白髓、边缘区和红髓三部分（图6-34）。

1）白髓散在于脾实质内，新鲜标本切面上呈白色小点状，故称白髓。低倍镜下观察，白髓包括两种形态。

淋巴小结又称脾小结，主要由B淋巴细胞组成。其结构和功能与淋巴结皮质的淋巴小结相同。

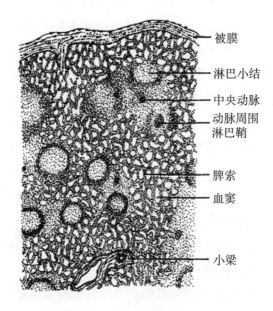

被膜
淋巴小结
中央动脉
动脉周围
淋巴鞘
脾索
血窦
小梁

图6-34 脾的微细结构

动脉周围淋巴鞘在脾小结的一侧，由大量弥散淋巴组织围绕在中央动脉周围呈鞘状。主要含T淋巴细胞，相当于淋巴结皮质的副皮质区。

2）边缘区位于白髓与红髓交界处。此区含有T淋巴细胞和B淋巴细胞及巨噬细胞。中央动脉的分支在此区形成膨大的边缘窦，窦壁内皮细胞有较大间隙，血液中的淋巴细胞经内皮间隙离开血液进入淋巴组织。边缘区也是脾首先接触抗原并引起免疫反应的重要部位。

3）红髓占脾实质的大部分，因含大量红细胞而呈红色。红髓由脾索和脾窦组成。

脾索由B淋巴细胞、浆细胞、巨噬细胞和血细胞聚集成条索状，相互连接成网。

脾窦为血窦，交织在脾索与脾索之间的空隙里。脾窦内皮细胞呈长杆状，相互平行排列，细胞间有较大间隙，血细胞可自由进出脾窦。

（3）脾的功能

1）滤过血液 脾的边缘区和脾索内含有大量巨噬细胞，脾窦内血流缓慢，巨噬细胞可以清除血中的异物、衰老的红细胞和血小板。

2）参与免疫　当病原体侵入机体时，脾内的 T 淋巴细胞和 B 淋巴细胞及巨噬细胞等均参与机体的免疫反应。

3）储存血液　脾红髓内可储存约 40mL 血液，主要储存红细胞和血小板，当机体需要时，脾被膜及小梁平滑肌收缩，将储存的血液输入血循环。

4）造血功能　胚胎时期，脾是造血器官。出生以后，脾只能产生淋巴细胞，但仍具有造血潜能。

3. 胸腺

（1）胸腺的位置和形态　胸腺位于胸骨柄的后方，上纵隔的前部。呈不对称的左、右两叶。新生儿及幼儿时期，胸腺相对较大，随年龄增长继续发育，青春期达高峰，以后逐渐萎缩、退化，腺组织大部分被脂肪组织所代替。

（2）胸腺的功能　胸腺通过上皮性网状细胞分泌的胸腺素，促进淋巴细胞发育。胸腺是 T 淋巴细胞繁殖、培育的主要部位。

第三节　心脏的功能

一、心肌细胞的生物电现象

心的活动是以心肌细胞的生物电现象为基础的。心肌细胞有两类，普通心肌细胞和特殊分化的心肌细胞。普通心肌细胞构成心房肌和心室肌，具有收缩功能，又称为工作细胞；特殊分化的心肌细胞构成了心的传导系统，具有自动产生节律性兴奋的能力，也称为自律细胞，包括窦房结、房室节、房室束和浦肯野纤维等。现以心室肌细胞、窦房结细胞和浦肯野细胞为例，说明心肌细胞的生物电现象。

（一）心室肌细胞的生物电现象

1. 静息电位　心室肌细胞的静息电位约为 –90mV，其形成机制与神经细胞相同，也是由于细胞处于静息状态下，细胞膜对于钾离子通透性较大，钾离子外流造成的。

2. 动作电位　当心室肌细胞受到刺激时，可能在静息电位的基础上产生动作电位。心室肌细胞动作电位与神经和骨骼肌细胞的动作电位相比有明显不同，其复极化过程较复杂且历时较长。通常将心室肌细胞动作电位分为五个时期：0 期、1 期、2 期、3 期、4 期（图 6-35）。

考纲摘要
　　心室肌细胞动作电位的主要特点

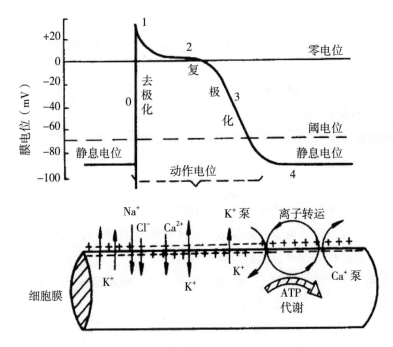

图 6-35 心室肌细胞动作电位和主要离子活动

（1）去极化过程：当心室肌细胞受到刺激发生兴奋时，膜内电位由静息时的 −90mV 迅速上升到 +30mV，构成了动作电位的上升支，即 0 期。0 期的形成机制与神经和骨骼肌细胞动作电位相似，是由于 Na^+ 快速内流所致。

（2）复极化过程

1）1 期（快速复极初期）　心室肌细胞在去极化达到顶峰后，立即出现快速而短暂的复极化，膜内电位 +30mV 迅速下降到 0mV 左右，这一阶段构成 1 期，历时约 10ms。0 期与 1 期构成锋电位。

2）2 期（平台期）　此期复极化速度缓慢，膜电位停滞在 0 电位水平，持续 100～150ms，记录的波形呈平台状，故称平台期。平台期是心室肌动作电位持续时间长的主要原因，也是心室肌细胞区别于神经和骨骼肌细胞动作电位的主要特征。此期的形成主要是由于心室肌细胞膜上 Ca^{2+} 通道开放，Ca^{2+} 缓慢内流，同时 K^+ 少量外流，两种方向相反的离子流处于平衡状态的结果。

3）3 期（快速复极化末期）　此期膜电位由 0mV 左右快速下降到 −90mV，完成复极化过程，历时 100～150ms。此期是由于 Ca^{2+} 通道失活，Ca^{2+} 内流停止，而 K^+ 外流逐渐增强所致。

4）4 期（静息期）　此期膜电位恢复并稳定在 −90mV 水平，又称静息期。在动作电位发生的过程中，由于一定量的 Na^+ 内流和 K^+ 外流，造成细胞内外原有的离子浓度发生改变，这种改变激活细胞膜上的 Na^+-K^+ 泵及 Na^+-Ca^{2+} 交换体，将内流的 Ca^{2+}、Na^+ 迅速排出细胞，将外流的 K^+ 摄入细胞，使细胞内外的离子浓度恢复到兴奋前的水平，从而维持心室肌细胞的正常兴奋性。

（二）自律细胞的生物电特点

与心室肌细胞相比，自律细胞动作电位的主要特点是 3 期复极化末达到最大复极化电位后，4 期膜电位不稳定，立即开始自动去极化，即 4 期自动去极化。当去极化达到阈电位时又产生下一个动作电位，这种现象周而复始，动作电位就

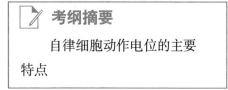

考纲摘要

自律细胞动作电位的主要特点

不断地自动产生（图 6-36）。因此，4 期自动去极化是自律细胞与非自律细胞生物电现象的主要区别，也是自律细胞具有自动节律性的基础。

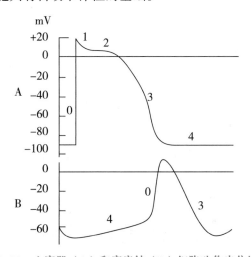

图 6-36　心室肌（A）和窦房结（B）细胞动作电位比较

二、心肌的生理特性

心肌的生理特性包括自动节律性、兴奋性、传导性和收缩性，其中自动节律性、兴奋性和传导性是以心肌细胞的生物电活动为基础，属于电生理特性，而收缩性是心肌细胞以肌丝滑行为基础的机械特性。

（一）自动节律性

某些心肌细胞在没有外来刺激的情况下，具有自动产生节律性兴奋的能力或特性，称为自动

考纲摘要

心肌的生理特性

节律性，简称自律性。心肌的自律性来源于心内特殊传导系统，其中各部分自律细胞的自律性高低不等，正常情况下，窦房结的自律性最高，约为 100 次 / 分，房室交界次之，约为 50 次 / 分，蒲肯野细胞自律性最低，约为 25 次 / 分。

1. **心脏的正常起搏点和潜在起搏点** 正常心脏的节律性活动是受自律性最高的窦房结所控制的，所以，窦房结是心脏活动的正常起搏点。由窦房结所控制的心搏节律称为窦性心律。其他部位的自律细胞因其自律性较低，正常情况下受窦房结节律性兴奋的控制，自身的节律性表现不出来，只起传导兴奋的作用，称为潜在起搏点。在某些病理情况下，例如，当潜在起搏点的自律性异常升高，窦房结的自律性降低，兴奋传导阻滞时，潜在起搏点就可取代窦房结成为异位起搏点，控制心脏按其节律搏动。由异位起搏点控制的心搏节律，称为异位心律。

2. **影响自律性的因素** 影响心肌自律性的主要因素是 4 期自动去极化速度、最大复极化电位水平和阈电位水平。若 4 期自动去极化速度加快，单位时间内产生兴奋的次数增多，自律性增高，反之，则自律性降低。最大复极化电位与阈电位的距离越远，自动去极化达到阈电位的时间延长，因而自律性降低，反之自律性增高（图 6-37）。

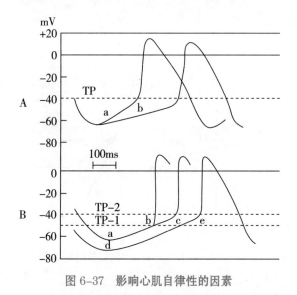

图 6-37 影响心肌自律性的因素

A. 4 期自动去极化速度对自律性的影响（a，b）；
B 阈电位水平（TP-1、TP-2）与最大复极化电位（a，d）对自律性的影响

（二）传导性

心肌细胞具有传导兴奋的能力或特性，称为**传导性**。正常情况下，窦房结的兴奋通过心房肌直接传到右心房和左心房，同时沿着由整齐排列的心房肌所组成的"优势传导通路"迅速传到房室交界，再经房室束和左、右束支、蒲肯野纤维网传到心室肌，引起左、右心室兴奋。

兴奋在房室交界传导需延搁一段时间，约为 0.1s，这种现象称为"房室延搁"，这样使得心房收缩完毕后，心室才开始收缩，从而避免了房室收缩的交叠现象，有利于心室的

充盈和射血。兴奋一旦通过房室交界，只需 0.06s 即可传到整个心室肌，使左右心室同步收缩，以实现强有力的射血功能。

考纲摘要

房室延搁的意义

（三）兴奋性

1. **心肌兴奋性的周期性变化**　心肌细胞每产生一次兴奋，其兴奋性会发生一系列的周期性变化，现以心室肌细胞为例说明其兴奋性变化的分期（图 6-38）。

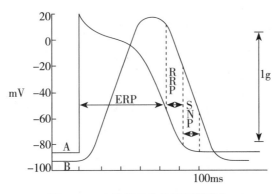

图 6-38　心肌兴奋性的周期性变化

ERP：有效不应期；RRP：相对不应期；SNP：超常期

（1）**有效不应期**　心肌细胞产生一次兴奋时，从动作电位 0 期去极化开始，到 3 期复极化 -60mV 这段时间内，任何强度的刺激都不能使之产生动作电位，兴奋性为零，称为有效不应期。原因是此期 Na^+ 通道全部失活。

考纲摘要

心肌一次兴奋后其兴奋性的周期性变化及特点

（2）**相对不应期**　3 期复极 -60mV 到 -80mV 这段时间内，给予阈上刺激能引起一个低幅度的动作电位，称为相对不应期。此期兴奋性低于正常，原因是此期有部分 Na^+ 通道复活到备用状态，但阈刺激仍不足以使膜去极化达到阈电位，必须用阈上刺激才可以。

（3）**超常期**　3 期复极 -80mV 到 -90mV 这段时间内，给予阈下刺激就能产生动作电位，表明心肌的兴奋性高于正常，称为超常期。原因是此期 Na^+ 通道绝大部分已复活到备用状态，且膜电位与阈电位之间的距离小于正常，故此时心肌细胞的兴奋性高于正常。

2. **心肌兴奋性变化的特点**　心肌细胞兴奋性变化的突出特点是有效不应期特别长，相当于整个机械反应的收缩期和舒张早期。心肌从收缩开始到舒张早期之间，不能再次产生兴奋和收缩，也就是说心肌在收缩完毕，开始舒张以后，即兴奋性进入相对不应期或超常期时，才可能再次接受刺激产生兴奋和收缩。因此心肌不能像骨骼肌那样发生强直收缩，而是始终保持收缩和舒张相交替的活动，从而实现心脏的泵血功能。

3. **期前收缩与代偿间歇** 正常情况下，每次窦性兴奋传到心房肌和心室肌时，都是在其前次兴奋的有效不应期之后。因此，整个心脏是按照窦性节律进行活动的。如果在心肌有效不应期之后，下次窦性兴奋到达之前，人工的或异位起搏点的额外刺激，则可产生一次额外的兴奋和收缩，称为**期前兴奋**或**期前收缩**。期前收缩在临床上又称为早搏，期前兴奋也有自己的有效不应期，当紧接在期前兴奋后的一次窦性兴奋传到时，常常落在期前兴奋的有效不应期内，因而不能引起心肌兴奋和收缩，形成一次脱失，必须等到下一次窦性兴奋传来时，才能引起兴奋和收缩。在期前收缩之后，常会出现一段较长时间的舒张期，称为**代偿间歇**（图6-39）。

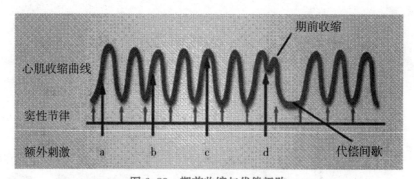

图 6-39　期前收缩与代偿间歇

额外刺激 a、b、c 落在窦性节律的有效不应期内，不引起反应
额外刺激 d 落在相对不应期内，引起期前收缩和代偿间歇

（四）收缩性

心肌细胞能在动作电位的触发下产生收缩反应称为收缩性。心肌细胞的收缩原理与骨骼肌相同，但有其自身的特点。

1. **不发生强直收缩** 如前所述，心肌细胞的有效不应期特别长，相当于整个收缩期和舒张早期，所以心肌只能在收缩结束、舒张开始以后，才能再次接受刺激而产生新的收缩，故心肌不会发生强直收缩。

2. **同步收缩** 由于心房和心室内的特殊传导系统传导速度快，加之心肌又具有功能合胞体的特性，所以当心房或心室受到刺激时，会引起所有心房肌或心室肌同时收缩，即同步收缩。同步收缩具有"全或无"的特性，即心房肌或心室肌要么全部收缩，要么全部舒张，同步收缩产生的收缩力大，可提高心脏的泵血效率。

3. **对细胞外液 Ca^{2+} 依赖性大** 因心肌细胞肌浆网不发达，储备量少，故心肌兴奋收缩耦联所需的 Ca^{2+} 主要依赖于细胞外液。在一定范围内，细胞外液中 Ca^{2+} 浓度升高，可增强心肌

> ✏️ **考纲摘要**
> 心肌收缩性的特点

收缩力，反之，心肌收缩力减弱。

三、心的泵血功能

心脏的泵血功能是通过心肌不间断、有节律的收缩和舒张活动，心腔内压力、容积发生周期性变化，引起心脏内心瓣膜有规律的开放和关闭，推动血液沿单一方向循环流动。心脏的这种活动形式与水泵相似，因此把心脏的射血又称为泵血。

（一）心动周期与心率

1. **心动周期**　心房或心室每收缩和舒张一次所经历的时间称为一个**心动周期**。心房和心室的活动周期均包括收缩期和舒张期。

在一个心动周期中，心房和心室的活动是按一定规律交替进行的，先是两心房同时收缩，继而心房舒张；在心房开始舒张同时，两心室开始收缩，继而心室舒张。在心室舒张末期，心房又开始收缩，进入下一个心动周期（图 6-40）。

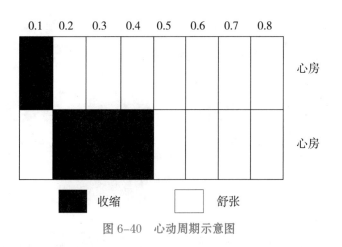

图 6-40　心动周期示意图

心动周期的长短与心率有关。安静时若成年人心率按平均 75 次 / 分计算，则一个心动周期为 0.8s，其中两心房先收缩，持续 0.1s，继而舒张，持续 0.7s；心房进入舒张期后，心室开始收缩，

> **考纲摘要**
> 心率、心动周期的概念及关系

持续 0.3s，随后心室舒张，持续 0.5s。在心室舒张的前 0.4s 期间，心房也处于舒张期，称为全心舒张期。

在同一个心动周期中，无论是心房还是心室，舒张期均长于收缩期，这既能保证心室有足够的时间充盈，又能让持久活动的心脏得到充分休息。由于心动周期与心率成反比，故心率增加，使心动周期缩短，其中收缩期和舒张期均缩短，但以舒张期的缩短更为显著。这样会延长心脏的工作时间，缩短休息时间，不利于心脏射血，也不利于心脏持久活动，临床上快速型心律失常导致心力衰竭就是这个原因。

2. **心率**　每分钟心脏搏动的次数称为**心率**。正常成年人安静时心率为 60～100 次／分，平均 75 次／分。心率可因年龄、性别、生理状态的不同而有差异。小儿的心率较成年人快，尤其是新生儿可达 130 次／分以上；老年人心率较慢；女性一般比男性稍快；同一个人安静和睡眠时心率较慢，运动或情绪激动时心率增快，经常体育锻炼和体力劳动的人安静时心率较慢。

（二）心脏的泵血过程和机制

心脏的泵血过程包括心室收缩期的射血过程和心室舒张期的充盈过程。左、右心室的活动基本相同，排血量也基本相同。由于心脏的功能主要靠心室来完成，所以现以左心室为例来说明心室的泵血过程和机制（图 6-41）。

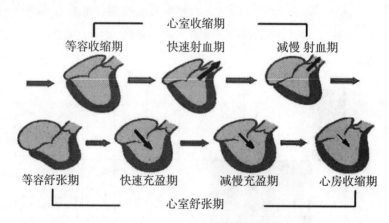

图 6-41　心脏泵血过程和机制

1. **心室收缩期**　心室收缩期包括等容收缩期、快速射血期和减慢射血期。

（1）等容收缩期　心室开始收缩后室内压迅速升高，超过房内压时，心室内血液出现向心房

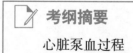
考纲摘要
心脏泵血过程

返流的趋势，推动房室瓣关闭。但此时室内压仍低于主动脉压，动脉瓣仍处于关闭状态，在这段时间，内心是成为一个密闭的腔，虽然心室肌强烈收缩，室内压急剧升高，但无血液射出，心室容积不变，故称为**等容收缩期**，历时约 0.05s。

（2）快速射血期　在等容收缩期末，室内压超过主动脉压，主动脉瓣被推开，此时，心室肌急剧收缩，血液由左心室快速射入主动脉，心室容积迅速缩小，称为**快速射血期**，历时约 0.1s，此期射入主动脉的血量最多，约占总摄取量的 80% 到 85%。

（3）减慢射血期　快速射血期后，因大量血液进入主动脉，使主动脉压升高，与此同时，由于心室内血液减少，心室收缩力减弱，室内压开始降低，射血速度减慢，称为减慢

射血期，历时约 0.15s。在减慢射血期后期，室内压已略低于主动脉压，但心室的血液依靠心室收缩产生的强大的动能，依然可以依其惯性继续射入主动脉。

2.**心室舒张期** 心室在收缩之后的舒张期内进行血液充盈，为下次射血储备血量。心室的舒张期包括等容舒张期、快速充盈期、减慢充盈期和心房收缩期。

（1）**等容舒张期** 心室开始舒张，室内压迅速下降，当室内压低于主动脉压时，主动脉内血液返流，推动主动脉瓣关闭，但此时室内压仍然高于房内压，房室瓣仍处于关闭状态，心室再次形成密闭的腔，其容积不变，称为**等容舒张期**，历时约 0.06 ~ 0.08s。

（2）**快速充盈期** 在等容舒张期末，室内压低于房内压时，房室瓣开放，心房和大静脉内的血液，因心室舒张而产生的抽吸作用快速流入心室，心室容积迅速增大，称为**快速充盈期**，历时约 0.11s。此期内流入心室的血液量约占总充盈量的 70%，是心室充盈的主要阶段。

（3）**减慢充盈期** 快速充盈期之后，随着心室充盈血量的增多，房室之间的压力差逐渐减小，血液流入心室的速度减慢，心室容积进一步增大，称为**减慢充盈期**，历时约 0.22s。

（4）**心房收缩期** 在心室舒张的最后 0.1s，心房收缩开始，房内压上升，血液顺压力差流入心室，导致心室进一步充盈，历时约 0.1s。此期心室充盈量约占心室总充盈量的 10% ~ 30%，至此，心室充盈过程完成，进入下一个心动周期。

表 6-1 心动周期中心腔内压力、瓣膜状态、血流方向和容积的变化

心动周期分期	心室压力升降比较 心房 心室 动脉	瓣膜状态 房室瓣	动脉瓣	血流方向	心室容积
等容收缩期	房内压 < 室内压 < 动脉压	关闭	关闭	无血液进出心室	不变
快速射血期	房内压 < 室内压 > 动脉压	关闭	开放	心室→动脉	快速减小
减慢射血期	房内压 < 室内压 < 动脉压	关闭	开放	心室→动脉	减小
等容舒张期	房内压 < 室内压 < 动脉压	关闭	关闭	无血液进出心室	不变
快速充盈期	房内压 > 室内压 < 动脉压	开放	关闭	心房→心室	快速增大
减慢充盈期	房内压 > 室内压 < 动脉压	开放	关闭	心房→心室	增大
房缩期	房内压 > 室内压 < 动脉压	开放	关闭	心房→心室	增大

综上所述，在心脏泵血过程中，心室收缩与舒张引起室内压变化，是造成心房与心室之间、心室与主动脉之间产生压力差的根本原因；而压力差又是引起瓣膜开放和关闭的直接动力；瓣膜的开放与关闭，是血液呈单向流动的关键因素。（见表 6-1）

（三）心音与心电图

1.**心音** 在每一个心动周期中，由心肌收缩和舒张、瓣膜开闭及血流撞击心室和大动脉管壁等机械振动所产生的声音，称为心音 (heart sound)。心音可用听诊器在胸壁听到，并可用心音图记录仪描记成心音图。在一个心动周期中，用听诊器可听到两个心音，分别

称为第一心音和第二心音，某些儿童和青年可听到第三心音。

（1）第一心音　发生在心室收缩期，标志着心室收缩的开始。主要由心室肌收缩房室瓣关闭，心室射出的血液冲击动脉壁等原因引起的振动而形成。其特点是音调低，持续时间较长，为 0.12～0.15 秒。其强弱可反映心肌收缩的力量及房室瓣的功能状态。

（2）第二心音　发生在心室舒张期，标志着心室舒张的开始。主要由动脉瓣关闭，以及血液反流冲击心室和动脉根部的振动而形成。其特点是音调较高，持续时间较短，为 0.08～0.10 秒。其强弱可反映动脉血压的高低和动脉瓣的功能状态。

听取心音可了解心率、心律、心肌收缩力、心瓣膜的功能状态。当心发生某些病理性变化（如瓣膜关闭不全或狭窄）时，均可使血液产生涡流而发生杂音。因此，心音听诊在某些心脏疾患的诊断中有重要价值。

2. **心电图**　在每一心动周期中，由窦房结产生的兴奋依次传向心房和心室，先后引起左、右心房和左、右心室的兴奋。心内兴奋产生和传播时所发生的电位变化，可通过心脏周围导电组织和体液传导至体表。将心电图机的测量电极放置在体表一定部位，即可记录到这些电位变化的波形，称为心电图 (electrocardiogram, ECG)。它可以反映心内兴奋产生、传导和恢复过程中的综合电位变化，临床上对帮助诊断某些心脏疾病有重要参考价值。

（1）心电图的导联　在描记心电图时，引导电极安放的位置和连接方式，称为心电图的导联。临床常用的有标准导联（Ⅰ、Ⅱ、Ⅲ）、加压单极肢体导联（aVR、aVL、aVF）及单极胸导联（V_1、V_2、V_3、V_4、V_5）。标准导联描记的心电图波形反映两电极下的电位差；加压单极肢体导联和单极胸导联直接反映电极下的心电变化。

（2）正常心电图的波形及意义　正常心电图的基本波形由 P 波、QRS 波群、T 波及各波间线段所组成（图 6-42）。心电图纸上由纵线、横线相交划出许多长和宽均为 1mm 的小方格，纵线上的格表示电压，每小格为 0.1mV，横线上的格表示时间，标准纸速为 25mm/s，此时每小格为 0.04 秒。根据这些标志可测出心电图各波段的波幅和时程。

P 波：P 波反映左、右心房去极化过程的电位变化。其波形小而钝圆，历时 0.08～0.11 秒，波幅不超过 0.25mV。

QRS 波群：QRS 波群反映左、右心室去极化过程的电位变化。因心室的体积大，兴奋传播的方向变化也大，故波幅远较 P 波大，波形也显得复杂。典型的 QRS 波群由向下的 Q 波、高尖向上的 R 波及向下的 S 波组成。波群历时 0.06～0.10 秒。

T 波：T 波反映左、右心室复极化过程的电位变化。其方向与 R 波一致，历时 0.05～0.25 秒，波幅为 0.1～0.8mV。在以 R 波为主的导联中，T 波不应低于 R 波的 1/10。

P-R 间期：P-R 间期是指从 P 波起点到 QRS 波群起点之间的时间，历时 0.12～0.20 秒。它反映从窦房结产生的兴奋经心房、房室交界、房室束及其分支到心室肌开始兴奋所需要的时间。P-R 间期延长，提示有房室传导阻滞。

Q-T 间期：从 QRS 波群起点到 T 波终点之间的时间。它反映心室肌去极化开始到完全复极化至静息状态所需的时间。Q-T 间期的时程与心率成反变关系，心率越快，Q-T 间期越短。

S-T 段：是指从 QRS 波群终点到 T 波起点之间的线段。正常时，S-T 段与基线平齐。它代表心室已全部处于去极化状态，各部分之间无电位差存在。若 S-T 段偏离基线超过正常范围，表示有心肌损伤或心肌缺血等疾病。

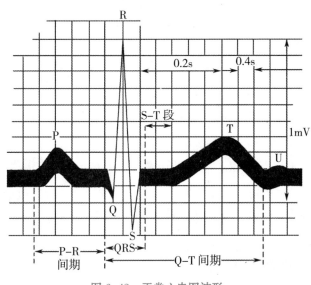

图 6-42　正常心电图波形

四、心泵血功能的评价及影响因素

心脏的主要功能是泵血，并能进行适当调节以满足机体新陈代谢的需要。因此，正确评价心脏的泵血功能，具有重要的生理学意义和临床应用价值。评价心脏泵血功能的方法和指标很多，在此介绍几种常用的基本指标。

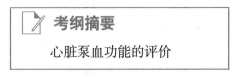

考纲摘要

心脏泵血功能的评价

（一）心泵血功能的评价

1.每搏输出量和射血分数　一侧心室每次收缩射出的血量，称**每搏输出量**，简称搏出量。左、右心室的搏出量基本相等，正常成人静息状态下，左心室舒张末期容积约为 145mL，右心室约为 137mL，搏出量约为 60 ～ 80mL，可见在心室收缩期内，心脏并没有将心室内的全部血液射出，因此我们把搏出量占心室舒张末期容积的百分比，称为**射血分数**。健康成人的射血分数约为 55% ～ 60%。射血分数与搏出量的大小及心室舒张末期的容积有关。在心室病理性扩大，出现心室功能减退的情况下，由于心室舒张末期充盈量增加，搏出量可不减少，而此时的射血分数却有明显下降。因此，射血分数是评定心脏泵血功能较为客观的重要指标。

2. **每分输出量和心指数**　一侧心室每分钟射出的血量称为**每分输出量**，简称**心输出量**，它等于搏出量与心率的乘积，心率若按75次/分计算，则心输出量约为4.5～6 L/min。心输出量的多少与年龄、性别等因素有关，在相同条件下，女性的心输出量约低于男性10%，青年人心输出量大于老年人，情绪激动或剧烈运动时可使心输出量增加。不同个体因其代谢水平不同，对心输出量的需求也不同，如身材高大者心输出量大于身材矮小者，所以单纯用心输出量来评价不同个体的心功能是不全面的。人在静息状态下，心输出量与体表面积呈正比，以每平方米体表面积计算的心输出量（L/min.m^{-2}）称为**心指数**。人在安静、空腹状态下的心指数称静息心指数，是评价不同个体之间心功能的常用指标。

3. **心做功量**　心脏活动时所做的功推动血液流动，故心室所做的功也是衡量心功能的主要指标之一。心室每收缩一次所做的功，称为每搏功或搏功；心室每分钟所做的功，称为**每分功或分功**。左心室每搏功可用下列公式表示：搏功＝搏出量×（平均主动脉压－平均左心房压）。由此可见，心脏做功不仅与心输出量有关，还与血压有关。所以，用心做功量作为评价心脏泵血功能的指标，要比单纯心输出量更为全面，更有意义，特别是在动脉压不同的情况下，更是如此。

 考纲摘要
心脏泵血功能的影响因素

（二）心脏泵血功能的影响因素

搏出量和心率是决定心输出量的两大基本因素。

1. **搏出量**　在心率不变的情况下，搏出量的多少取决于心室肌收缩的强度和速度。与骨骼肌一样，心肌收缩的强度和速度也受前负荷、后负荷和心肌收缩能力的影响。

（1）**前负荷**　心室肌的前负荷是指心室舒张末期的充盈量。在完整心脏，前负荷常用心室舒张末期容积或压力来表示，相当于静脉回心血量与心室射血后剩余血量之和。在一定范围内，当心室舒张末期容积增大时，心室肌初长度增加，可使心肌收缩力增强，搏出量增多。这种通过改变心肌初长度而引起心肌收缩强度改变的调节，称为异长调节。但当前负荷过大（如静脉输液量过大、速度过快），心肌的初长度超过最适限度时，心肌收缩力反而减弱，使搏出量减少，严重时会引起急性心力衰竭。

（2）**后负荷**　心室肌的后负荷是指心室收缩射血时所遇到的阻力，即动脉血压。在其他因素不变时，动脉血压升高，心室等容收缩期延长，射血期缩短，同时心肌纤维缩短程度和速度减小，搏出量减小。动脉血压维持较高水平，机体必须长期靠增加心肌的收缩力来维持正常的心输出量，久而久之，心室肌将出现肥厚的病理改变，最终可导致心功能减退。

（3）心肌收缩能力　心肌收缩能力是指心肌不依赖于前、后负荷，而能改变其收缩活动的一种内在特性。这种与心肌初长度无关，通过改变心肌收缩能力而对搏出量的调节，称为等长调节。心肌收缩能力受兴奋－收缩耦联过程和肌丝滑行过程中各个环节的影响，其中活化的横桥数目、肌球蛋白 ATP 酶的活性是影响心肌收缩能力的主要因素。神经、体液因素及药物都可以通过改变心肌收缩能力来调节搏出量，如交感神经兴奋、血液中肾上腺素增多或使用强心药等，心肌的收缩能力增强，搏出量增加；迷走神经兴奋时，心肌收缩能力减弱，搏出量减少。

2.心率　在一定范围内，心率与心输出量呈正变关系，即心率加快，可使心输出量增加。但如果心率过快（＞180次/分），可使心室舒张期明显缩短，心室充盈量不足，虽然心率加快，但因搏出量显著减少，心室输出量反而降低；如果心率过慢（＜40次/分），尽管心室舒张期延长，但因心室容量有限，不能因心室舒张期延长，而继续增加充盈量和搏出量，也可导致心输出量减少。可见，心率在适宜时，心输出量最大。

第四节　血管的功能

一、各类血管的功能特点

无论是体循环还是肺循环，从心室射出的血液，都必须经动脉毛细血管和静脉再返回心脏，所以血管具有参与形成和维持血压、输送血液、分配血量、实现血液与组织细胞间的物质交换等功能。

1.弹性贮器血管　弹性贮器血管是指主动脉、肺动脉主干及其发出的最大分支，此类血管管壁厚，富含弹性纤维，具有较大的弹性和可扩张性。心室收缩射血时，主动脉和大动脉被动扩张，容积增大，可暂时贮存一部分血液，心室舒张时，射血停止，被扩张的主动脉和大动脉发生弹性回缩，将射血期贮存在其中的那部分血液继续推向外周，这种功能称为弹性贮器作用。

2.分配血管　分配血管是指从弹性贮器血管以后到小动脉以前的中动脉。因管壁中平滑肌较多，故收缩性较强，其收缩和舒张可以调节分配到机体各组织器官的血流量。

3.阻力血管　阻力血管是指小动脉、微动脉、微静脉。这类血管口径小，管壁富含平滑肌，其收缩和舒张活动可使血管口径发生明显变化，对血流的阻力大。小动脉、微动脉是毛细血管前阻力血管，微静脉是毛细血管后阻力血管。

4.交换血管　交换血管是指真毛细血管，其管壁由单层内皮细胞和一层薄薄的基底膜构成，通透性很高，加之毛细血管数量多且血流速度缓慢，是血液与组织细胞进行物质交换的场所。

5. **容量血管** 容量血管是指静脉血管，它与相应的动脉比较，数量多，口径大，管壁薄、易扩张，故容量较大，安静状态下循环血量的 60%～70% 储存在静脉中。

二、血流量、血流阻力和血压

血液在心血管系统中流动的力学称为血流动力学。其基本的研究对象是血流量、血流阻力、血压及三者之间的关系。

（一）血流量和血流速度

1. **血流量** 单位时间内流过血管某一横截面的血量称为血流量，也称容积速度，通常以 mL/min 或 L/min 为计量单位。根据流体力学规律，血流量（Q）与血管两端的压力差（ΔP）成正比，与血流阻力（R）成反比，关系式为：$Q=\Delta P/R$。

2. **血流速度** 血流速度是指血液在血管内流动的直线速度。在血流量相同的情况下，血流速度与血管的总横截面积成反比。由于毛细血管总横截面积最大，主动脉的总横截面积最小，因此，毛细血管中血流速度最慢，主动脉中血流速度最快。

（二）血流阻力

血液在血管内流动时所遇到的阻力称为血流阻力，它来源于血液内部各成分之间的摩擦力及血液与血管壁之间的摩擦力。血流阻力（R）与血液黏滞度（η）和血管长度（L）成正比，与血管半径（r）的四次方成反比，可以用以下公式计算：$R=8\eta L/\pi r^4$。

生理情况下，血管的长度和血液黏滞度变化很小，所以血管半径是影响血流阻力的最主要因素。在神经和体液控制下，血管口径经常发生变化，机体对器官血流量的调节主要是通过控制各器官阻力血管的口径来实现的。外周的小动脉和微动脉是产生血流阻力的主要部位，所以此处产生的血流阻力又称为外周阻力。

（三）血压

血压是指血管内流动的血液对单位面积血管壁的侧压力，包括动脉血压、毛细血管血压和静脉血压，通常所说的血压一般是指动脉血压。血压的计量单位，临床上习惯用毫米汞柱（mmHg）

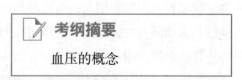

✎ **考纲摘要**

血压的概念

来表示，国际单位为帕斯卡（Pa），$1mmHg \approx 0.133kPa$。形成血压的前提是心血管系统内有足够的血液充盈，血液的充盈程度可用循环系统平均充盈压来表示，约为 7mmHg。血压是推动血液循环的直接动力，由于血液从心脏射出到回到心脏的过程中需要不断克服血流阻力，消耗能量，所以从主动脉、动脉、小动脉、毛细血管到静脉，血压逐渐降落。在各段血管中，血压的降落幅度与该段血管的血流阻力成正比，在主动脉与大动脉，血压降落较小，微动脉的血流阻力最大，血压降落也最为明显，当血液由大经脉流到右心房时，压力已接近于 0（图 6-43）。

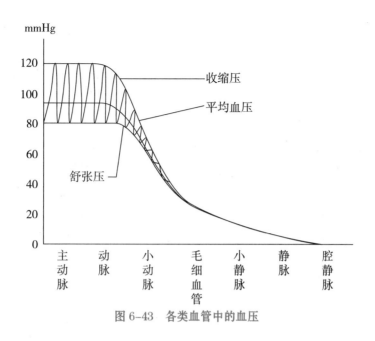

图6-43　各类血管中的血压

三、动脉血压

1. **动脉血压的概念及其正常值**　动脉血压是指血液对单位面积大动脉管壁的侧压力，一般是指主动脉压。由于大动脉中血压降落很小，故通常将上臂所测得的肱动脉压代表主动脉压。在每

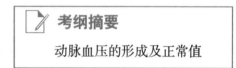

考纲摘要

动脉血压的形成及正常值

一心动周期中，动脉血压随心脏的舒张和收缩活动而发生周期性变化，心室收缩射血时，主动脉压升高所达到的最高值称为收缩压；心室舒张时，主动脉压下降所达到的最低值称为舒张压；收缩压与舒张压之差，称为脉搏压，简称脉压。心动周期中每一瞬间动脉血压的平均值称为平均动脉压，约等于舒张压加1/3脉压。临床上动脉血压的记录方式为：收缩压/舒张压 mmHg。

正常人的动脉血压存在年龄性别差异，一般随年龄增大而逐渐升高，收缩压比舒张压升高显著，男性比女性略高。成年人安静时，舒张压持续高于90mmHg，或收缩压持续超过140mmHg，称为高血压；如收缩压持续低于90mmHg，或舒张压持续低于60mmHg，称为低血压。我国健康成年人在安静状态时的收缩压，为90～140mmHg，舒张压为60～90mmHg，脉压为30～40mmHg。

正常的动脉血压是推动血液循环和保持各器官血液供应的必要条件。动脉血压过低可使各组织器官血液供应不足，特别是心、脑、肾等重要器官可因缺血而造成严重后果；动脉血压过高，心室肌后负荷增加，久而久之可导致心室代偿性肥大甚至出现心力衰竭。同时过高的血压还能引起血管壁的损伤，如脑血管破裂造成脑出血，可见动脉血压的相对稳

定是内环境稳态的重要指标，是保证正常生命活动的必要条件。

2. 动脉血压的形成　在封闭的心血管系统中，足够的血液充盈是形成动脉血压的前提。在此基础上，心室收缩射血所产生的动力与血液流动时所遇到的外周阻力，二者相互作用的结果是形成动脉血压的根本因素。此外，主动脉与大动脉管壁的弹性在动脉血压的形成中起着重要的缓冲作用。

3. 影响动脉血压的因素　凡是与动脉血压形成有关的各种因素发生改变，都能影响动脉血压，为了方便讨论，以下分析都是在假定其他条件不变时，单独分析某一因素变化对动脉血压产生的影响。

（1）搏出量　搏出量增加时，心室收缩期射入主动脉的血量增多，主动脉管壁所受的侧压力增大，收缩压明显升高。由于动脉血压升高，血流速度加快，流向外周的血量增多，到心室舒张

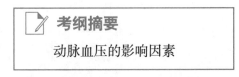

考纲摘要

动脉血压的影响因素

期末，主动脉内留存的血量增加不多，故舒张压升高不明显，脉压增大。反之，当搏出量减小时，收缩压明显降低，脉压减小。可见，收缩压的高低主要反映搏出量的多少。

（2）心率　心率加快时，心室舒张期明显缩短，此期由主动脉流向外周的血量减少，到心室舒张期末，主动脉内留存的血量增多，使舒张压明显升高。由于心室舒张期储存在主动脉内的血量增多，在搏出量相对不变的情况下，收缩压也有所增高，但增高的幅度不如舒张压，故脉压减小。相反，心率减慢时，舒张压比收缩压降低明显，脉压增大。

（3）外周阻力　外周阻力增大时，心室舒张期内血液流向外周的速度减慢，心室舒张期末存留在主动脉内的血液增多，舒张压升高明显。在舒张压升高的基础上，收缩压也升高，但不如舒张压升高显著，故脉压减小。反之，外周阻力减小时舒张压明显下降，脉压增大，因此，舒张压的高低主要反映外周阻力的大小。

（4）循环血量与血管容积　正常情况下，循环血量与血管容积相适应，使血管保持一定的充盈度，维持一定的血压，当发生大失血时循环血量减少，而血管容积改变不大，必然会引起循环系统平均充盈压下降，使动脉血压降低。同样，如果循环血量不变，而血管容积增大，如药物过敏、中毒性休克等引起的全身小血管扩张，也会造成动脉血压急剧下降。

（5）主动脉和大动脉管壁的弹性作用　主动脉和大动脉管壁的弹性作用可缓冲动脉血压的波动。老年人因大动脉硬化，弹性减退，对动脉血压的缓冲作用减弱，故收缩压升高，舒张压降低，脉压显著增大，但老年人往往同时还伴有小动脉和微动脉硬化，外周阻力相应增大，所以通常表现出收缩压和舒张压都升高。

四、静脉血压和静脉血流

（一）静脉血压

静脉血压远低于动脉血压，当体循环血液流经毛细血管到达微静脉时，血压已降至 15 ～ 20mmHg，右心房作为体循环的终点，血压最低，接近于 0。通常将各器官或肢体的静脉血

考纲摘要

中心静脉压的概念

压称为**外周静脉压**，把右心房和胸腔内大静脉的血压称为**中心静脉压**。中心静脉压的正常值约为 4 ～ 12cm H_2O，中心静脉压的高低取决于心脏射血功能和静脉回心血量。如果心脏射血能力强，能及时将回流入心脏的血液射入动脉，中心静脉压就较低，反之中心静脉压就升高。另外一方面，当心脏射血功能不变时，如果静脉回流速度加快，中心静脉压升高，反之，中心静脉压降低。由于测定中心静脉压可反映静脉回心血量和心脏的功能状态，因此临床上可作为控制补液量、补液速度及心功能监护的指标。

（二）影响静脉回心血量的因素

静脉回心血量是指单位时间内由静脉回流入心脏的血量。外周静脉压与中心静脉压之差，是推动静脉血流的动力。凡能影响静脉血流的动力及静脉血流阻力的因素，均能影响静脉回心血量。

考纲摘要

影响静脉回流的因素

1. 体循环平均充盈压　体循环平均充盈压是反映血管充盈程度的指标，它反映了循环血量与血管容量之间的相对关系，对静脉回心血量有直接的影响。当循环血量增加或血管容量减少时，体循环平均充盈压升高，静脉回心血量增多，反之，静脉回心血量减少。

2. 心肌收缩力　心肌收缩力是静脉回流的原动力，所以是影响静脉回心血量最重要的因素。心肌收缩力增强时搏出量增多，心室舒张期室内压明显降低，对心房和大静脉内血液的抽吸力较大，中心静脉压降低，静脉回心血量增多，反之，静脉回心血量减少。

3. 骨骼肌的挤压作用　大部分外周静脉内有瓣膜存在，只允许血液向心脏方向流动而不能倒流。骨骼肌收缩可对肌肉内和肌间的静脉产生挤压，外周静脉压升高，促进静脉回流。骨骼肌舒张时，外周静脉压降低，有利于毛细血管和微静脉内的血液流入静脉。因此骨骼肌和静脉瓣一起对静脉回流起着肌肉泵的作用。例如，在行走和跑步时，下肢肌肉泵的作用就能很好地发挥，对于在站立情况下降低下肢静脉压和减少血液在下肢静脉内潴留有重要意义。久立不动，下肢骨骼肌持续紧张性收缩，肌肉泵的作用不能充分发挥，使下肢静脉回流受阻，静脉过度扩张，会导致下肢静脉曲张。

4. 重力和体位　由于静脉管壁较薄，易扩张，管腔内压力低，故静脉血压和静脉回心血量受重力和体位的影响较为明显。平卧时全身静脉与心脏基本在同一水平，重力对静脉

血压和静脉回心血量的影响不大。当身体由卧位突然直立时，因重力关系，心脏以下的静脉充盈扩张，容量增加，使静脉回心血量减少，心输出量减少，动脉血压下降，引起脑视网膜供血暂时不足，出现头晕眼黑甚至昏倒等现象，称为直立性低血压。

5.呼吸运动　呼吸运动对静脉回流起着呼吸泵的作用。吸气时由于胸膜腔内压降低，使胸腔内大静脉和右心房扩张，中心静脉压降低，静脉回心血量增加，呼气时则相反。

五、微循环与组织液

（一）微循环

微循环是指微动脉与微静脉之间的血液循环，是血液和组织细胞之间进行物质交换的场所（图6-44）。

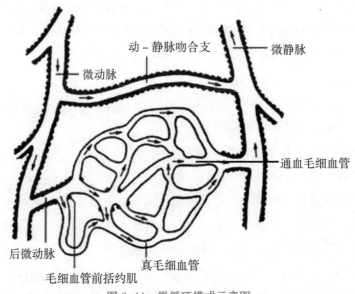

图6-44　微循环模式示意图

1.微循环的组成　典型的微循环由微动脉、后微动脉、毛细血管前括约肌、真毛细血管、通血毛细血管、微静脉和动–静脉吻合支7部分组成。

2.微循环的血流通路　微循环的血液主要通过以下三条通路由微动脉流向微静脉。

（1）迂回通路　血液经微动脉、后微动脉、毛细血管前括约肌、真毛细血管，最后汇入微静脉。此通路迂回曲折、交织成网、血流缓慢，穿行于组织细胞之间，是血液与组织细胞进行物质交换的主要场所，故又称为营养通路。真毛细血管网是交替开放的，其开放的数量取决于所在器官的代谢水平。

（2）直捷通路　血液从微动脉经后微动脉和通血毛细血管流入微静脉。该通路多见于骨骼肌的微循环，经常处于开放状态，特点是直而短，血流速度较快，基本不进行物质交换。主要功能是使一部分血液迅速通过微循环返回心脏，以保证循环血量的相对稳定。

（3）动-静脉短路　血液从微动脉经动-静脉吻合支直接流入微静脉，因其途径短，血管壁厚，血流速度更快。该通路多分布于皮肤及皮下组织，通常处于关闭状态，当环境温度升高，机体需要大量散热时，动静脉吻合支开放，皮肤血流量增多有助于散热，故在调节体温中发挥重要作用。

3. 微循环血流量的调节

（1）神经调节　微动脉和微静脉主要受交感神经支配，其中交感神经对微动脉的支配密度较高，故影响微动脉为主。当交感神经兴奋时，微循环的总闸门和后闸门趋于关闭，微循环的流入量和流出量均减小，尤以前者为甚。

（2）体液调节　可分为全身性体液因素和局部性体液因素。全身性体液因素如去甲肾上腺素、肾上腺素、血管紧张素Ⅱ等可引起微循环血管收缩，局部代谢产物如 CO_2、乳酸、腺苷、H^+ 等，能使后微动脉和毛细血管前括约肌舒张。

（二）组织液的生成与回流

组织液存在于组织细胞间，绝大部分呈胶冻状，不能自由流动，因此不会因重力作用而流到身体的低垂部位，也不能被抽吸出来。组织液是组织细胞与血液之间进行物质交换的媒介。

1. 有效滤过压　组织液是血浆经毛细血管壁滤出而形成的。组织液中除蛋白质含量较少外，其他成分与血浆相同，故其生成的结构基础是毛

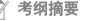

考纲摘要

组织液的生成与回流

细血管壁的通透性。组织液与血液之间的物质交换是以滤过和重吸收的方式进行的。组织液生成和回流的动力是有效滤过压（图 6-45）。

有效滤过压取决于毛细血管压（动脉端 30mmHg，静脉端 12mmHg）、组织液胶体渗透压（15mmHg）、血浆胶体渗透压（25mmHg）、组织液静水压（10mmHg）这四种力量的对比。其中前两者是促使毛细血管内液体向外滤过的力量，后两者是将液体从毛细血管外重吸收回血管内的力量。滤过的力量与重吸收的力量之差，称为有效滤过压，可用下式表示：

有效滤过压 =（毛细血管压 + 组织液胶体渗透压）-（血浆胶体渗透压 + 组织液静水压）

若有效滤过压为正值，则表示有组织液生成；有效滤过压为负值，则表示有组织液回流。按图 6-45 所设的各种压力数值计算，在毛细血管动脉端有效滤过压为 10mmHg，有组织液生成；在毛细血管静脉端，有效滤过压为 -8mmHg，则有组织液回流。以上数据表明，在毛细血管动脉端，滤过的力量大于重吸收的力量，因此组织液生成；在毛细血管静脉端，滤过的力量小于重吸收的力量，组织液回流。动脉端生成的组织液，大约有90%在静脉端被重吸收，其余约 10% 进入毛细淋巴管成为淋巴液，通过淋巴循环回流入血。

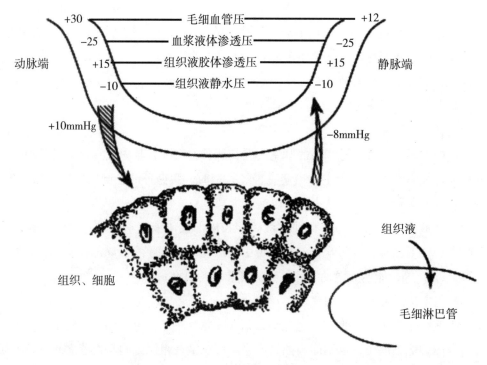

图 6-45　组织液的生成和回流

2. 影响组织液生成的因素　正常情况下，组织液的生成与回流保持动态平衡，从而维持体液的正常分布。一旦这种平衡被破坏，发生组织液生成过多或回流减少，组织间隙中就会有过多的液体潴留，形成组织水肿。凡能影响有效滤过压、毛细血管通透性和淋巴回流的因素，都可以影响组织液的生成与回流。

（1）毛细血管压　凡能使毛细血管压升高的因素均可促进组织液生成，如炎症部位的微动脉扩张，引起毛细血管压升高而发生局部水肿。又如右心衰竭时，静脉回流受阻，毛细血管压升高，组织液也会增多，引起组织水肿。

（2）血浆胶体渗透压　血浆胶体渗透压是由血浆蛋白形成的，某些肾脏疾病，可使大量血浆蛋白随尿液排出；肝脏疾病，可使蛋白质合成减少；营养不良时蛋白质摄入过少，这些因素都可使血浆蛋白含量降低，血浆胶体渗透压下降，导致有效滤过压升高，组织液生成增多，形成水肿。

（3）毛细血管壁的通透性　正常情况下蛋白质不易透过毛细血管，在过敏反应或烧伤等情况下，毛细血管壁的通透性异常增高，部分血浆蛋白进入组织液，使病变部位组织液胶体渗透压升高，有效滤过压增大，引起局部水肿。

（4）淋巴回流　有 10% 组织液需经淋巴管回流入血，所以当局部淋巴管病变或肿瘤压迫使淋巴管阻塞时，受阻部位远心端的组织液回流受阻，出现局部水肿。

第五节 心血管活动的调节

心血管系统的功能可随机体活动的情况不同而发生相应的变化，以适应人体代谢的需要，这种适应性变化是通过神经和体液调节来实现的。

一、神经调节

心脏和血管接受自主神经支配，神经系统对心血管活动的调节是通过各种心血管反射实现的。

（一）心血管的神经支配

1. 心脏的神经支配 心脏受心交感神经和心迷走神经双重支配（图 6-46）。

（1）心交感神经及其作用 支配心脏的交感神经节前纤维，起自脊髓胸段 $T_1 \sim T_5$ 节段灰质侧角，经交感神经节换元后，其节后纤维组成心脏神经丛，支配窦房结、房室交界、房室束、心房肌和心室肌。节后纤维末梢释放的递质为去甲肾上腺素，与心肌细胞膜上面的 β_1 受体结合，使心肌细胞膜对 Ca^{2+} 的通透性增大，促进 Ca^{2+} 内流，导致心率加快，房室传导加快，心肌收缩力增强，心输出量增多，血压升高。β 受体阻断剂如普萘洛尔等，可阻断心交感神经对心脏的兴奋作用。

（2）心迷走神经及其作用 支配心脏的副交感神经节前纤维起自延髓的迷走神经背核和疑核，行走于迷走神经干中，在心内神经节换元后节后纤维支配窦房结、心房肌、房室交界、房室束，仅有较少的纤维分布到心室肌。心迷走神经节后纤维末梢释放的递质为乙酰胆碱，与心肌细胞膜上面的 M 受体结合，使心肌细胞对 K^+ 的通透性增大，促进 K^+ 外流，并抑制 Ca^{2+} 通道的开放，减少 Ca^{2+} 的内流，导致心率减慢，房室传导减慢，心肌收缩力减弱，心输出量减少，血压下降。M 受体阻断剂阿托品可阻断迷走神经对心脏的抑制作用。

（3）血管的神经支配 除真毛细血管外，血管壁都有平滑肌分布，支配血管平滑肌的神经分为缩血管神经纤维和舒血管神经纤维两大类。

1）缩血管神经纤维 缩血管神经纤维都属于交感神经纤维，故一般称为交感缩血管神经纤维。其节前纤维起自脊髓胸腰段的灰质侧角，节后纤维分布到血管平滑肌，尤其是小动脉和微动脉处分布较多。该神经兴奋时，节后纤维末梢释放去甲肾上腺素，与血管平滑肌上的 α 受体结合，引起血管平滑肌收缩，外周阻力增加，血压升高。体内绝大多数血管只受交感缩血管神经纤维的单一支配。

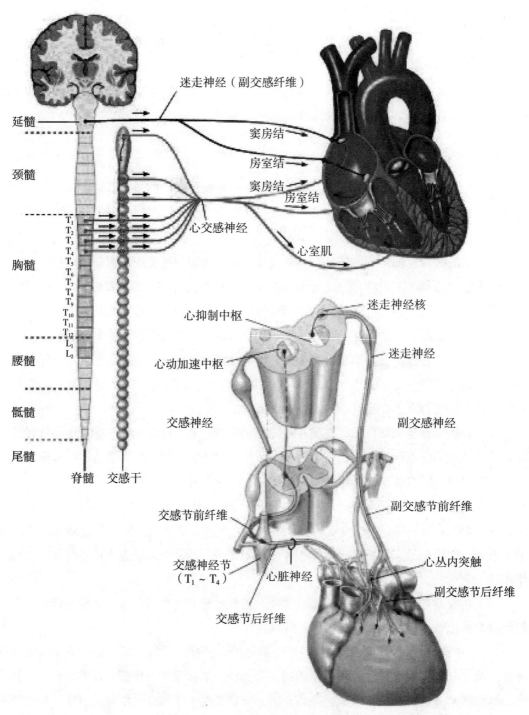

图 6-46　支配心脏活动的神经

2）舒血管神经纤维　舒血管神经纤维主要有两类：一类是交感舒血管神经纤维，主要分布于骨骼肌血管中，节后神经纤维末梢释放的递质是乙酰胆碱，与血管平滑肌上的 M

受体结合，使骨骼肌血管舒张，血流量增加。这类纤维平时无紧张性活动，只有当情绪激动或剧烈运动时才发放冲动，使骨骼肌血管扩张，为肌肉提供充足的血流量。第二类是副交感舒血管神经纤维，这类纤维主要分布在脑膜、唾液腺、胃肠道外分泌腺和外生殖器等少数器官的血管，其节后纤维末梢释放的递质也是乙酰胆碱，也通过作用于 M 受体使血管舒张，血流量增加。这类神经的活动只对所支配的器官局部血流起调节作用，而对循环系统的总外周阻力影响较小。

（二）心血管中枢

中枢神经系统中与调节心血管活动有关的神经元集中的部位称为心血管中枢。心血管中枢分布于中枢神经系统的各个部位，一般认为其基本中枢在延髓。

1.延髓心血管中枢　在延髓的孤束核及其附近区域有心迷走中枢，在延髓的腹外侧部，有心交感中枢和交感缩血管中枢。正常情况下，延髓心血管中枢经常发放一定的低频冲动，分别通过心迷走神经、心交感神经和交感缩血管神经调节心血管的活动。安静时，心迷走中枢的紧张性较高，故心率较慢；剧烈运动或情绪激动时，心交感中枢和交感缩血管中枢紧张性增高，使心率加快，心肌收缩力增强，心输出量增加；血管收缩，外周阻力增大，血压升高。正常情况下，心迷走中枢和心交感中枢存在交互抑制现象，共同完成对心血管活动的调节。

2.延髓以上的心血管中枢　在延髓以上的脑干及小脑、大脑等部位，都存在着与心血管活动有关的神经元，它们对心血管活动的调节是使心血管活动与人体其他功能活动能彼此配合，相互协调。

（三）心血管活动的反射性调节

当人体处在不同的生理状态或当内外环境发生变化时，可引起各种心血管反射，以维持机体内环境稳态，适应环境条件的变化。

1.颈动脉窦和主动脉弓压力感受性反射　在颈动脉窦和主动脉弓血管壁的外膜下，有丰富的感觉神经末梢，能感受到血压对管壁的机械牵张刺激，称为压力感受器（图 6-47）。当动脉血压突然升高时，动脉管壁扩张，压力感受器因受牵张

考纲摘要
　　颈动脉窦和主动脉弓压力感受性反射的过程及意义

刺激，发放传入冲动增多，分别经窦神经（加入舌咽神经）和主动脉神经（加入迷走神经）上传至延髓，经过心血管中枢的整合作用，使心迷走紧张增强，心交感和交感缩血管紧张减弱，通过心迷走神经、心交感神经和交感缩血管纤维，作用于心脏和血管，结果使心率减慢，心肌收缩力减弱，心输出量减少，血管扩张，外周阻力下降，动脉血压下降。由于此反射引起的效应主要是动脉血压下降，所以也称为减压反射。相反，当动脉血压突然降低时，对颈动脉窦和主动脉弓压力感受器的刺激减弱，传入心血管中枢的冲动减少，引起

心迷走紧张减弱，心交感和交感缩血管紧张增强，结果使动脉血压回升。可见，压力感受性反射是一种典型的负反馈调节，其生理意义在于防止动脉血压发生过大波动，维持动脉血压的相对稳定。

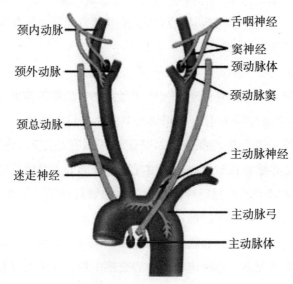

图 6-47　颈动脉窦和主动脉弓压力感受器

2. 颈动脉体和主动脉体化学感受性反射　在颈动脉窦和主动脉弓附近，分别有颈动脉体和主动脉体，能感受血液中 O_2、CO_2 和 H^+ 浓度的变化，称为化学感受器。当缺氧、CO_2 分压过高或 H^+ 浓度过高时，均可刺激化学感受器，兴奋延髓的呼吸中枢，使呼吸加深、加快，同时还可兴奋延髓交感缩血管中枢，使皮肤、内脏和骨骼肌血管收缩，外周阻力增大，动脉血压升高。在正常情况下，颈动脉体和主动脉体化学感受性反射的作用主要是调节呼吸运动，对心血管活动的调节作用很小，只有在低氧、窒息、失血、动脉血压过低和酸中毒等异常情况下，才对心血管活动起到明显的调节作用。此反射的生理意义主要是参与机体应激状态下的循环功能调节，维持血压，重新分配血流量，保证心、脑等重要器官的血液供应。

二、体液调节

除神经调节外，心血管活动还受血液和组织液中某些化学物质的调节。某些激素经血液循环广泛作用于心血管系统，属于全身性体液调节；在组织中形成的代谢产物，作用于局部血管调节局部组织的血流量，属于局部性体液调节。

（一）肾上腺素和去甲肾上腺素

肾上腺素可与 α 受体和 β 受体结合。在心脏，肾上腺素与 β_1 受体结合后，使心率加快，心肌收缩力加强，心输出量增多，动脉血压升高；在血管，肾上腺素对不同部位血管的作用不同，与皮肤、肾、胃肠血管平滑肌上 α 受体结合，引

考纲摘要

肾上腺素和去甲肾上腺素对心血管活动的调节

起血管收缩，与骨骼肌、肝和冠状血管上 β_2 受体结合，引起血管舒张，故肾上腺素对总的外周阻力影响不大。可见，肾上腺素升高血压的作用是通过增强心脏的活动而实现的，所以临床上常作为强心药使用。去甲肾上腺素主要与 α 受体结合，与 β 受体，尤其是 β_2 受体的结合能力较弱，可引起机体大多数血管收缩，外周阻力增大，动脉血压升高，故临床上常作为升压药使用，但它对心脏的作用不如肾上腺素强。

（二）肾素 – 血管紧张素 – 醛固酮系统（RAAS 系统）

肾素是由肾脏近球细胞合成和分泌的一种蛋白水解酶，进入血液后，将血浆中的血管紧张素原水解为血管紧张素Ⅰ。血管紧张素Ⅰ经肺循环时，在血管紧张素转换酶的作用之下，转变为血管紧张素Ⅱ。血管紧张素Ⅱ在血浆和组织中氨基

考纲摘要

肾素 – 血管紧张素 – 醛固酮系统对心血管活动的调节

肽酶的作用下，转变为血管紧张素Ⅲ。其中血管紧张素Ⅱ是活性最高的物质，其主要作用有：①促使全身小动脉和微动脉收缩，外周阻力增加，血压升高，促使静脉收缩，回心血量增加；②促进肾上腺皮质合成和释放醛固酮，醛固酮可促进肾小管对 Na^+ 和水的重吸收，使血容量增加，血压升高；③促进交感神经节后纤维释放去甲肾上腺素，增强交感缩血管效应；④作用于中枢神经系统，增强交感缩血管中枢的紧张性，使血压升高。因此，血管紧张素Ⅱ总的作用是使血压升高。正常情况下，肾素分泌很少，血液中仅含有微量血管紧张素，故对正常血压的影响不大。但当人体大量失血，血压迅速下降，肾血流量减少时，可刺激肾球旁细胞大量分泌肾素，从而提升血压。

（三）血管升压素

血管升压素属肽类激素，由下丘脑视上核、室旁核神经元合成，经下丘脑垂体束运输到神经垂体储存，需要时释放入血。血管升压素可促进肾远曲小管和集合管对水的重吸收，使尿量减少，故又称抗利尿激素。血管升压素作用于血管平滑肌相应的受体，引起血管平滑肌收缩，具有很强的缩血管效应。正常情况下，血液中血管升压素浓度升高时，首先出现抗利尿效应，只有当其浓度明显高于正常时，才能引起血压升高。在人体大量失水、失血等情况下，血管升压素释放不仅可保持体液容量，而且对维持动脉血压也有重要作用。

（四）心钠素

心钠素 (cardionatrin) 又称心房钠尿肽，是由心房肌细胞合成和释放的一种多肽类激素，有很强的排钠和利尿作用，并能使血管平滑肌舒张，抑制肾素分泌，使血管紧张素 Ⅱ 生成减少，总的效应使血压下降。

（五）其他活性物质

其他活性物质主要有激肽、组胺、组织代谢产物和前列腺素等，对心血管活动也具有调节作用。

复习与思考

一、选择题

A1 型题：每一道考试题下面有 A、B、C、D、E 五个备选答案，请从中选择一个最佳答案。

1. 循环系统的构成（　　　）
   A. 心血管系统和淋巴管组成
   B. 心、动脉、毛细血管和静脉
   C. 心血管系统和淋巴器官
   D. 心、动脉、静脉和淋巴导管
   E. 心血管系统和淋巴系统

2. 关于心脏各腔的位置正确的是（　　　）
   A. 左心室构成心前壁大部
   B. 右心室构成心脏的右缘
   C. 右心房构成心后壁大部
   D. 左心房构成心脏的左缘
   E. 心尖由左心室构成

3. 心室舒张充盈期防止血液逆流的装置是（　　　）
   A. 主动脉瓣和二尖瓣
   B. 肺动脉和三尖瓣
   C. 主动脉瓣和三尖瓣
   D. 主动脉瓣和肺动脉瓣
   E. 二尖瓣和三尖瓣

4. 下列关于心的位置和毗邻的描述，正确的是（　　　）
   A. 位于胸膜腔内两肺之间
   B. 前方平对胸骨体和第 3～7 肋软骨
   C. 后方平对第 4～7 胸椎
   D. 心的前面大部被肺和胸膜所遮盖
   E. 心内注射常在胸骨右缘第 4 肋间进针

5. 心的动脉（　　）

    A. 左、右冠状动脉分别起于主动脉右窦和后窦

    B. 右冠状动脉比左冠状动脉粗大

    C. 左、右冠状动脉的主干均行于冠状沟内

    D. 冠状动脉与同名静脉伴行

    E. 右冠状动脉分布于右半心及室间隔后 2/3

6. 等容舒张期（　　）

    A. 房内压 > 室内压 < 动脉压，房室瓣开，动脉瓣关

    B. 房内压 < 室内压 < 动脉压，房室瓣关，动脉瓣关

    C. 房内压 > 室内压 > 动脉压，房室瓣开，动脉瓣开

    D. 房内压 < 室内压 > 动脉压，房室瓣关，动脉瓣开

    E. 房内压 > 室内压 > 动脉压，房室瓣开，动脉瓣关

7. 心室肌的后负荷是指（　　）

    A. 心室舒张末期容积　　　　B. 射血期心室内压　　　　C. 等容收缩期室内压

    D. 等容舒张期室内压　　　　E. 动脉血压

8. 动脉血压相对稳定的意义是（　　）

    A. 保持血管充盈　　　　　　B. 保持静脉回流　　　　　C. 防止血管硬化

    D. 保证器官的血液供应　　　E. 减轻心肌前负荷

9. 影响心输出量的因素错误的是（　　）

    A. 心肌的前负荷相当于心室舒张末期的充盈血量

    B. 一定范围内，心率加快，心输出量减少

    C. 临床输液要控制输液量和速度，防止心肌前负荷过大而出现急性心力衰竭

    D. 心肌的后负荷是心肌收缩时遇到的阻力，即动脉血压

    E. 同等条件下，心肌收缩性增强，搏出量增多

10. 心血管活动的中枢在（　　）

    A. 脊髓　　　　　　　　　　B. 大脑皮质　　　　　　　C. 脑桥

    D. 延髓　　　　　　　　　　E. 都不是

B1 型题：以下提供若干组考题，每组考题共用在考题前列出的 A、B、C、D、E 五个备选答案，请从中选择一个与问题关系最密切的答案。某个备选答案可能被选择一次、多次或不被选择。

（11 ～ 13 题共用备选答案）

    A. 冠状窦口　　　　　　　　B. 主动脉口　　　　　　　C. 肺静脉口

    D. 二尖瓣　　　　　　　　　E. 三尖瓣

11. 开口于左心房的是（　　　）

12. 开口于右心房的是（　　　）

13. 属于右心室的结构是（　　　）

（14～17题共用备选答案）

    A. 收缩压   B. 舒张压   C. 脉压

    D. 平均动脉压   E. 中心静脉压

14. 在一个心动周期中，动脉血压的最高值称为（　　　）

15. 在一个心动周期中，动脉血压的最低值称为（　　　）

16. 右心房或胸腔大静脉内的血压称（　　　）

17. 收缩压与舒张压之差称为（　　　）

二、名词解释

1. 体循环 　2. 静脉角 　3. 心动周期 　4. 心率 　5. 动脉血压 　6. 脉搏 　7. 中心静脉压

三、简答题

1. 试述心脏的位置、各瓣膜的名称及作用。

2. 简述影响动脉血压的因素。

3. 简述心脏泵血的过程。

4. 简述影响静脉回流的因素。

5. 试述胸导管的起始、注入部及收集范围。

扫一扫，知答案

扫一扫，看课件

第七章

呼吸系统

【学习目标】

1.掌握：呼吸系统的组成和功能；上、下呼吸道的概念；气管的位置和形态；左、右主支气管的形态特点；肺的位置、形态和组织结构；呼吸的4个环节；气体交换过程；O_2和CO_2的化学结合运输形式；呼吸的化学性反射调节。

2.熟悉：鼻腔的基本结构与鼻窦的开口；喉的位置和组成；气管、主支气管的组织结构；胸膜和胸膜腔与胸内压的形成及变化；影响肺换气的因素。

3.了解：纵隔的概念和内容；肺通气的动力；平静呼吸和用力呼吸的特点；肺容量与肺通气量；呼吸中枢的概念，延髓呼吸中枢的重要性及高级中枢的作用；肺牵张反射的概念；防御性呼吸反射。

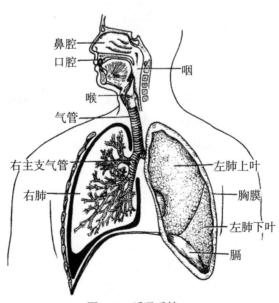

图 7-1　呼吸系统

呼吸系统（respiratory system）由呼吸道和肺组成（图 7-1）。呼吸道包括鼻、咽、喉、气管和各级支气管，是通气的管道。临床上通常把鼻、咽、喉称为上呼吸道，把气管和各级支气管称为下呼吸道。呼吸系统的主要功能是进行气体交换，即从外界吸入氧气，呼出二氧化碳，同时鼻又是嗅觉器官，喉还有发音功能。

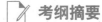 **考纲摘要**

呼吸系统的组成，上、下呼吸道的区分

第一节 概 述

一、胸部的标志线和腹部的分区

（一）胸部的主要标志线

为了便于描述内脏器官的位置、毗邻和体表投影，通常人为地在胸腹部体表画取一些标志线和分区（图 7-2）。

1. 前正中线 沿身体前面正中所做的垂线。

2. 锁骨中线 沿锁骨中点所做的垂线。

3. 腋前线 通过腋窝前缘所做的垂线。

4. 腋中线 通过腋窝中点所做的垂线。

5. 腋后线 通过腋窝后缘所做的垂线。

6. 肩胛线 通过肩胛下角所做的垂线。

7. 后正中线 沿人体后面正中所做的垂线。

（二）腹部的主要标志线和分区

在腹部的前面用两条横线和两条垂线可将腹部分成 9 个区。上横线即通过两侧肋弓最低点的连线，下横线即两侧髂结节的连线；两条垂线为通过两侧腹股沟韧带中点所做的垂线。上述 4 线相交将腹部分为左季肋区、腹上区、右季肋区、左腹外侧区（左腰区）、脐区、右腹外侧区（右腰区）、左腹股沟区（左髂区）、腹下区（耻区）和右腹股沟区（右髂区）。临床工作中，常以前正中线和通过脐的水平线将腹部分为左上腹部、右上腹部、左下腹部和右下腹部 4 个区。

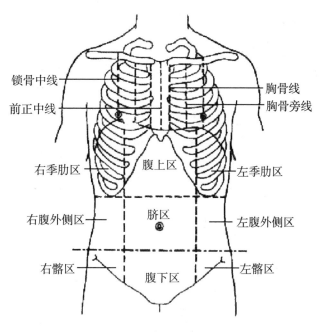

图 7-2　胸腹部的标志线和分区

二、呼吸系统的组成及其基本结构

（一）呼吸道

1.**鼻**　是呼吸道的起始部，它分为外鼻、鼻腔和鼻旁窦三部分。鼻也是嗅觉器官。

（1）**外鼻**　位于面部中央，由骨和软骨作支架，外覆皮肤和少量皮下组织。自上而下分鼻根、鼻背、鼻尖、鼻翼，左、右鼻翼下方围成一对**鼻孔**，向内通鼻腔。当呼吸困难时，可出现鼻翼扇动。

（2）**鼻腔**　由骨和鼻软骨覆以黏膜或皮肤而成。鼻腔被鼻中隔分为左、右两腔，向前经鼻孔通外界，向后经鼻后孔通鼻咽。每侧鼻腔又可分为鼻前庭和固有鼻腔（图 7-3）。

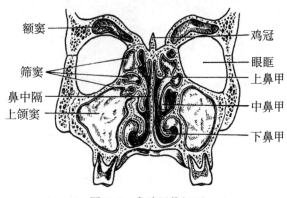

图 7-3　鼻腔冠状切面

1）鼻前庭　为鼻翼和鼻中隔前下份所围成的空腔，内衬皮肤，并生有鼻毛，可过滤、净化空气。皮肤富含皮脂腺和汗腺，缺乏皮下组织，故患疖肿时，疼痛较为剧烈。

2）固有鼻腔　由骨性鼻腔衬以黏膜构成，鼻腔底壁为腭，顶壁上方为颅前窝。当颅前窝骨折时，脑脊液或血液可经鼻腔流出。外侧壁自上而下有 3 个鼻甲突向鼻腔，分别称为上鼻甲、中鼻甲和下鼻甲。3 个鼻甲的下方分别有上鼻道、中鼻道和下鼻道。在上鼻甲的后上方与鼻腔顶壁间有一凹陷称蝶筛隐窝（图 7-5）。

固有鼻腔的黏膜按功能分为嗅区和呼吸区。嗅区是指位于上鼻甲内侧面及其相对应鼻中隔上部的黏膜，活体呈苍白或淡黄色，内含有嗅细胞，具有嗅觉功能。呼吸区位于嗅区以外的鼻黏膜，活体呈淡红色，富含血管、黏液腺，对吸入的空气起加温、湿润及净化作用。鼻中隔前下部黏膜下血管丰富而表浅，受外伤或干燥空气刺激易破裂出血（图 7-4）。

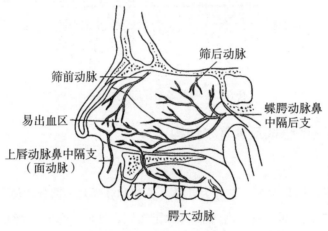

图 7-4　鼻中隔的动脉供应

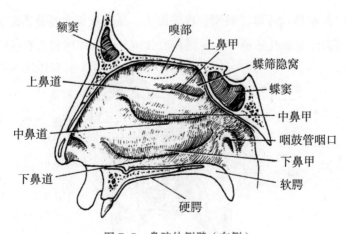

图 7-5　鼻腔外侧壁（右侧）

（3）**鼻旁窦** 由骨性鼻窦衬以黏膜而成，能调节吸入空气的温度、湿度，对发音起共鸣作用（图 7-6）。鼻窦共 4 对，即上颌窦、额窦、蝶窦和筛窦，分别位于同名颅骨内，筛窦又分前、中、后 3 组。

上颌窦、额窦、前筛窦、中筛窦开口于中鼻道；后筛窦开口于上鼻道；蝶窦开口于蝶筛隐窝。鼻黏膜炎症常引起鼻窦炎，以上颌窦多见，这是由于其窦口高于窦底，炎症化脓时常引流不畅。上颌窦因窦底邻近上颌磨牙牙根，牙根感染常波及上颌窦，引起牙源性上颌窦炎。

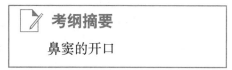

考纲摘要

鼻窦的开口

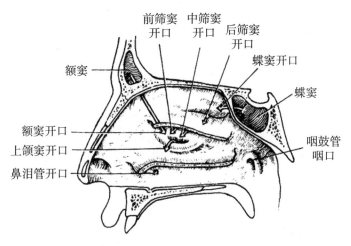

图 7-6 鼻窦及鼻泪管的开口

2. **咽** 是消化管和呼吸道共有的器官，呈前后略扁的漏斗形肌性管道。上以盲端起于颅底，下至第 6 颈椎体下缘平面续于食管，全长约 12cm。咽的上壁、后壁与两侧壁较完整，前壁自上而下分别与鼻腔、口腔和喉腔相通，故咽可分为鼻咽、口咽和喉咽 3 部分（图 7-7）。

（1）**鼻咽** 位于鼻腔的后方，向前经鼻后孔与鼻腔相通。在鼻咽的侧壁上，借咽鼓管咽口经咽鼓管通中耳鼓室，咽部感染时，细菌可经此通路蔓延到中耳，引起中耳炎。咽鼓管咽口的后上方有一半环形隆起，称咽鼓管圆枕，在圆枕后方有一深窝，称咽隐窝，为鼻咽癌的好发部位。

（2）**口咽** 位于口腔的后方，向前经咽峡与口腔相通。

（3）**喉咽** 位于喉的后方，为咽下部最狭窄的部分，向前借喉口与喉腔相通，向下延续为食管。在喉口两侧各有一个深凹，称梨状隐窝，是异物容易滞留的部位。

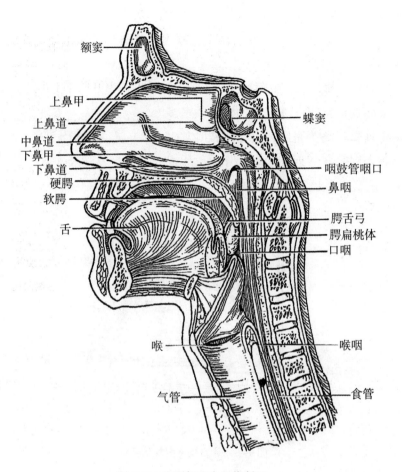

图 7-7　头颈部正中矢状断面

3. 喉　既是呼吸的管道，又是发音的器官，位于颈前区的中央，上通喉咽部，下续气管。喉前方被皮肤、筋膜和舌骨下肌群覆盖，后方紧邻咽，两侧有颈部的大血管、神经及甲状腺侧叶。

> **考纲摘要**
>
> 　喉的位置，喉软骨及关节，喉腔的分部及主要结构

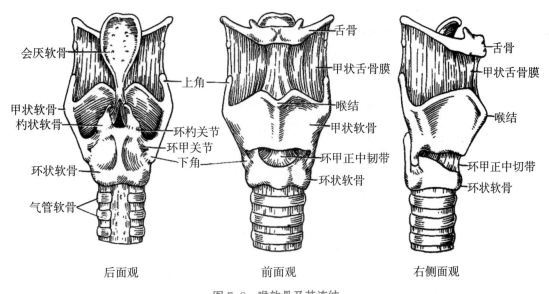

会厌软骨
甲状软骨
杓状软骨
环状软骨
气管软骨
上角
环杓关节
环甲关节
下角

后面观

舌骨
甲状舌骨膜
喉结
甲状软骨
环甲正中韧带
环状软骨

前面观

舌骨
甲状舌骨膜
喉结
环甲正中切带
环状软骨

右侧面观

图 7-8　喉软骨及其连结

（1）喉的结构　喉软骨为支架，借关节、韧带、喉肌及黏膜连结而成（图 7-8）。

1）喉的软骨　包括不成对的甲状软骨、环状软骨、会厌软骨和成对的杓状软骨（图 7-9）。

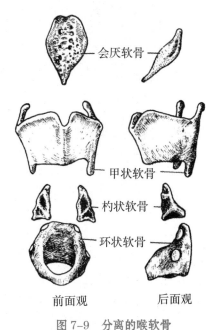

会厌软骨
甲状软骨
杓状软骨
环状软骨

前面观　　　　后面观

图 7-9　分离的喉软骨

①甲状软骨：是最大的一块喉软骨，位于舌骨下方，前角上端向前突出为喉结，成年

男子明显。后缘游离，向上、下各发出的一对突起，分别称上角和下角。

②环状软骨：位于甲状软骨的下方，形如戒指。后部上缘与杓状软骨相关节，外侧与甲状软骨相关节。环状软骨是喉软骨中唯一成环状的软骨，对维持呼吸道的畅通非常重要。

③会厌软骨：形似树叶，上宽下窄，上端游离，下端借韧带连于甲状软骨前角的内面。会厌软骨外覆黏膜构成会厌，吞咽时喉上提，会厌软骨盖住喉入口处，防止食物进入气管。

④杓状软骨：左右各一，位于环状软骨板的上方，呈三棱锥形。尖向上，底朝下，由底向前伸出的突起有声韧带附着，称声带突，由底向外侧伸出的突起，有喉肌附着，称肌突。

2）喉肌 均为细小的骨骼肌（图7-10）。喉外肌作用于环甲关节，使声带紧张或松弛；喉内肌作用于环杓关节，使声门裂、喉口开大或缩小，因此喉肌的运动可控制发音的强弱和调节音调的高低。

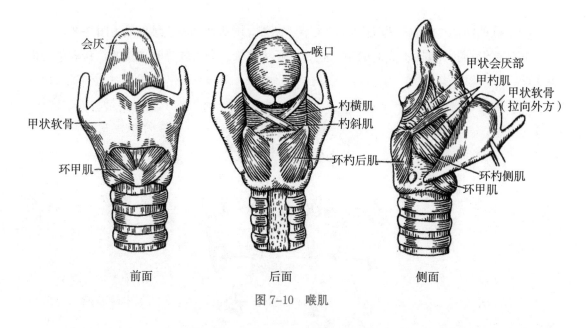

图7-10 喉肌

弹性圆锥指张于环状软骨弓上缘，甲状软骨前角后面和杓状软骨声带突之间的膜性结构，此膜上缘游离，称声韧带；弹性圆锥前部较厚，张于甲状软骨下缘与环状软骨弓上缘之间的称环甲正中韧带（环甲膜），当急性喉阻塞时，可于此作穿刺或切开，建立暂时的呼吸通道。（图7-11）。

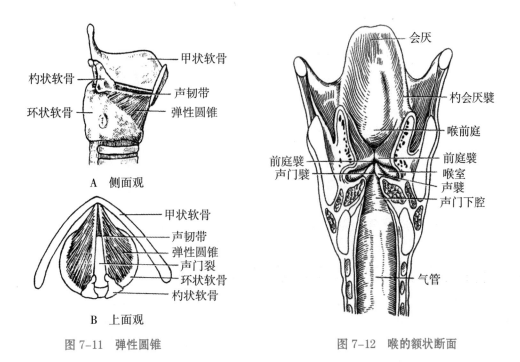

图 7-11　弹性圆锥

图 7-12　喉的额状断面

（2）喉腔　由喉软骨为支架围成的桶状腔隙，内衬黏膜，其上口称喉口。喉腔中部侧壁有上、下两对黏膜皱襞。上方的一对称前庭襞，中间的裂隙称前庭裂；下方的一对称声襞，内含有声韧带和声带肌，共同构成声带。两侧声襞及两侧杓状软骨间的裂隙称为声门裂，是喉腔最狭窄的部位。发声时，呼出的气流通过声门裂，引起声带振动，产生声音。喉腔借两对皱襞分成 3 部分（图 7-12）：①从喉口至前庭裂之间的部分称喉前庭。②前庭裂和声门裂之间的部分称喉中间腔，其向两侧突出的隐窝称喉室。③声门裂至环状软骨下缘的部分称声门下腔，此区黏膜下组织比较疏松，炎症时易引起水肿。婴幼儿喉腔较窄小，喉水肿容易引起喉阻塞，导致呼吸困难。

4. 气管与支气管　气管和主支气管是连通喉与肺之间的管道。

（1）气管　位于食管的前方，上接环状软骨，下行入胸腔，在胸骨角平面（平第四胸椎体下缘）分为左、右主支气管。分叉处称气管杈，内面有一向上凸的半月状嵴，称气管隆嵴，常偏向左侧，是支气管镜检查的定位标志（图 7-13）。

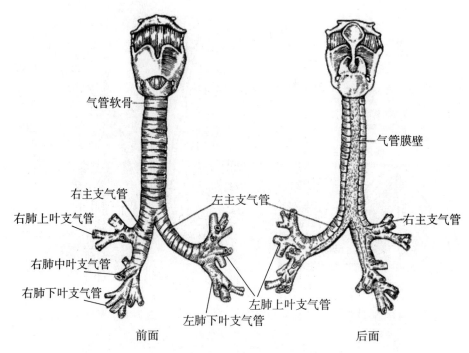

图 7-13　气管与支气管

气管由 14 ～ 16 个呈 "C" 字形的气管软骨及其连结的平滑肌和结缔组织构成，内衬黏膜，长约 10 ～ 11cm。气管软骨后面缺口由纤维组织壁膜封闭。临床上常在第 3 ～ 5 气管软骨处进行气管切开术。

（2）支气管　是由气管分出的各级分支，其中第一级分支为左、右主支气管。

> **考纲摘要**
>
> 左、右主支气管的形态特点

1）左主支气管　细而长，平均长 4 ～ 5cm，走行较倾斜，与气管中线延长线夹角约为 45°～ 50°，经左肺门入左肺。

2）右主支气管　粗而短，平均长 2 ～ 3cm，走行较陡直，与气管中线延长线夹角约为 22°～ 25°，经右肺门入右肺。临床上气管内异物多坠入右主支气管。

（3）微细结构　气管和主支气管的管壁从内向外由黏膜层、黏膜下层和外膜三层组成。黏膜上皮为假复层纤毛柱状上皮，内含纤毛细胞、杯状细胞、基细胞、刷细胞和弥散的神经内分泌细胞等；黏膜下层为疏松结缔组织，内含有丰富的腺体、血管、淋巴管和神经；外膜由 "C" 形的软骨与结缔组织构成，支持保护气道开放。

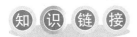

气管切开术

气管切开术的应用解剖：气管切开术是切开气管颈部的前壁，插入一种特制的套管，从而解除窒息，保持呼吸道畅通的一种救急手术。

1. 部位选择　一般在环状软骨下方 2～3cm 处，做一长约 2～3cm 的横切口。也可在环状软骨颈静脉至胸骨颈静脉切迹上方 1～1.5cm 处做 3～5cm 长的垂直切口。由于颈前部的皮肤较薄，移动度大，皮纹呈横向，故手术时常选取横切口，以利愈合，又可使瘢痕不明显。

2. 气管切开的层次结构　切开皮肤、浅筋膜后，将颈前静脉牵开或切断结扎。然后分离舌骨下肌群，显露并向上推开甲状腺峡，暴露气管。沿正中纵行切开第 3～4 或第 4～5 气管软骨环，撑开气管切口，吸出气管内分泌物及血液，插入合适的套管并固定。

（二）肺

1. 肺的位置和形态

（1）肺的位置　位于胸腔内，纵隔的两侧，左、右各一。由于膈的右侧较左侧高及心脏位置偏左，故右肺较宽短，左肺较狭长。

考纲摘要

肺的位置、形态和结构

（2）肺的形态　肺的表面覆以脏胸膜，光滑湿润，可见多边形的肺小叶轮廓。幼儿肺呈淡红色，成人肺随吸入尘埃沉积增多，颜色逐渐变为灰暗或蓝黑色。肺质软而轻，呈海绵状，富有弹性，含空气，浮水不沉。而未经呼吸的肺，肺内不含空气，比重大于1，入水则下沉。法医常以此判断新生儿是否宫内死亡。

肺近似半圆锥体形，具有一尖、一底、两面和三缘（图 7-14）。

肺尖钝圆，经胸廓上口突至颈根部，高出锁骨内侧 1/3 上方 2～3cm。**肺底**略向上凹，贴膈，又称膈面。外侧面较隆凸，与胸壁的肋和肋间肌接触，又称**肋面**。内侧面对向纵隔，亦称**纵隔面**。此面中央处凹陷称**肺门**，有主支气管、肺动脉、肺静脉、淋巴管及神经等出入，进出肺门的结构被结缔组织包绕成束，称为肺根。肺的前缘薄锐，右肺的前缘较垂直；左肺的前缘下部有**心切迹**，切迹下方有左肺小舌。肺的下缘较锐利，伸向膈与胸壁之间。肺的后缘钝圆。

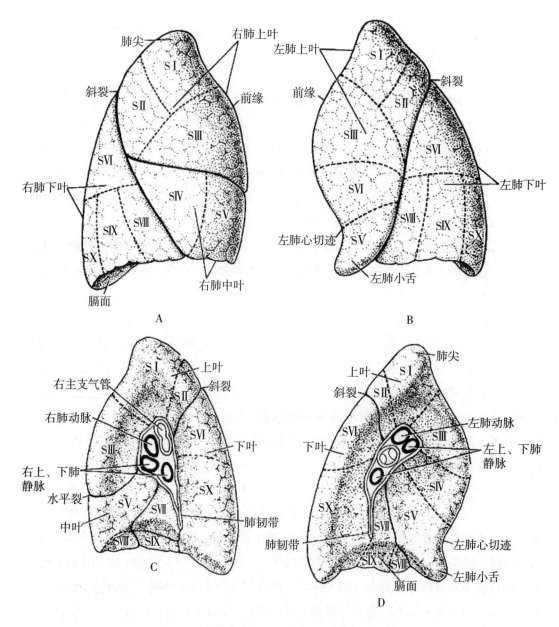

图 7-14　肺的外形及支气管肺段在肺表面的范围

（3）肺的分叶　左肺有一斜裂深达肺门，由后上斜向前下方，将左肺分为上叶和下叶。右肺除斜裂外，还有一起自斜裂的水平裂，两裂将右肺分为上叶、中叶和下叶。

2. 肺的微细结构　肺组织由肺实质和肺间质组成。肺实质即肺内各级支气管和大量肺泡。肺间质包括结缔组织、血管、淋巴管和神经等。左、右主支气管入肺后，顺序分为肺叶支气管、肺段支气管、小支气管、细支气管、终末细支气管、呼吸性细支气管、肺泡

管、肺泡囊和肺泡，称支气管树。每一肺段支气管及其分支和所属的肺组织，称支气管肺段，简称肺段。各肺段呈圆锥形，尖朝向肺门，底朝向肺表面。左、右肺约有 10 个肺段，是临床手术切除的单位之一（图 7-14）。

肺实质根据其功能不同，分为导气部和呼吸部。

（1）导气部 自肺叶支气管到终末细支气管的各段分支，仅有通气作用，称导气部。肺内支气管随着管径的逐渐变小，软骨逐渐消失，而平滑肌的收缩和舒张影响着支气管管径的大小。支气管哮喘由于支气管平滑肌痉挛性收缩而导致呼吸困难。

（2）呼吸部 **呼吸性细支气管**及以下的各段分支，管壁不完整，有肺泡开口，称呼吸部。**肺泡**是半球形的小囊，开口于呼吸性细支气管、肺泡管、肺泡囊，是气体交换的场所，构成肺的主要结构。

肺泡壁由肺泡上皮和基膜组成，肺泡上皮包括Ⅰ型肺泡细胞和Ⅱ型肺泡细胞。Ⅰ型肺泡细胞呈扁平状，覆盖肺泡约 95% 的表面积，是进行气体交换的部位。Ⅱ型肺泡细胞呈圆形或立方形，散在于Ⅰ型肺泡细胞之间，覆盖肺泡约 5% 的表面积。Ⅱ型肺泡细胞可分泌表面活性物质，起到降低肺泡表面张力、稳定肺泡的作用。

肺间质含肺泡隔和呼吸膜。**肺泡隔**是相邻肺泡之间的薄层结缔组织，内含密集的毛细血管网、大量弹性纤维和散在的胶原纤维、网状纤维、成纤维细胞、巨噬细胞、浆细胞和肥大细胞等。**呼吸膜**指肺泡内气体与毛细血管血液内气体进行气体交换的结构，又称气-血屏障。

3.**肺的血管** 肺有两套血管：一套是肺的功能性血管，由肺循环的血管组成，专司气体交换；另一套是肺的营养性血管，由体循环的支气管循环血管组成，营养支气管和肺。

三、胸膜和胸膜腔、纵隔

（一）胸膜与胸膜腔的概念

胸膜是一层薄而光滑的浆膜，分为脏胸膜与壁胸膜，它们在肺根处互相移行。脏胸膜紧贴肺表面并伸入肺叶间裂内，构成肺的表层；壁胸膜因贴附部位不同可分为肋胸膜、膈胸膜、纵隔胸膜和胸膜顶 4 部分（图 7-15）。

胸膜腔是由脏胸膜与壁胸膜在肺根处相互移行形成潜在性的封闭腔隙。左右各一，互不相通，呈负压，有利于吸气。腔内有少量浆液，呼吸时减少胸膜间的摩擦。如穿破胸膜腔可造成气胸。

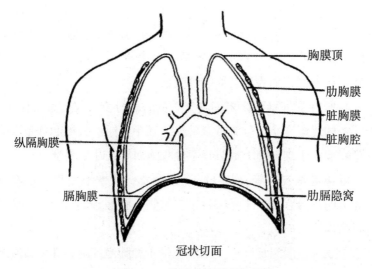

图 7-15　胸膜与胸膜腔示意图

壁胸膜各部相互移行转折处，留有潜在性的间隙称胸膜隐窝，其中在肋胸膜与膈胸膜相互转折处，称肋膈隐窝（肋膈窦），易发生胸膜腔积液和胸膜粘连，穿刺引流时，常在患侧肩胛线或腋后线第 7～8 肋间下位肋骨上缘进行。

（二）纵隔

纵隔是两侧纵隔胸膜之间所有器官和结构的总称，以胸骨角和第 4 胸椎下缘平面为界分为上纵隔和下纵隔。下纵隔以心包为界分为前纵隔、中纵隔和后纵隔。上纵隔内主要有胸腺、头臂静脉、上腔静脉、主动脉弓及其分支、膈神经、迷走神经、食管、气管、胸导管和淋巴结等；前纵隔位于胸骨体与心包前壁之间，内有结缔组织和淋巴结；中纵隔位于前、后纵隔之间，内有心、心包和出入心的大血管等；后纵隔位于心包后壁与脊柱胸部之间，主要有主支气管、食管、胸主动脉、奇静脉、半奇静脉、迷走神经、胸导管和淋巴结等。

四、呼吸的全过程及意义

机体为了维持生命活动，需要不断地从外界摄取氧气，并排出自身所产生的二氧化碳，这种机体与外界环境之间进行的气体交换过程，称为呼吸。呼吸过程由三个连续环节组成（图 7-16）：①外呼吸，包括肺通气（肺与外环境之间的气体交换过程）和肺换气（肺泡与肺毛细血管之间进行的气体交换过程）；②气体在血液中的运输，即通过血液循环把氧从肺运送到组织，并将二氧化碳由组织运送到肺的过程；③内呼吸或组织呼吸，即组织换气（血液与组织、细胞之间的气体交换过程）。呼吸过程不仅靠呼吸系统来完成，还需要血液循环系统的配合，这种协调配合与机体代谢水平相适应，受到神经和体液因素的调节。

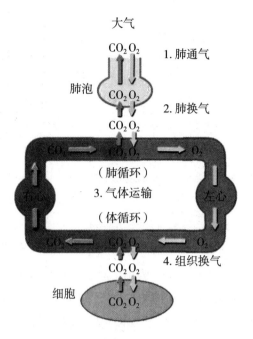

图 7-16　呼吸全过程示意图

　　呼吸的生理意义是维持体内氧气和二氧化碳的含量相对稳定，保证组织细胞新陈代谢的正常进行。呼吸过程的任一环节发生障碍，均可能导致组织缺氧和二氧化碳堆积，影响新陈代谢的正常进行和内环境的稳定，甚至危及生命。

第二节　肺通气

　　肺通气是肺与外界环境之间的气体交换过程。实现肺通气的基本结构包括呼吸道、肺泡、胸廓和胸膜腔等。呼吸道除了传输气体的功能外，还具有对吸入气体进行加温、加湿、过滤、清洁的作用和引起防御性反射的保护功能；肺泡是肺泡气体与血液气体进行交换的场所；而呼吸肌舒缩引起胸廓的节律性呼吸运动是实现肺通气的动力。

　　气体进出肺泡取决于两方面因素的影响：一是推动气体流动的动力，另一个是阻止其流动的阻力。前者必须克服后者，才能实现肺通气。

一、肺通气的动力

　　肺通气的直接动力是大气与肺泡气之间的压力差。肺通气的原动力是呼吸肌的收缩和舒张运动。

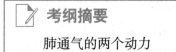

考纲摘要

肺通气的两个动力

（一）呼吸运动

由呼吸肌收缩和舒张所引起的胸廓节律性扩大和缩小的运动称为呼吸运动，包括吸气运动和呼气运动。参与呼吸运动的肌肉称为呼吸肌，分为吸气肌和呼气肌。吸气肌收缩使胸廓扩大产生吸气运动，主要有膈肌、肋间外肌，此外还有斜角肌、胸锁乳突肌等辅助吸气肌；呼气肌收缩使胸廓缩小产生呼气运动，主要有肋间内肌和腹肌。机体在不同生理状态下，参与呼吸运动的呼吸肌也不同。

（二）呼吸的类型

1. 平静呼吸和用力呼吸 呼吸运动根据呼吸的深度不同，可将呼吸运动分为平静呼吸和用力呼吸两种类型。

（1）平静呼吸 安静状态下，平稳而均匀的呼吸运动称为平静呼吸。每分钟呼吸运动的次数，称为呼吸频率。正常成年人安静时呼吸频率为每分钟 12～18 次。平静吸气时，肋间外肌和膈肌收缩，肋骨和胸骨上提，膈顶下降，使胸廓的前后径、左右径和上下径均扩大，引起胸廓和肺容积增大，肺内压降低低于大气压，外界气体入肺，产生吸气。平静呼气时，肋间外肌和膈肌舒张，肋骨、胸骨和膈顶均回位，胸廓和肺容积随之缩小，肺内压升高高于大气压时，气体排出体外，产生呼气。平静呼吸的特点：吸气是主动过程，而呼气则是被动过程（图 7-17）。

（2）用力呼吸 机体活动加强时，呼吸用力而加深，称为用力呼吸或深呼吸。用力吸气时，除膈肌、肋间外肌收缩外，斜角肌、胸锁乳突肌等辅助吸气肌也参与收缩，使胸廓和肺容积进一步增大，吸气量增加。用力呼气时，除吸气肌舒张外，还有呼气肌如肋间内肌和腹肌的收缩，使胸廓和肺容积进一步缩小，呼气量增加。用力呼吸的特点：吸气和呼气均为主动过程。在某些病理情况下（如缺氧或通气阻力增大时），可表现为呼吸运动显著增强，即使用力呼吸仍不能满足机体需求，此时患者会出现鼻翼扇动，主观感觉喘不过气等现象，临床上称为呼吸困难（图 7-17）。

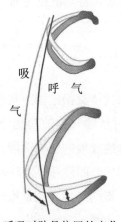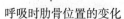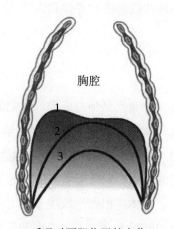

呼吸时肋骨位置的变化　　呼吸时膈肌位置的变化

1. 平静呼气 2. 平静吸气 3. 深吸气

图 7-17　呼吸时肋骨和膈肌位置的变化示意图

2. 胸式呼吸和腹式呼吸 根据引起呼吸运动的主要肌群不同，又可将呼吸运动分为胸式呼吸和腹式呼吸。

以肋间外肌收缩和舒张为主，主要表现为胸壁起伏比较明显的呼吸运动，称为胸式呼吸。以膈肌收缩和舒张为主，主要表现为腹壁起伏比较明显的呼吸运动，称为腹式呼吸。正常成年人是胸式呼吸和腹式呼吸同时存在的一种混合式呼吸。只有在腹部或胸部活动受限时才表现出以某一种呼吸形式为主。例如出现胸腔积液、胸膜炎等病变时，胸廓活动受限，常表现为腹式呼吸。当出现严重腹水、腹腔巨大肿块或妊娠后期时，膈肌活动限制，常呈现胸式呼吸。

（三）呼吸时肺内压和胸内压的变化

1.肺内压　肺内压是指肺泡内的压强，可随呼吸运动发生周期性变化。平静呼吸过程中，吸气初，肺随着胸廓被动扩张，肺内压逐渐下降，低于大气压时，气体顺压力差进入肺泡，随着肺内气体不断增加，肺内压又逐渐升高，至吸气末，肺内压与大气压相等，气流停止。呼气初，肺内气体被压缩，肺内压逐渐升高，高于大气压时，气体呼出，随着肺泡内气体的减少，肺内压又逐渐降低，呼气末，肺内压与大气压再一次相等，呼气停止（图 7-18）。

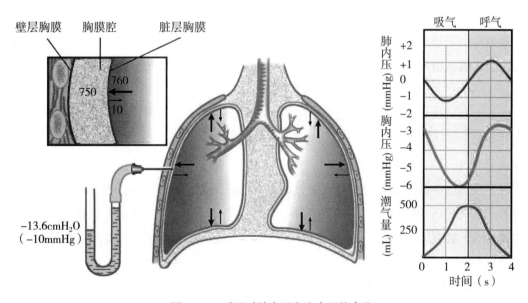

图 7-18　呼吸时肺内压和胸内压的变化

呼吸过程中肺内压变化的程度，视呼吸运动的缓急、深浅和呼吸道是否通畅而定。若呼吸浅慢，呼吸道通畅，则肺内压变化较小；反之，则肺内压变化较大。

由此可见，肺内压和大气压之间的压力差是推动气体流动的直接动力。呼吸一旦停止，可采用人为的方法改变肺内压，重新建立肺内压和大气压之间的压力差，来维持肺通气，恢复自主呼吸，称为人工呼吸。常用的人工呼吸方法有两类：一类是人工地使胸廓节律性地扩大和缩小，从而实现肺通气，即负压呼吸法，如提臂压胸法、压背法等；另一类是利用高压向肺内送入气体，使肺扩张，然后停止输气，肺自然回缩，实现呼气，即正压呼吸法，如人工呼吸机及口对口人工呼吸等。在实施人工呼吸时，首先要保证呼吸道通畅。

2.胸膜腔内压 胸膜腔内压是指胸膜腔内的压力，常常低于大气压，简称为胸内负压。胸膜腔是由脏层胸膜和壁层胸膜形成的一密闭、潜在的腔隙。正常胸膜腔内仅有少量浆液，没有气体。浆液有两种作用：一是润滑，减轻呼吸运动时两层胸膜间的摩擦；二是液体产生的内聚力，使两层胸膜紧紧相贴，不易分开（就像两片玻璃之间有水便紧密相贴），保证肺能随胸廓的运动而扩大和缩小。

胸内压可用直接法与间接法两种方法测定。直接法是连接检压计的针头刺入胸膜腔内直接测得；间接法是通过测定食管内压来间接反映。测量表明胸内压通常比大气压低，为负压。平静呼

> ✎ **考纲摘要**
> 胸膜腔负压的形成及生理意义

吸时，吸气末胸膜腔内压为 $-10 \sim -5\text{mmHg}$，呼气末胸膜腔内压为 $-5 \sim -3\text{mmHg}$（图 7-18）。

胸膜腔内负压的形成主要与作用于胸膜脏层的两种力量有关：一是肺内压，促使肺泡扩张；二是肺的回缩力，促使肺泡缩小。故胸内压应是两种力的代数和，即

$$胸内压＝肺内压－肺回缩力$$

吸气末和呼气末，肺内压等于大气压，若设定大气压为 0，则

$$胸内压＝－肺回缩力$$

由此可见，胸膜腔负压实际上是由肺回缩力造成的。因此，其值也随呼吸运动的过程而变化。吸气时，肺扩张，肺的肺回缩力增大，胸膜腔负压增大（绝对值增大）；呼气时，肺缩小，肺的肺回缩力减小，胸膜腔负压也较小（绝对值减小）。为什么平静呼气末胸内压仍然为负？这是因为在生长发育过程中，胸廓生长的速度比肺快，胸廓的自然容积大于肺的自然容积，所以从出生后第一次呼吸开始，肺便被充气而始终处于扩张状态，胸内负压也即告形成。所以，正常情况下，肺总是表现出回缩倾向，胸内压为负值。

胸膜腔负压的生理意义：①有利于肺的扩张，并能随胸廓的运动而运动；②降低心房、腔静脉和胸导管的压力，促进静脉血和淋巴液的回流。临床上将空气进入胸膜腔的现象称为气胸。气胸则使胸内压负压减小或消失，肺因自身的弹性发生回缩而塌陷，难以扩张，进而发生肺通气障碍，导致呼吸、循环功能障碍，严重时将危及生命。

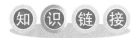

气胸的诊断及治疗

气胸临床分为三型：闭合性气胸、张力性气胸及开放性气胸。发生气胸后，胸膜腔内压力升高，胸内负压可变成正压，压缩肺，致使静脉回心血流受阻，产生程度不同的心、肺功能障碍。气胸的临床诊断一般不难，X 线胸片检查是诊断气胸的重要方法，大量气胸时可看到典型的气胸征象。治疗的具体措施有保守治疗、胸腔减压（胸腔穿刺抽气或闭式引流）、开胸手术及经胸腔镜手术等。闭合性气胸一般采用保守治疗或胸腔穿刺抽气治疗，而张力性气胸及开放性气胸则应尽早行胸腔闭式引流。该方法可确保有效持续排气，一般在锁骨中线外侧第 2 肋间进行插管，插管成功后呼吸困难迅速缓解，压缩的肺在几小时至数天内复张。若效果不佳时还可采用多管引流、负压吸引闭式引流或开胸修补破口。一般经过正确有效治疗后，气胸的预后良好。

二、肺通气的阻力

肺通气过程中所遇到的阻力称为肺通气的阻力。肺通气的阻力包括弹性阻力和非弹性阻力。平静呼吸时，弹性阻力约占总阻力的 70%，非弹性阻力约占 30%。

（一）弹性阻力

弹性阻力是指弹性组织在外力作用下变形时所产生的对抗变形的力。肺和胸廓都具有弹性，所以，肺通气的弹性阻力应包括肺弹性阻力和胸廓弹性阻力。

1. 肺弹性阻力　肺弹性阻力包括肺泡表面张力和肺的弹性回缩力。前者约占肺弹性阻力的 2/3，后者约占 1/3。

（1）肺泡表面张力　肺泡内壁存在着一层极薄的液体，与肺泡气之间形成液 – 气界面，由于液体分子间的吸引力大于液体与气体分子之间的吸引力，所以产生了使液体表面积缩小的力，这种力称为**肺泡表面张力**。其作用是使肺泡趋于缩小，并引起毛细血管的液体渗入肺泡，严重时产生肺水肿。根据物理学 Laplace 定律（压力 p=2× 张力 T/ 半径 r），则肺泡内压力与肺泡半径成反比。如果大、小肺泡的表面张力相等，那么小肺泡内的压力应大于大肺泡。若将大、小肺泡连通，小肺泡内的气体将顺压力差流向大肺泡，造成小肺泡塌陷而大肺泡过度膨胀，肺泡失去稳定性（图 7–19）。然而，生理状态下，肺泡表面存在肺泡表面活性物质，这些情况便不会发生。

肺泡表面活性物质是由肺泡Ⅱ型细胞分泌的一种复杂的脂蛋白混合物，主要成分是二棕榈酰卵磷脂。它分布于呼吸膜的最内层（液 – 气界面），密度随肺泡表面积的增大而减小，即小肺泡密度大，大肺泡密度小。其作用是降低肺泡表面张力，有以下生理意义：①降低吸气的阻力，有利于肺的扩张。②维持肺泡的稳定性。由于表面活性物质在大、小肺泡的分布密度差异，使得大、小肺泡内的压力没有明显差异，保持了大、小肺泡容积的稳定性（图7-19）。③防止肺水肿。表面张力的减小可减少肺间质和肺泡内组织液的生成，防止液体在肺泡中聚集形成肺水肿。

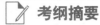

考纲摘要

肺泡表面活性物质的来源、作用及生理意义

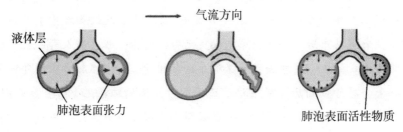

图 7-19　肺泡表面张力和肺泡表面活性物质作用示意图

生理条件下，肺泡表面活性物质不断更新，维持着动态平衡。若病理因素导致表面活性物质减少，则肺泡表面张力增大，肺弹性阻力增大，吸气阻力增大，可能导致肺不张和肺水肿。例如，当成年人患肺炎、肺梗死等疾病时，可因表面活性物质减少而产生肺不张。

（2）肺弹性回缩力　肺组织内含有弹性纤维，具有弹性回缩力。在一定范围内，随着肺逐步扩张，该弹性回缩力也逐渐增大。肺气肿时，弹性纤维被破坏，弹性阻力减小，不利于气体呼出，则表现为呼气困难。可见肺弹性阻力是一种吸气阻力、呼气动力。

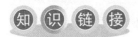

新生儿呼吸窘迫综合征（IRDS）

在妊娠第18～20周时胎儿的肺泡Ⅱ型细胞已可合成肺泡表面活性物质，但在第30周时才能释放到肺泡表面，以后逐渐增多，至妊娠晚期才大量合成和分泌。某些早产儿，因肺泡Ⅱ型细胞尚未发育成熟，导致肺泡表面活性物质合成和分泌不足而缺乏，使肺泡表面张力过大，发生肺不张，引起上皮坏死、肺泡内表面"透明膜"形成，造成新生儿肺透明膜病，严重时出现新生儿呼吸窘迫综合征，导致死亡。表面活性物质缺乏是本病的主要原因，临床上可通过抽取羊水来检查表面活性物质的含量，预测胎儿出生后是否有发生新生儿呼吸窘迫综合征的可能性，以便采取措施预防。例如可延长妊娠时间或用糖皮质激素促进肺泡表面活性物质的合成，也可在出生后立即给予外源性肺泡表面活性物质进行替代治疗。

2.**胸廓弹性阻力**　胸廓弹性阻力来自胸廓的弹性成分。当胸廓处于自然位置（平静吸气末，肺容量占肺总量的 67%）时，其弹性阻力为零。当胸廓小于自然位置时，其弹性阻力向外，是吸气的动力、呼气的阻力。当胸廓大于自然位置时，其弹性阻力向内，是吸气的阻力、呼气的动力（图 7-20）。所以胸廓的弹性阻力对呼吸起动力作用还是阻力作用，要视其位置而定。

3.**肺的顺应性**　弹性阻力的大小通常用顺应性来表示。顺应性是指在外力作用下弹性组织的可扩张性。弹性组织容易扩张则顺应性大，弹性组织不容易扩张则顺应性小。可见，顺应性与弹性阻力两者呈反变关系。在肺充血、肺水肿和肺纤维化等病理情况下，肺组织弹性阻力增大，顺应性减小，因而容易发生呼吸困难。

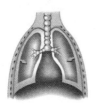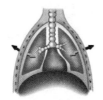

平静吸气末　　　　　平静呼气末　　　　　深吸气时

图 7-20　不同情况下肺与胸廓弹性阻力关系

（二）非弹性阻力

非弹性阻力包括惯性阻力、黏滞阻力和气道阻力。惯性阻力是气流在发动、变速和换向时，因气流惯性所产生的阻力。平静呼吸时，呼吸频率低，气流速度慢，故惯性阻力小，可忽略不计。黏滞阻力是来自呼吸时肺、胸廓等组织发生相对位移所发生摩擦的力，也较小。气道阻力是气流通过呼吸道时，气体分子间和气体与呼吸道管壁间的摩擦力，是非弹性阻力的主要成分，约占 80% ～ 90%。气道阻力增加是临床上肺通气障碍最常见的病因。影响气道阻力的因素有气道口径、气流速度和气流形式等。气道阻力与气道半径的 4 次方成反比，因此气道口径是影响气道阻力的主要因素。气道口径的大小主要受神经、体液因素的影响。副交感神经兴奋或组胺、5-HT、缓激肽等炎症过敏性慢反应物质刺激，引起气道平滑肌收缩，气道口径缩小，气道阻力增大；交感神经兴奋及儿茶酚胺类化学物质刺激，引起气道平滑肌舒张，气道口径增大，气道阻力减小。故临床上常用拟肾上腺素药解除支气管痉挛，缓解呼吸困难。

三、评定肺通气功能的指标

肺容量和肺通气量是衡量肺通气功能的指标。

（一）肺容量

肺容量是指肺所容纳气体的量。在呼吸周期中，肺容量随着气体的吸入或呼出而发生变化。其变化幅度主要与呼吸深度有关。可用肺量计测定和描计（图7-21）。

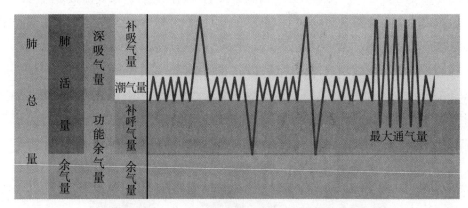

图7-21 肺容量和最大通气量示意图

1.**潮气量** 平静呼吸时，每次吸入或呼出的气体量称为潮气量。正常成人约为400～600mL，平均为500mL。深呼吸时潮气量增大。

2.**补吸气量与深吸气量** 平静吸气末，再尽力吸气所能吸入的气体量称补吸气量。正常成人约为1500～2000mL。补吸气量与潮气量之和称为深吸气量，它是衡量最大通气潜力的重要指标。

3.**补呼气量** 平静呼气末，再尽力呼气所能呼出的气体量称补呼气量。正常成人约为900～1200mL。

4.**余气量和功能余气量** 最大呼气末，肺内仍保留不能呼出的气体量称余气量。正常成年人约为1000～1500mL。平静呼气末，肺内留存的气体量称为功能余气量。它等于余气量和补呼气量之和。正常成人约为2500mL。功能余气量的生理意义是能缓冲呼吸过程中肺泡气 PO_2 和 PCO_2 的变化幅度，有利于维持肺换气时血液中 PO_2 和 PCO_2 的相对稳定。

5.**肺活量和时间肺活量** 肺活量是指最大吸气后，尽力呼气，所能呼出的最大气体量，即潮气量、补吸气量与补呼气量之和。正常成年男性约为3500mL，女性约为2500mL。肺活量个体差异较大，只适宜作自身比较。由于测定时不限定呼出时间，故作为肺通气功能指标有不足之处，例如在某些通气功能障碍疾病时（如肺弹性降低或气道狭窄），肺通气功能已受到明显影响，但延长呼气时间，肺活量仍可在正常范围，故提出时间肺活量的概念。

时间肺活量又称用力呼气量,是指最大吸气后,以最大力量和最快速度将气体呼出,测定前3s呼出的气体量占肺活量的百分比。正常人第1、2、3s末的时间肺活量分别为83%、96%、99%,

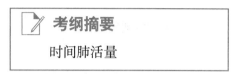

考纲摘要

时间肺活量

其中第1s用力呼气量最有意义。时间肺活量是一项动态指标,不仅反映肺容量的大小,而且反映呼吸阻力的变化,是评价肺通气功能的较好指标,已被临床广泛采用。

6.**肺总容量** 肺所能容纳的最大气体量称为肺总容量。它是肺活量和余气量之和,其大小有较大的个体差异。正常成年男性平均约5000mL,女性约3000mL。

(二)肺通气量

1.**每分通气量** 每分通气量指每分钟吸入或呼出肺的气体量。计算公式为:

$$每分通气量 = 潮气量 × 呼吸频率$$

平静呼吸时,正常成年人呼吸频率为12～18次/分,潮气量是500mL,则每分通气量约为6～9L。其受性别、年龄、身材和活动量的不同而有所差异。

剧烈活动时,每分通气量增大。以最大限度尽力做深快呼吸,每分钟所能吸入或呼出的最大气量,称为最大随意通气量。正常成年男性为100～120L,女性为70～80L。最大随意通气量代表发挥通气功能最大潜力所能达到的通气量,是用来判定一个人的通气贮备能力的一项重要指标。

2.**肺泡通气量** 吸气时只有进入肺泡的气体才能与血液进行气体交换。但在呼吸过程中,吸入气总有一部分留在鼻、咽、喉、气管、支气管等处,这部分气体对气体交换来说是无效的,故将这部分呼吸道容积称为解剖无效腔,其容积约为150mL。即使进入肺泡的气体也可因血流在肺内分布不均而未能与血液进行气体交换,把这部分肺泡容量称为肺泡无效腔。解剖无效腔和肺泡无效腔合称为生理无效腔。正常人肺泡无效腔接近零,故生理无效腔与解剖无效腔基本相等。肺泡通气量指每分钟吸入肺泡与血液进行气体交换的气量。计算公式如下:

$$肺泡通气量 =(潮气量 - 解剖无效腔气量)× 呼吸频率$$

经计算,正常人安静时,肺泡通气量约为4200mL,相当于每分通气量的70%左右。解剖无效腔气量为一常数,潮气量和呼吸频率变化时,对每分通气量和肺泡通气量的影响是不同的。如果潮气量减半而呼吸频率加倍或潮气量加倍而呼吸频率减半时,每分通气量可保持不变,但肺泡通气量却发生显著变化。不同呼吸形式的气体交换效率是不同的,深慢呼吸比浅快呼吸效果更好(表7-1)。

考纲摘要

深慢呼吸比浅快呼吸有利于气体交换

表7-1　不同呼吸形式时的通气量（mL/min）

呼吸形式	潮气量（mL）	呼吸频率（次/分）	每分通气量（mL）	肺泡通气量（mL）
平静呼吸	500	12	6000	4200
浅快呼吸	250	24	6000	2400
深慢呼吸	1000	6	6000	5100

第三节　气体交换与运输

气体的交换包括肺换气和组织换气。肺换气是指肺泡与肺泡毛细血管血液之间 O_2 和 CO_2 的交换，组织换气指血液与组织细胞之间进行的 O_2 和 CO_2 的交换。

一、气体交换

（一）气体交换的原理

1. 气体交换的方式　肺换气和组织换气都是以气体扩散的方式进行的。根据物理学原理，气体不论是处于气体状态还是溶解于液体当中，气体分子总是由分压高处向分压低处移动，直至两处压力相等，这种过程称为扩散。单位时间内气体扩散的量称为气体扩散速率。气体扩散速率与分压差有关，还与气体分子量和溶解度有关。其计算公式如下：

$$气体扩散速率（D）\propto \frac{分压差 \times 溶解度}{\sqrt{分子量}}$$

2. 气体交换的动力　在混合气体的总压力中，某种气体所占有的压力称为该气体的分压。可用混合气体的总压力乘以该气体在混合气体中所占的容积百分比来计算。人在安静状态下，肺泡气、动脉血、静脉血、组织中的 PO_2 和 PCO_2 见表7-2。气体交换的动力是某气体在两个区域之间的分压差。分压差的大小决定气体交换的方向和交换量的多少。

表7-2　O_2 和 CO_2 在各处的分压 mmHg（kPa）

	海平面大气	肺泡气	动脉血	静脉血	组织
PO_2	159（21.2）	104（13.9）	100（13.3）	40（5.3）	30（4.0）
PCO_2	0.3（0.04）	40（5.3）	40（5.3）	46（6.1）	50（6.7）

（二）气体交换的过程

1. 肺换气　由于肺泡气的 PO_2 总是高于静脉血的 PO_2，而 PCO_2 总是低于静脉血的 PCO_2。因此，当静脉血流经肺时，在分压差的驱动下，O_2 由肺泡向血液扩散，CO_2 从血液向肺泡扩散，结果使静脉血变为动脉血（图 7-22）。通常一次心动周期中，血液流经肺毛细血管的时间平均约需 0.7s，而肺换气仅需 0.3s 即可完成，当静脉血流经肺毛细血管全长的 1/3 时，气体交换已基本完成。因此，肺换气功能具有很大的潜力。

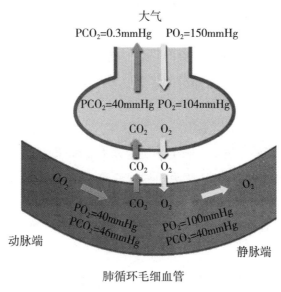

图 7-22　肺换气示意图

2. **组织换气**　组织细胞在代谢过程中不断消耗 O_2 和产生 CO_2，使组织中的 PO_2 低于动脉血的 PO_2，PCO_2 高于动脉血的 PCO_2。因此，在分压差的驱动下，O_2 由动脉血向组织扩散，CO_2 从组织向血液扩散，结果使动脉血变为静脉血（图 7-23）。组织换气速率与组织代谢水平成正比。

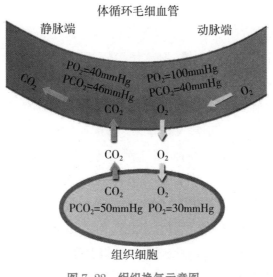

图 7-23　组织换气示意图

3. 影响肺换气的因素 肺换气主要受气体分压差的影响，此外，还受到呼吸膜厚度和面积及通气 / 血流比值的影响。

（1）呼吸膜的厚度和面积 肺泡与毛细血管血液之间进行气体交换时所通过的结构称为呼吸膜（图 7-24）。正常呼吸膜由六层结构组成：含

✎ 考纲摘要

影响肺换气的因素

肺表面活性物质的液体层、肺泡上皮细胞层、上皮基底膜、肺泡上皮和毛细血管膜之间的间隙、毛细血管的基膜和毛细血管内皮细胞层。虽然呼吸膜有六层结构，但却很薄，总厚度不到 $1\mu m$，有的部位只有 $0.2\mu m$，故通透性很大，气体分子很容易扩散通过。气体扩散速率与呼吸膜厚度成反比，与扩散面积成正比。正常成人肺总扩散面积约 $100m^2$，约为体表面积的 50 倍，但在安静状态下，肺毛细血管并不完全开放，呼吸膜的有效扩散面积为 $40m^2$，剧烈运动时可增加到 $70m^2$。呼吸膜良好的通透性和相当大的面积贮备保证了气体的迅速交换。病理条件下，如肺水肿、肺纤维化时，呼吸膜增厚，单位时间内气体交换量减少，患者出现呼吸困难；肺不张、肺气肿、肺实变或肺毛细血管阻塞均可造成呼吸膜面积减少，肺换气量降低。

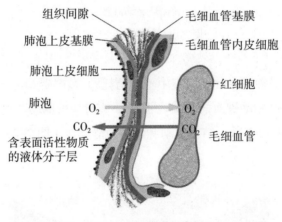

图 7-24 呼吸膜示意图

（2）通气 / 血流比值 通气 / 血流比值是指每分钟肺泡通气量（V_A）与每分钟肺血流量（Q）之间的比值（V_A/Q）。正常人安静时，肺泡通气量为 4.2L，肺血流量等于心输出量，约为 5L，故 V_A/Q 为 0.84。此时两者比例合适，流经肺毛细血管的血液与肺泡气之间进行最充分的气体交换，换气效率最高。若比值增大或减小都将使换气效率降低（图 7-25）。如果 V_A/Q 比值增大，可能通气过多或血流不足（如肺动脉栓塞时），部分肺泡气未能与血液交换，导致肺泡无效腔增大；反之，V_A/Q 比值减小，表明肺通气不足（如支气管痉挛、肺实变、肺不张时）或血流过剩，使得部分静脉血未能得到更新，犹如发生了动 - 静脉短路，称为功能性动 - 静脉短路。肺气肿患者，由于细支气管阻塞和肺泡壁的破

坏，上述两种 V_A/Q 比值异常都可以存在，致使肺换气效率明显降低，因此，肺气肿是临床上造成肺换气功能异常最常见的疾病。

正常人 V_A/Q 比值为 0.84 是就整个肺而言的，而实际上因为体位和重力因素的作用，从肺底部到肺尖，肺泡通气量和肺血流量是不同的。因此，各部分的 V_A/Q 比值并不一样。如人在直立时，肺上区与肺下区的 V_A/Q 比值有很大差别。虽然如此，从总体上来看，由于呼吸膜面积远远超过气体交换的实际需要，所以正常人不会出现换气障碍。

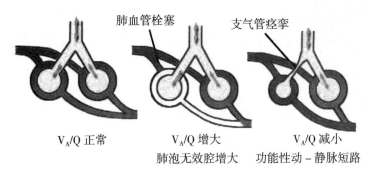

图 7-25　通气 / 血流比值及其变化示意图

二、气体在血液中的运输

在呼吸过程中，从肺泡扩散入血液的 O_2 和从组织扩散入血液的 CO_2，都必须经过血液循环来运输。O_2 和 CO_2 在血液中的运输有物理溶解和化学结合两种形式，其中以化学结合形式运输为主。物理溶解的气体量虽然很少，但却非常重要，因为气体必须首先经物理溶解形式，才能以化学结合形式运输。物理溶解和化学结合两者之间存在动态平衡。

（一）氧的运输

1. 物理溶解　气体的物理溶解量与分压和溶解度成正比，与温度成反比。血液中氧的溶解度极低，约占血液运输 O_2 总量的 1.5%。每 100mL 动脉血中 O_2 的溶解量为 0.31mL。

2. 化学结合　氧在血液中的结合形式是与红细胞内血红蛋白（Hb）结合形成氧合血红蛋白（HbO_2），化学结合的 O_2 量占血液总 O_2 含量的 98.5% 左右。

（1）Hb 与 O_2 的可逆结合　Hb 中的亚铁与 O_2 氧合反应快，可逆，主要受 PO_2 的影响。当血液流经 PO_2 较高的肺泡时，Hb 与 O_2 氧合形成 HbO_2；当血液流经 PO_2 较低的组织时，HbO_2 迅速解离，释放 O_2 成为去氧 Hb。

当体表表浅毛细血管床血液中去氧血红蛋白量达 50g/L 时，皮肤、甲床或黏膜出现青紫色，称为发绀。发绀一般标志着机体缺氧，但发绀时机体并不一定都存在缺氧，缺氧时也不一定都出现发绀。例如，某些严重贫血的患者，机体 HbO_2 总量太少，毛细血管床血液中去氧血红蛋白量达不到 50g/L，故虽有严重缺氧但不出现发绀；CO 中毒时生成 HbCO，此时机体缺氧，也不出现发绀；高原性红细胞增多症的患者血红蛋白总量很多，毛细血管床血液中去氧血红蛋白量达 50g/L，故虽不缺氧，但出现发绀。

健康成人 100mL 血液中 Hb 能结合 O_2 的最大量称为 Hb 氧容量或血氧容量。100mL 血液中 Hb 实际结合 O_2 的量称为 Hb 氧含量或血氧含量。血氧含量占血氧容量的百分比称为血氧饱和度。通常，安静状态下，动脉血氧饱和度为 98%，静脉血氧饱和度为 75%。

（2）氧离曲线　PO_2 与血氧饱和度的关系曲线为氧离曲线（图 7-26）。呈"S"形，可分为三段：

1）氧离曲线的上段　相当于 PO_2 在 60 ～ 100mmHg（8.0 ～ 13.3kPa）范围，曲线较平坦，表明在此范围内 PO_2 的变化对血氧饱和度影响不大，可看作 Hb 与 O_2 结合时分。只要 PO_2 不低于 60mmHg，动脉血血氧饱和度就仍可达到 90%，不致出现明显缺氧，保证了低氧时运氧能力。

2）氧离曲线的中段　相当于 PO_2 在 40 ～ 60mmHg（5.3 ～ 8.0kPa）范围，曲线较陡，表明 PO_2 轻度下降，就可引起血氧饱和度明显下降，这有利于 Hb 释放 O_2。

3）氧离曲线的下段　相当于 PO_2 在 15 ～ 40mmHg（2.0 ～ 5.3kPa）范围，曲线最陡峭，表明 PO_2 稍有下降，血氧饱和度就会发生大幅度下降。例如，在组织代谢活动加强时，细胞耗氧量增加，组织 PO_2 进一步下降至 15mmHg，血氧饱和度降为 25%，即每 100mL 血液可释放 15mL 的 O_2 供组织代谢利用，是安静时的 3 倍。故氧离曲线的下段为 O_2 储备部分。

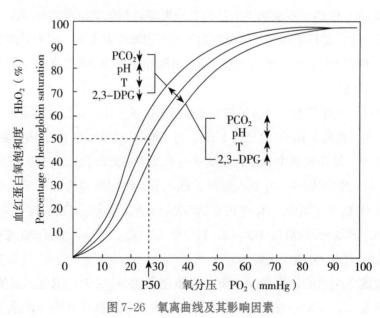

图 7-26　氧离曲线及其影响因素

（3）影响氧离曲线的因素　氧离曲线可受多种因素影响：pH 降低、PCO_2 升高、温度升高、2，3-DPG 浓度升高时，氧离曲线右移，表明 Hb 和 O_2 亲和力降低，有利于 O_2 的释放；反之，氧离曲线左移，表示 Hb 和 O_2 亲和力增强，不利于 O_2 的释放（图 7-26）。

（二）二氧化碳的运输

1. 物理溶解　血液中 CO_2 的溶解度比 O_2 大，但 100mL 血液中 CO_2 的溶解量也不超过 3mL，以物理溶解形式存在于血液中的 CO_2 量仅占血液总含量的 5%。

✏ 考纲摘要

O_2 和 CO_2 的主要运输形式

2. 化学结合　血液中 CO_2 的化学结合形式有两种，一是碳酸氢盐的形式，占总量的 88%，是 CO_2 运输的主要形式；二是氨基甲酸血红蛋白的形式，约占总量的 7%。

1）碳酸氢盐　从组织扩散入血的 CO_2 首先溶解于血浆，而后绝大部分经扩散进入红细胞，在碳酸酐酶参与下，CO_2 迅速与水结合生成 H_2CO_3，再解离出 H^+ 和 HCO_3^-（图 7-27）。当红细胞内 HCO_3^- 浓度升高时，极易透过细胞膜向血浆扩散，同时 Cl^- 扩散进入红细胞，以维持细胞内外的正负离子平衡，此过程为氯转移。H_2CO_3 解离所生成的 H^+ 则与去氧血红蛋白结合而被缓冲。在肺部，上述反应向相反方向进行，CO_2 从红细胞扩散溶解于血浆，最终进入肺泡被呼出。

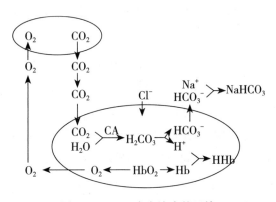

图 7-27　CO_2 在血液中的运输

2）氨基甲酸血红蛋白　少部分 CO_2 与 Hb 的自由氨基结合形成氨基甲酸血红蛋白（HHbNHCOOH）。这一过程无须酶的催化，反应迅速、可逆，主要调节因素是血红蛋白的氧合作用。去氧血红蛋白酸性低，容易与 CO_2 直接结合，而氧合血红蛋白酸性高，不易与 CO_2 直接结合。因此，当血液流经组织时，氧合血红蛋白解离释放出 O_2，迅速与 CO_2 结合形成氨基甲酸血红蛋白；血液流经肺部时，血红蛋白与 O_2 结合成氧合血红蛋白，CO_2 被释放出来。氨基甲酸血红蛋白形式仅占 CO_2 运输总量的 7%，但其释放的 CO_2 却占 CO_2 排出总量的 20% ~ 30%，说明这种运输形式效率较高。

第四节　呼吸运动的调节

呼吸运动是一种受意识控制的节律性活动。其深度和频率可随机体内、外环境的改变而改变。例如劳动或运动时，代谢增强，呼吸加深加快，肺通气量增大，机体可摄取更多的 O_2，排出更多的 CO_2，以适应代谢的需求。呼吸节律的形成和这种适应性改变都是通过呼吸功能的调节来实现的。

一、呼吸中枢与呼吸节律的形成

（一）呼吸中枢

呼吸中枢是指中枢神经系统内产生和调节呼吸运动的神经元群。呼吸中枢广泛分布在大脑皮质、间脑、脑桥、延髓和脊髓等部位，各级中枢密切联系、相互协调，共同完成对节律性呼吸运动的形成和调控。

1. **脊髓**　脊髓有支配呼吸肌的运动神经元，它们发出膈神经和肋间神经分别支配膈肌和肋间肌的活动。动物实验观察到，若在脊髓和延髓之间横切动物的脑干（图 7-28，A 平面），只保留脊髓时，呼吸运动立即停止，并不再恢复，说明产生节律性呼吸运动的中枢并不在脊髓，脊髓只是联系高位呼吸中枢和呼吸肌之间的中继站。

2. **延髓**　若在延髓和脑桥之间横切动物的脑干（图 7-28，B 平面），保留延髓和脊髓，动物出现节律性喘息样呼吸，说明延髓是产生节律性呼吸的基本中枢。延髓背内侧存在吸气神经元，主要作用是使吸气肌收缩而引起吸气。延髓腹外侧含有多种类型的呼吸神经元，主要作用是使呼气肌收缩而引起主动呼气。

> **✎ 考纲摘要**
>
> 　　呼吸的基本中枢在延髓，呼吸调整中枢在脑桥

3. **脑桥**　脑桥 PBKF 核群内主要为吸气－呼气神经元，它们与延髓呼吸神经元之间有广泛的双向联系。在动物的脑桥和中脑之间横切脑干（图 7-28，D 平面），保留脑桥、延髓，动物呼吸节律无明显变化。如果在脑桥上、中部之间横切脑干（图 7-28，C 平面），动物的呼吸将变深变慢，若再切断双侧迷走神经，吸气便更加延长。这一结果说明脑桥存在着能抑制吸气，调整呼吸的频率和深度的呼吸调整中枢。呼吸调整中枢能控制延髓吸气神经元的兴奋性，限制吸气，防止吸气过深过长，促使吸气向呼气转化。可见，正常呼吸节律的维持有赖于延髓和脑桥的共同完成。

4. **大脑皮层**　呼吸运动还受脑桥以上中枢的影响，如大脑皮质、边缘系统、下丘脑等，特别是大脑皮质对呼吸运动的控制作用比较随意和显著。

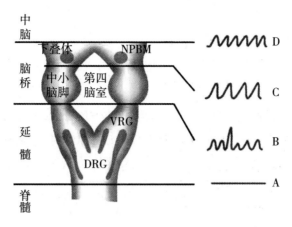

图 7-28　脑干内呼吸核团和在不同平面横断脑干后呼吸的变化

（二）呼吸节律的形成

呼吸节律的形成机制，尚未完全阐明。目前比较公认的是神经元网络学说（图 7-29）。该学说认为，在延髓有起"吸气运动发生器"和"吸气切断机制"作用的神经元。当中枢吸气活动发生器受化学感受器传入冲动刺激兴奋时，其冲动传至脊髓吸气运动神经元，引起吸气动作。与此同时，发生器的兴奋可通过三条途径使吸气切断机制兴奋：①加强脑桥呼吸调整中枢的活动；②增加肺牵张感受器传入冲动；③直接兴奋吸气切断机制。当吸气切断机制被激活后（达到一定阈值），以负反馈形式终止吸气活动发生器的活动，使吸气停止，转为呼气。当吸气切断机制活动减弱时，吸气活动再次发生，如此周而复始。

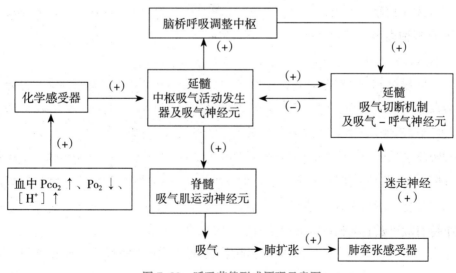

图 7-29　呼吸节律形成原理示意图

二、呼吸的反射性调节

呼吸中枢可以接受许多内、外感受器的传入冲动，反射性地调节呼吸的深度和频率。

（一）肺牵张反射

由肺扩张或肺缩小引起吸气抑制或吸气兴奋的反射，称为肺牵张反射或黑－伯反射，包括肺扩张反射和肺缩小反射。肺牵张反射过程是：吸气使肺扩张到一定容积时，牵拉刺激了存在于支气管和细支气管平滑肌的肺牵张感受器，兴奋冲动沿迷走神经传入延髓，抑制吸气性神经元活动，使吸气被抑制，转为呼气；呼气时，肺缩小，肺牵张感受器受到的刺激减弱，传入冲动减少，解除了对吸气神经元的抑制，吸气神经元再次兴奋，进入另一个呼吸周期（图 7-30）。

肺牵张反射是一种负反馈调节，其生理意义是使吸气不致过深过长，促进吸气转为呼气。它与脑桥的呼吸调整中枢共同调节呼吸的频率和深度。在动物实验中，切断动物两侧迷走神经后，吸气过程延长，呼吸变深变慢。

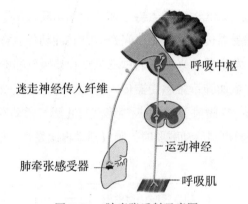

图 7-30　肺牵张反射示意图

（二）化学感受性呼吸反射

化学因素对呼吸运动的调节，称为化学感受性反射。这里的化学因素主要指动脉血或脑脊液中 O_2、CO_2 和 H^+，机体通过呼吸运动调节血液中 O_2、CO_2 和 H^+ 的水平，动脉血中 O_2、CO_2 和 H^+ 的变化通过化学感受性反射调节呼吸运动，从而达到内环境中这些化学因素的稳态和保证新陈代谢的正常进行。

> **考纲摘要**
>
> O_2、CO_2 和 H^+ 对呼吸运动的影响及机制

1. 化学感受器　参与呼吸运动调节的化学感受器根据所在部位的不同，分为外周化学感受器和中枢化学感受器两种。外周化学感受器位于颈动脉体和主动脉体，可感受动脉血 PO_2、PCO_2 及 H^+ 浓度的变化。中枢化学感受器位于延髓腹外侧部的浅表部位，其生理刺

激是脑脊液和局部细胞外液中 H^+。血液中的 H^+ 不易通过血脑屏障，故血液中 H^+ 浓度的变化对中枢化学感受器的直接作用较小（图 7-31）。

2. CO_2 对呼吸运动的调节　CO_2 是呼吸的生理性刺激物，是调节呼吸运动最重要的化学因素。在麻醉动物或人，当动脉血液中 PCO_2 明显降低时，可出现呼吸暂停的现象。当吸入气中 CO_2 的含量由正常的 0.04% 增加到 1% 时，呼吸开始加深；当吸入气中 CO_2 含量增加到 4% 时，呼吸频率也增加，使肺通气量增加一倍。但当吸入气中 CO_2 含量超过 7% 时，血中 PCO_2 明显升高，则出现呼吸困难、头痛、头昏等症状；若吸入气中 CO_2 含量超过 15%～20% 时，呼吸反而受到抑制，肺通气量将显著降低，引起惊厥、昏迷，甚至呼吸停止。可见，血液中维持一定浓度的 CO_2 对维持呼吸中枢的兴奋性是必需的。

CO_2 对呼吸运动的兴奋作用，是通过两条途径实现的，一是刺激中枢化学感受器，二是刺激外周化学感受器，反射性地使呼吸加深、加快，肺通气量增加。但以刺激中枢化学感受器为主，约占总效应的 80%。

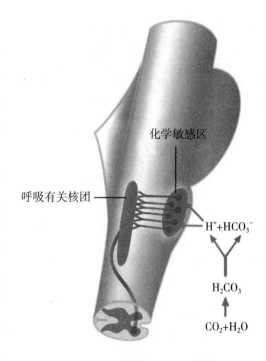

图 7-31　PCO_2 升高刺激呼吸的中枢机制

3. 低 O_2 对呼吸运动的调节　当吸入气 PO_2 降低，使血液中 PO_2 低于 60mmHg 时，呼吸加深加快，肺通气量增加。低 O_2 仅兴奋外周化学感受器；低 O_2 对呼吸中枢的直接作用是抑制，而且低 O_2 程度越重抑制越强。轻、中度低 O_2 时（PO_2 在 40～60mmHg 范围），来自外周化学感受器的兴奋效应可对抗低 O_2 对中枢的直接抑制作用，表现为呼吸运动加深加快，吸入更多的 O_2 来纠正机体低 O_2；重度低 O_2 时（PO_2 在 40mmHg 以下），外周化学感受器的兴奋效应不足以抵消低 O_2 对中枢的直接抑制作用，将出现呼吸抑制，甚至呼吸停止。故临床上给 O_2 治疗时，应采取低浓度持续给 O_2 的方法。

4. H^+ 对呼吸运动的调节　当动脉血中 H^+ 浓度升高时，可使呼吸运动加深加快，肺通气量增加；反之，当动脉血中 H^+ 浓度降低时，使呼吸运动减慢减弱，肺通气量减少。如代谢性酸中毒病人，呼吸运动加强；代谢性碱中毒病人，呼吸运动减弱。H^+ 对呼吸运动的调节作用主要是通过刺激外周化学感受器实现的。

（三）防御性呼吸反射

当呼吸道黏膜受到机械或化学刺激时，引起一些有保护作用的防御性呼吸反射。例如咳嗽反射和喷嚏反射等，这些反射活动在机体的防御、保护方面起着一定的作用。

复习与思考

一、选择题

A1 型题：每一道考试题下面有 A、B、C、D、E 五个备选答案，请从中选择一个最佳答案。

1. 鼻出血的常见部位是（　　　）

    A. 下鼻甲   B. 中鼻甲   C. 鼻中隔前下部

    D. 鼻中隔上部   E. 上鼻甲

2. 小儿喉腔炎症时，易发生水肿的部位是（　　　）

    A. 喉前庭   B. 喉口   C. 喉中间腔

    D. 声门下腔   E. 以上都不对

3. 呼吸道以下列哪项为界，分成上呼吸道和下呼吸道（　　　）

    A. 咽   B. 喉   C. 气管杈

    D. 支气管   E. 气管

4. 平静呼吸与用力呼吸的共同点是（　　　）

    A. 吸气是主动的   B. 呼气是主动的   C. 吸气是被动的

    D. 呼气是被动的   E. 有辅助吸气肌参与

5. 平静呼吸时，吸气末和呼气末的胸内压（　　　）

    A. 高于大气压   B. 低于大气压   C. 等于大气压

    D. 高于肺内压   E. 等于肺内压

6. 影响气道阻力的主要因素是（　　　）

    A. 气道长度   B. 气流速度   C. 气道口径

    D. 气道的密度   E. 气流量

7. 肺的有效通气量是指（　　　）

    A. 肺活量   B. 每分通气量   C. 肺泡通气量

    D. 最大通气量   E. 潮气量

8. 肺通气／血流比值是指（　　　）

    A. 肺通气量与心输出量之比   B. 肺活量与心输出量之比

    C. 肺泡通气量与每分肺血流量之比   D. 肺通气量与血流量之比

    E. 潮气量与搏出量之比

9. 切断动物颈部的双侧迷走神经，呼吸运动（　　　）

    A. 变深变慢　　　　　　　　B. 变浅变快　　　　　　C. 变深变快

    D. 无变化　　　　　　　　　E. 停止

10. CO_2 使呼吸加深加快的主要途径是通过（　　　）

    A. 外周化学感受器　　　　　B. 中枢化学感受器　　　C. 作用于呼吸肌

    D. 通过肺牵张反射　　　　　E. 通过呼吸肌本体感受器反射

11. 肺牵张反射的传入神经是（　　　）

    A. 窦神经　　　　　　　　　B. 主动脉神经　　　　　C. 迷走神经

    D. 膈神经　　　　　　　　　E. 肋间神经

12. 当通气 / 血流比值大于 0.84 时，意味着（　　　）

    A. 生理无效腔减小　　　　　B. 肺泡无效腔增大　　　C. 肺泡无效腔减小

    D. 功能性动静脉短路　　　　E. 肺换气效率最高

B1 型题： 以下提供若干组考题，每组考题共用在考题前列出的 A、B、C、D、E 五个备选答案，请从中选择一个与问题关系最密切的答案。某个备选答案可能被选择一次、多次或不被选择。

（13 ～ 15 题共用备选答案）

    A. 外呼吸　　　　　　　　　B. 肺通气　　　　　　　C. 肺换气

    D. 血液气体运输　　　　　　E. 内呼吸

13. 细胞通过组织液与血液之间的气体交换称为（　　　）

14. 肺与外界环境之间的气体交换称为（　　　）

15. 肺泡气与血液之间的气体交换称为（　　　）

（16 ～ 18 题共用备选答案）

    A. 肺内压与胸膜腔内压之差　B. 肺内压与大气压之差　C. 肺回缩力

    D. 呼吸肌的舒缩　　　　　　E. 大气压与肺回缩力之差

16. 肺通气的直接动力来自（　　　）

17. 肺通气的原动力来自（　　　）

18. 胸膜腔内压的负值大小取决于（　　　）

二、名词解释

1. 呼吸　2. 上、下呼吸道　3. 胸膜腔　4. 肺活量　5. 肺牵张反射

三、简答题

1. 呼吸系统由哪些器官组成？有何主要功能？

2. 简述左、右主支气管的形态特点，有什么临床意义？

3. 简述呼吸的基本过程和呼吸的生理意义。

4. 何谓胸内压？其生理意义是什么？

5. 影响肺换气的因素主要有哪些？

6. 何谓肺牵张反射？其生理意义是什么？

7. 简述血中 CO_2 分压升高时对呼吸的影响。

扫一扫，知答案

扫一扫，看课件

第 八 章

消化系统

【学习目标】

1. 掌握：消化系统的组成和主要功能；上、下消化管的概念；消化管壁的基本结构；胃的位置、形态和结构；消化和吸收的概念；胃的运动形式；胃的排空及其调节；胃液、胰液、胆汁的成分和作用；小肠在吸收中的重要作用；糖、蛋白质、脂肪的吸收形式和途径。

2. 熟悉：食管的位置；肝的位置、形态和组织结构；输胆管道的组成和胆汁的排出途径；十二指肠的位置和分部；盲肠、阑尾的位置；消化器官的神经支配及其作用、消化器官活动的反射性调节。

3. 了解：口腔器官的结构；咽的位置、分部；胰的位置、形态和结构；腹膜腔的概念；消化的方式；消化管平滑肌的特性；消化管的体液调节。

第一节　概　述

一、消化系统的组成

消化系统（digestive system）是由消化管和与之相连的消化腺两部分组成（图 8-1）。

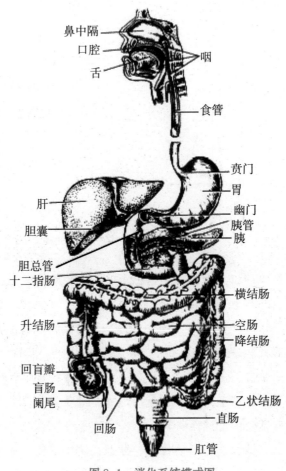

鼻中隔

口腔

舌

咽

食管

贲门

胃

幽门

胰管

胰

肝

胆囊

胆总管

十二指肠

横结肠

升结肠

空肠

降结肠

回盲瓣

盲肠

阑尾

乙状结肠

直肠

回肠

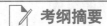

肛管

图 8-1　消化系统模式图

消化管（digestive canal）是从口腔至肛门的一条肌性管道，全长约 9 米，包括口腔、咽、食管、胃、小肠（又分十二指肠、空肠及回肠）和大肠（盲肠、阑尾、结肠、直肠和肛管）等。临床上通常将口腔到十二指肠的一段消化管称为上消化道；空肠到肛门的一段消化管称为下消化道。消化腺（digestive gland）是分泌消化液的腺体，包括大消化腺和小消化腺两种。其中大消化腺是肉眼可见、独立存在的器官，如大唾液腺、肝和胰等。小消化腺则分布于消化管壁内，如食管腺、胃腺和肠腺等。

> **考纲摘要**
>
> 消化系统的组成，上、下消化道的区分

消化系统的主要功能是从外界摄取食物，在消化管内进行消化（包括物理性及化学性消化），吸收其中的营养物质，排出剩余的糟粕。此外消化器官还能分泌多种激素，具有重要的内分泌功能。

二、消化管的结构

（一）消化管的一般结构

消化管（除口腔和咽以外）的大部分管壁由内向外分为黏膜、黏膜下层、肌层和外膜 4 层结构（图 8-2）。

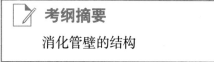

> **考纲摘要**
>
> 消化管壁的结构

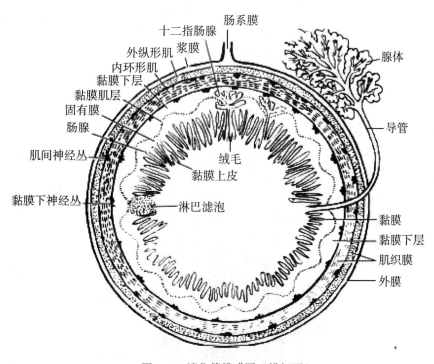

图 8-2　消化管模式图（横切面）

1. 黏膜　位于管壁最内层，黏膜向管腔内突出，形成环行或纵行的黏膜皱襞。由上皮、固有层和黏膜肌层组成，具有保护、吸收和分泌功能。上皮衬于消化管壁内表面，类型因各段功能不同而不同，并有许多内分泌细胞散在其中。口腔、咽、食道和肛门等处为复层扁平上皮，起摩擦和保护作用；在胃、小肠和大肠等处为单层柱状上皮，利于消化和吸收。上皮下为结缔组织构成的固有层，内含腺体、腺体导管、血管、神经和淋巴组织等。黏膜肌层为内环、外纵的平滑肌，收缩时可改变黏膜的形态，有利于吸收、血液运行和腺体分泌。

2. 黏膜下层　由疏松结缔组织构成，含有小血管、淋巴管、神经丛及小消化腺。黏膜和黏膜下层可向管腔内突出形成皱襞，扩大了内表面积，以适应器官功能的需要。

3. 肌层　口腔、咽、食管上段和肛门外括约肌为骨骼肌，其余为平滑肌。平滑肌一般分为内环、外纵两层，之间有肌间神经丛，协调平滑肌运动。有些部位环行肌增厚成括约肌。

4. **外膜** 分纤维膜和浆膜两类。纤维膜由薄层疏松结缔组织构成，主要分布于咽、食管和直肠下端，与周围组织无明显界线。浆膜由薄层疏松结缔组织和单层扁平上皮（又称间皮）共同组成，表面光滑，分布于胃及大部分肠。

（二）口腔

口腔（oral cavity）为消化管的起始部（图 8-3），具有咀嚼食物、辅助发音、感受味觉和初步消化食物等功能。口腔前方借口裂与外界相通，后方经咽峡通咽。口腔前壁为口唇，两侧壁为颊，上壁为腭，下壁为口腔底。腭（palate）分为硬腭和软腭两部分。腭的前 2/3 为硬腭，后 1/3 为软腭，软腭后缘游离称腭帆，中央有一下垂的突起，称腭垂。由腭垂向两侧各有两条弓形的黏膜皱襞，其前方的一条向下连于舌根，称腭舌弓；后方的一条向下连于咽侧壁，称腭咽弓。腭舌弓和腭咽弓之间的凹陷，称扁桃体窝，窝内容纳腭扁桃体。腭扁桃体是淋巴器官，具有防御功能。腭垂、腭帆游离缘、左、右腭舌弓和舌根共同围成咽峡（isthmus of fauces），是口腔通往咽的门户（图 8-3）。口腔被上、下牙弓分为前部的口腔前庭和后部的固有口腔两部。在上、下牙列咬合时，前后两部可通过第 3 磨牙后方的缝隙相通连。在临床上当患者牙关紧闭时，可经过此间隙插管给药或送入营养物质。

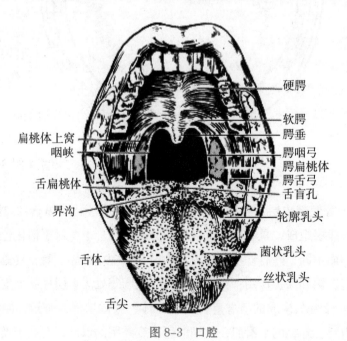

图 8-3 口腔

1. **牙（teeth）** 是人体最坚硬的器官，嵌入上、下颌骨牙槽内（图 8-4），分别排列成上牙弓和下牙弓，用以咬切和磨碎食物，并有辅助发音

考纲摘要

牙的形态、结构、分类及牙式

功能。

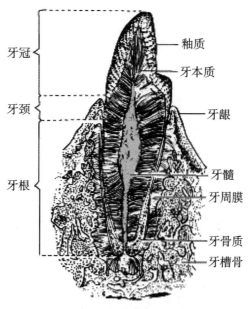

牙冠

牙颈

牙根

釉质

牙本质

牙龈

牙髓

牙周膜

牙骨质

牙槽骨

图 8-4　牙的形态和构造

（1）牙的形态和构造　每个牙都分为牙冠、牙颈和牙根三部分。牙冠是暴露于牙龈以外的部分；牙根是嵌入牙槽内的部分；牙颈为牙冠与牙根之间稍细的部分，外包有牙龈。

牙主要由牙本质、牙釉质、牙骨质和牙髓构成。牙本质位于牙的内部，构成牙的主体。在牙冠部牙本质表面包有一层白色、光亮的牙釉质，其钙化程度最高，也是人体中最坚硬的物质。而在牙根部牙本质的表面包有一薄层色泽较黄的牙骨质。牙的内部有空腔，称为髓腔。髓腔内充满由血管、神经、淋巴和结缔组织等构成的牙髓（图 8-4）。

（2）出牙和牙的数目及排列　人的一生中先后有两组牙发生，即乳牙和恒牙。乳牙自出生后 7～8 个月开始陆续萌出，至 2～3 岁出齐，共 20 个。恒牙是乳牙脱落后的第二副牙列，非因疾病或意外不致脱落，脱落后也再无牙替换。自 6～7 岁乳牙先后脱落，恒牙逐渐萌出，至 12～13 岁，除第 3 磨牙外共出恒牙 28 个，第 3 磨牙萌出较晚，约在 18～30 岁才长出，有的人可终生不出。因此，恒牙 28～32 个均属正常（图 8-5）。

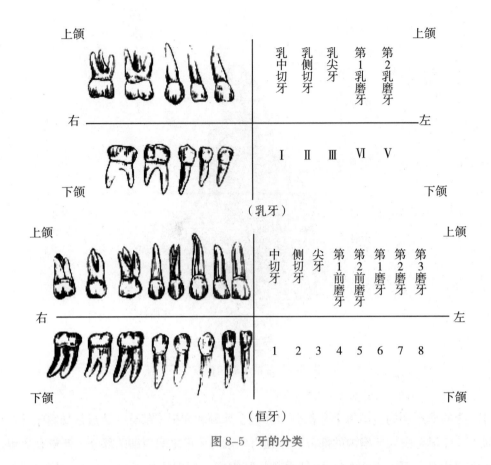

图 8-5　牙的分类

2. 舌（tongue）　位于口腔底，是由骨骼肌构成的能随意运动的肌性器官，表面覆以黏膜。舌具有感受味觉、协助咀嚼、搅拌、吞咽食物和辅助发音等功能。

（1）舌的形态　舌上面有一条"人"字形界沟，将舌分为后 1/3 的舌根和前 2/3 的舌体，舌体的前端称为舌尖。舌下面正中有一纵行的黏膜皱襞，称为舌系带。在舌系带根部的两侧各有一小的黏膜隆起，称为舌下阜，其顶端有下颌下腺管和舌下腺管的共同开口。由舌下阜向后外侧延伸的黏膜隆起，称为舌下襞，此襞深面有舌下腺（图 8-6）。

（2）舌黏膜　舌黏膜上有许多小突起，称舌乳头（图 8-3）。丝状乳头呈白色丝绒状，数量最多，体积最小，具有一般感觉功能。菌状乳头为红色圆形的小突起，数量较少，散布于丝状乳头之间，内含味蕾，司味觉。轮廓乳头最大，有 7～11 个，排列于界沟前方，乳头中部隆起，周围有环形浅沟，沟沟内含有味蕾，亦司味觉。

（3）舌肌　为骨骼肌，分为舌内肌和舌外肌。舌内肌收缩可以改变舌的形态；舌外肌收缩则可以改变舌的位置。

3. 唾液腺　在口腔周围有 3 对大唾液腺，即腮腺、下颌下腺和舌下腺（图 8-6、图 8-7）。其分泌物有湿润口腔黏膜、调和食物及分解淀粉酶等作用。

（1）**腮腺**（parotid gland） 是人体最大的唾液腺，略呈锥体形，位于耳郭的前下方。腮腺管从腮腺前缘上部发出，紧贴咬肌表面行至咬肌前缘处转向内侧，穿过颊肌，开口于平对上颌第2磨牙的颊黏膜上。

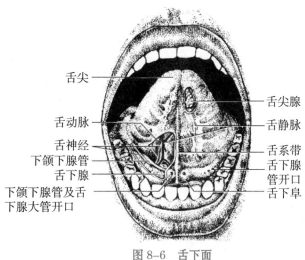

图8-6 舌下面

（2）**下颌下腺**（submandibular gland） 呈卵圆形，位于下颌骨体的内侧，腺管开口于舌下阜。

（3）**舌下腺**（sublingual gland） 呈杏核状，位于口腔底舌下襞的深面，其腺管常与下颌下腺汇合开口于舌下阜；另一些舌下腺小管直接开口于舌下襞。

> 📝 **考纲摘要**
>
> 唾液腺的位置、导管开口部位

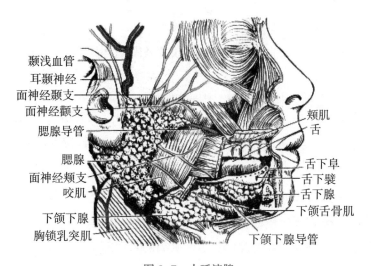

图8-7 大唾液腺

（三）咽

咽是消化管与呼吸道共有的器官，见第七章呼吸系统。

（四）食管

1. **食管的位置** 食管（esophagus）是一前后略扁的肌性管道，长约25cm，上端在平第6颈椎椎体下缘处续于咽，下端至第11胸椎左侧连于胃。食管在颈部沿脊柱前方和气管后方下行入胸腔，在胸部先行于气管与脊柱之间，继经左主支气管之后，再沿胸主动脉右侧下行，至第9胸椎平面斜跨胸主动脉的前方至其左侧，然后穿膈的食管裂孔至腹腔，续行于胃的贲门（图8-8）。

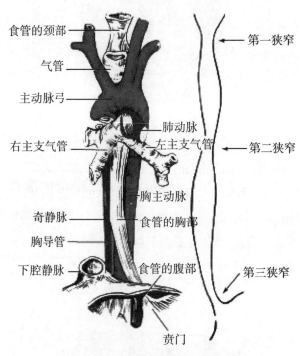

图8-8 食管的位置及狭窄

2. **食管的狭窄** 食管全长有3个生理性狭窄（图8-8）。

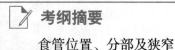
考纲摘要
食管位置、分部及狭窄

第一个狭窄位于咽与食管相续处，距中切牙约15cm。

第二个狭窄位于食管与左主支气管交叉处，距中切牙约25cm。

第三个狭窄位于食管穿过膈的食管裂孔处，距中切牙约40cm。

这些狭窄是食管异物易滞留的部位，也是肿瘤的好发部位。

（五）胃

胃（stomach）是消化管中最膨大的部分。食物由食管入胃，混以胃液，经初步消化后，逐渐被输送至十二指肠。

1.**胃的位置、形态和分部** 胃位于腹腔内，其位置形态和大小随内容物的多少而不同，还可因年龄、性别、体型的不同而有差异。在中等充盈时，大部分位于左季肋区，小部分位于腹上区。

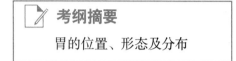

考纲摘要

胃的位置、形态及分布

胃有两口、两壁、两缘，可分为四部（图8-9）。两口：入口为食管与胃相连处，称为贲门；出口为胃与十二指肠相续处，称为幽门。两壁：胃前壁朝向前上方；胃后壁朝向后下方。两缘：上缘称为胃小弯；下缘称为胃大弯。四部：胃近贲门的部分，称贲门部；自贲门向左上方膨出的部分，称为胃底；胃的中间广大部分为胃体；近于幽门的部分，称为幽门部。幽门部中紧接幽门呈管状的部分，称为幽门管；幽门管左侧稍膨大部分，称为幽门窦。胃小弯和幽门部是胃溃疡的好发部位。

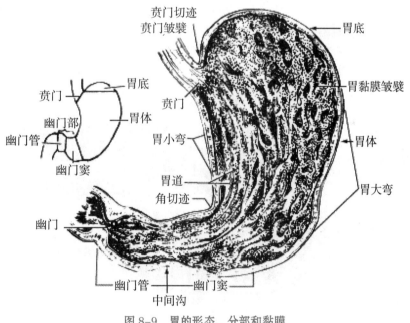

图8-9 胃的形态、分部和黏膜

2.**胃壁的结构特点** 胃壁由内向外分别为黏膜、黏膜下层、肌层和外膜。胃黏膜上皮为单层柱状上皮，分泌黏液保护胃黏膜。黏膜固有层中有大量胃腺，按所在部位分为贲门腺、幽门腺和胃底腺。贲门腺和幽门腺分泌黏液和溶菌酶。胃底腺是分泌胃液的主要腺体，含三种细胞：①主组胞，分泌胃蛋白酶原；②壁细胞，分泌盐酸和内因子；③颈黏液细胞，分泌黏液。

肌层有内斜行、中环形、外纵行三层平滑肌。环形肌在幽门处增厚成幽门括约肌，能控制胃内容物进入小肠的速度，也可防止小肠内容物逆流回胃。

（六）小肠

小肠（small intestine）是消化管中最长的一段，也是食物消化吸收最主要的场所。上起于幽门，下接盲肠。小肠全长约 5～7m，自上而下可分为十二指肠、空肠和回肠三部分（图 8-1）。

1.十二指肠　十二指肠（duodenum）为小肠的起始段，约相当于十二个横指并列的距离。位于腹后壁第 1～3 腰椎水平，呈"C"字形包绕胰头，可分为上部、降部、水平部和升部（图

8-10）。上部左侧与幽门相连接的一段肠壁较薄，黏膜面光滑、无环状皱襞，称为十二指肠球，是十二指肠溃疡的好发部位。在降部的后内侧壁上有一纵行的黏膜皱襞，其下端为十二指肠大乳头，有肝胰壶腹的开口，胆汁和胰液由此流入十二指肠内。

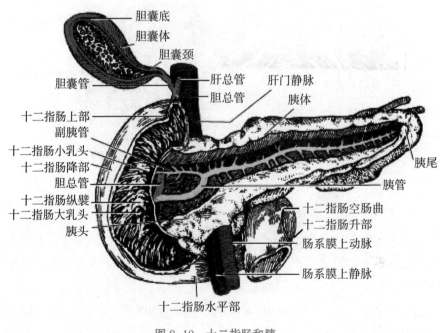

图 8-10　十二指肠和胰

2.空肠和回肠　空肠和回肠位于腹腔的左上部和右下部，周围为大肠所环抱。空肠（jejunum）上端起于十二指肠升部末端，回肠（ileum）下端借回盲口与大肠的盲肠连通。空肠与回肠之间无明显界限，一般空肠约占空、回肠的上 2/5，管径较粗，壁厚，黏膜皱襞高密，血管多，颜色较红；回肠约占空、回肠的下 3/5，管径较细，壁薄，黏膜皱襞稀

疏，血管少，颜色较淡。

（七）大肠

大肠（large intestine）起自右髂窝内回肠末端，终于肛门，全长约 1.5m，略呈方框形，围绕在空、回肠的周围，可分为盲肠、阑尾、结肠、直肠和肛管（图 8-1）。大肠的主要功能为吸收水分、维生素和无机盐，并将食物残渣形成粪便，排出体外。

1. 盲肠和阑尾　盲肠（cecum）是大肠的起始部，长约 6～8cm，位于右髂窝内，下端为膨大的盲端，上续升结肠，左接回肠，回肠末端突入盲肠处形成上下两个半月形皱襞，称为回盲瓣。回盲瓣既可控制回肠内容物进入盲肠的速度，有利于食物在小肠内充分消化和吸收，又可防止盲肠内容物的返流。在回盲瓣的下方约 2cm 处，有阑尾的开口（图 8-11）。

> **考纲摘要**
> 阑尾的位置及根部体表投影

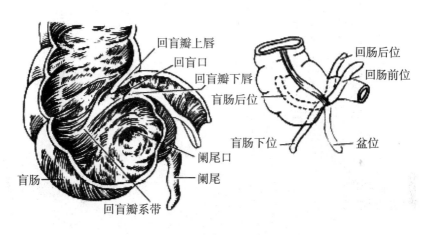

图 8-11　盲肠和阑尾

阑尾（vermiform appendix）形似蚯蚓，又称蚓突。上端连通盲肠，下端则以盲端游离，长约 7～9cm。阑尾根部的体表投影位置相对比较恒定，通常在脐与右髂前上棘连线的中、外 1/3 交界处，急性阑尾炎时该处可有明显压痛。

2. 结肠、直肠和肛管　结肠（colon）为介于盲肠和直肠之间的肠管。按其所在位置和形态，结肠分为升结肠、横结肠、降结肠和乙状结肠四部分（图 8-1）。升结肠起自盲肠上端，沿腹后壁右侧上升，至肝右叶下面转向左移行为横结肠。横结肠呈弓状向左行，至脾下端转折向下，移行为降结肠。降结肠沿腹后壁左侧下降，至左髂嵴处移行为乙状结肠。乙状结肠呈"乙"字形弯曲，向下进入盆腔，至第 3 骶椎

> **考纲摘要**
> 结肠位置、分部；直肠的弯曲

水平续于直肠。

直肠（rectum） 位于盆腔。直肠沿骶骨和尾骨前面下行，于盆膈处与肛管相连，故在矢状面上有两个弯曲，即骶曲和会阴曲。直肠前面，在男性邻膀胱、前列腺、精囊等，在女性邻子宫和阴道（图 8-12）。

肛管（anal canal） 为大肠的末段，长约 3 ～ 4cm，上端于盆膈处与直肠相连，下端开口于肛门。肛管处的环形平滑肌特别增厚，形成肛门内括约肌；肛门内括约肌的周围有环形的骨骼肌，称肛门外括约肌，可随意括约肛门（图 8-12、图 8-13）。

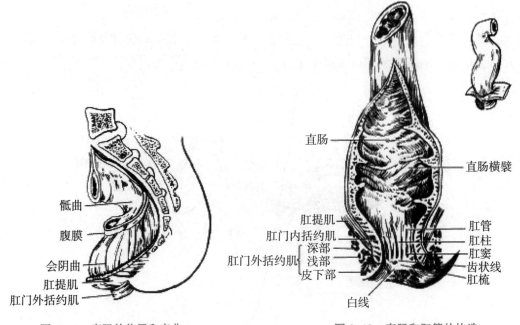

图 8-12 直肠的位置和弯曲

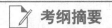

图 8-13 直肠和肛管的构造

三、消化腺的结构

（一）肝

肝（liver）是人体最大的消化腺，重约 1350g，呈棕红色，质软而脆，受暴力打击易破裂出血。肝具有分泌胆汁、参与代谢、贮存糖原、解毒和吞噬防御等功能，胚胎时期还可造血。

> **考纲摘要**
> 肝的形态、位置和结构

1. 肝的形态和位置　肝呈楔形，分为上、下两面，前、后两缘，左、右两叶（图 8-14）。

肝的前缘（也称下缘）锐利，后缘钝圆。肝的上面隆凸，与膈相贴，又称膈面，借镰状韧带将肝分为大而厚的肝右叶和小而薄的肝左叶。肝的下面凹凸不平，与许多内脏相邻，又称**脏面**。脏面有排列似"H"形的两条纵沟和一条横沟。右纵沟宽而浅，前部为**胆囊窝**，容纳胆囊；后部为腔静脉沟，有下腔静脉经过。左纵沟窄而深，前部有肝圆韧带，后部有静脉韧带。横沟称为**肝门**，是肝固有动脉、肝门静脉、左右肝管及神经和淋巴管出入肝的部位。

　　肝的大部分位于右季肋区和腹上区，小部分可达左季肋区。在成年人，右肋弓下缘不应触及正常肝脏，否则认为肝肿大。但在腹上区，剑突下 3～5cm 范围内，触及肝下缘尚属正常。由于小儿的肝脏体积相对较大，所以肝的下缘可低于右肋弓下 2～3cm。

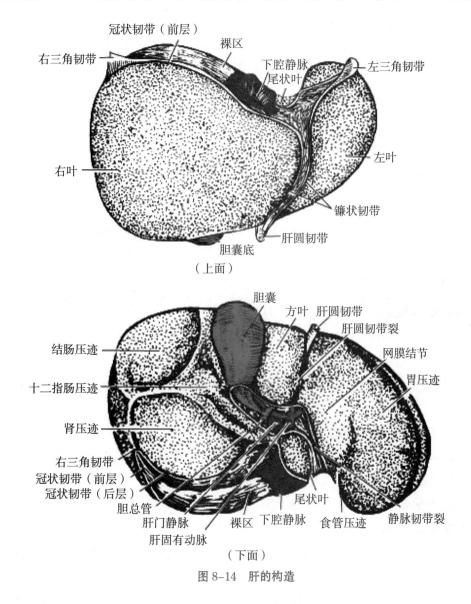

图 8-14　肝的构造

2. 肝的微细结构　肝表面包被的薄层浆膜，称为肝的被膜。被膜下的致密结缔组织深入肝实质，将整个肝分隔成几十万个结构基本相同的肝小叶。肝小叶是肝的基本结构和功能单位。

肝小叶为不规则棱柱体。在光镜下肝细胞胞体较大，呈多面体，核大而圆，染色浅，胞质丰富，多呈嗜酸性，内有较多糖原颗粒和少量脂滴。在肝小叶中央为中央静脉，肝细胞以中央静脉为

中心，向四周呈放射状排列成肝索（又称为肝板），肝索之间的间隙是肝血窦，即扩大的毛细血管，窦内有枯否细胞，能吞噬异物。肝血窦互相吻合，并与中央静脉相通。肝细胞表面与肝血窦内皮细胞之间的狭窄间隙被称为窦周隙。窦周隙在肝小叶内相互连通，充满从血窦渗出的血浆成分，肝细胞的微绒毛可以与之进行广泛的接触，成为肝细胞与血液之间进行物质交换的场所。由肝动脉流入肝脏的动脉血（富含氧气）及由肝门静脉流入肝脏的静脉血（富含营养物质），分别经小叶间动脉和小叶间静脉流入肝血窦，这两种血液在此与肝细胞进行物质交换，然后汇入中央静脉，最后汇集成肝静脉，注入下腔静脉。肝的血液流向可归纳如下：

$$
\left.\begin{array}{l}
\text{肝固有动脉→小叶间动脉} \\[3mm]
\text{肝门静脉→小叶间静脉}
\end{array}\right\} \to \text{肝血窦→中央静脉→小叶下静脉→肝静脉→下腔静脉}
$$

由相邻的肝细胞局部细胞膜凹陷形成的小管道称胆小管。胆小管在肝板内连成网格状，向肝小叶周围放射状分布，肝细胞分泌的胆汁直接进入胆小管。胆小管周围的相邻肝细胞膜形成紧密连接，封闭管周，防止胆汁外溢，引导胆汁流向门管区内的小叶间胆管。门管区指相邻的几个肝小叶之间的结缔组织内，含有小叶间胆管、小叶间静脉、小叶间动脉的区域。

3. 胆囊和输胆管道　胆囊（gallbladder）位于肝右叶下面，略呈鸭梨形，可分为底、体、颈、管四部分（图 8-15）。胆囊底为凸向前下方的盲端，其体表投影相当于右侧腹直肌外侧缘与右肋弓相交处深面。当胆囊发炎时，此处可有压痛。胆囊有贮存和浓缩胆汁及排放胆汁的功能。

输胆管道包括肝左管、肝右管、肝总管、胆囊管及胆总管。

肝内小叶间胆管逐渐汇合成肝左管和肝右管，两管出肝门后汇合成肝总管。肝总管与其右侧胆囊管汇合，形成胆总管（图 8-16）。胆总管向下经十二指肠上部的后方，至胰头与十二指肠降部之间，进入十二指肠降部的左后壁与胰管汇合，形成略膨大的肝胰壶腹，开口于十二指肠大乳头。在肝胰壶腹周围壁内有环形增厚平滑肌，形成肝胰壶腹括约肌，

可控制胆汁和胰液的排出和防止十二指肠内容物反流入胆总管和胰管。

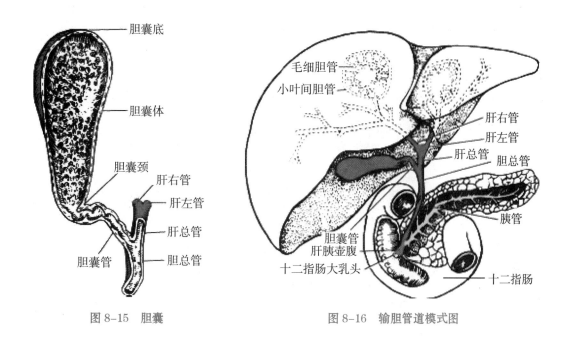

图 8-15　胆囊　　　　　　　　　　　图 8-16　输胆管道模式图

（二）胰

　　胰（pancreas）又称胰腺，兼有内、外分泌部。胰呈长棱柱状，质软，色灰红，位于胃的后方，在第 1、2 腰椎水平横贴于腹后壁。胰分为头、体、尾三部分（图 8-10）：胰头膨大，被十二指

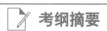

考纲摘要

胰的位置、形态及功能

肠所环抱；胰体横跨下腔静脉、腹主动脉、左肾及左肾上腺前面；胰尾狭细，紧贴脾门。胰实质的外分泌部分泌胰液，含多种消化酶和丰富的电解质，是最重要的消化液，在食物消化中起重要作用。胰的内分泌部又称胰岛，分泌胰高血糖素和胰岛素等激素，主要参与物质代谢（见内分泌系统）。

　　胰腺表面覆以薄层结缔组织被膜，结缔组织伸入腺内将实质分隔为许多小叶，内含小叶导管。胰管起自胰尾部，与胰长轴平行，沿途汇集各小叶导管内胰液，最后与胆总管合成肝胰壶腹，开口于十二指肠大乳头，将胰液排入十二指肠。

四、腹膜

　　腹膜（peritoneum）是衬于腹、盆壁的内面和腹、盆腔脏器表面的一层浆膜，由间皮和结缔组织构成，薄而光滑，半透明。衬于腹、盆壁内面的部分，称壁腹膜；贴覆于脏器表面的部分，称脏腹膜。脏、壁腹膜两层互相移行，共同围成一个潜在性腔隙，称腹膜腔

（图 8-17）。男性腹膜腔是一个完全封闭的囊，与外界不相通；而女性腹膜腔则借输卵管、子宫和阴道与外界相通。腹膜在盆腔器官之间形成腹膜陷凹，如男性的直肠膀胱陷凹、女性的膀胱子宫陷凹和直肠子宫陷凹，均位置较低，腹腔积液首先聚集于此。

腹膜具有分泌浆液减少脏器间的摩擦、固定脏器、修复、吸收、防御、保护等功能。

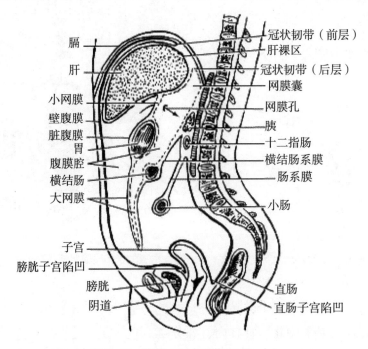

图 8-17　腹膜（正中矢状切面，女）

器官表面几乎全部被腹膜包裹的称腹膜内位器官，如胃、十二指肠上部、空肠、回肠、阑尾、横结肠、乙状结肠、脾、卵巢、输卵管等；器官表面大部分被腹膜包裹的称腹膜间位器官，如升结肠、降结肠、肝、膀胱、子宫等；器官表面只有小部分被腹膜包裹的称腹膜外位器官，如肾、肾上腺、输尿管和胰等。

第二节　消　化

消化器官的主要生理功能是对食物进行消化和吸收，为人体提供营养物质、水和电解质，以保证新陈代谢的需要。消化（digestion）是指食物在消化管内被分解为可吸收的小分子物质的过程。吸收（absorption）是指食物消化后的小分子物质通过消化道黏膜进入血液和淋巴液的过程。消化和吸收两大过程相辅相成、紧密联系，受神经和体液因素的调节。

消化有两种方式：一是机械性消化（mechanical digestion），即通过消化道肌肉的运动，将食物磨碎，使之与消化液充分混合，并不断向消化道远端推送。二是化学性消化（chemical digestion），即通过消化液中消化酶的作用，将食物分解为小分子物质。人体各种消化腺每日分泌的消化液总量达 6～8L。消化液主要由水、有机物（酶和黏液等）及各种电解质组成。消化液的主要功能为：①稀释食物，使之与血浆的渗透压相等，以利于吸收；②改变消化道内的 pH 环境，使之适应消化酶活性的需要；③水解复杂的食物成分，使之成为小分子物质便于吸收；④通过分泌黏液、抗体和大量液体，保护消化道黏膜，防止物理性和化学性的损伤。

一、消化道平滑肌的特性

消化管中除口腔、咽、食管上段及肛门外括约肌是骨骼肌外，其余消化管的肌层都是平滑肌。消化管平滑肌具有以下特性：

（一）一般特性

消化道平滑肌具有肌肉组织的共同特性，如兴奋性、传导性和收缩性等，但还有其自身的功能特点。

1. 自动节律性　消化道平滑肌在体外适宜环境内，仍能发生节律性收缩与舒张，但其收缩缓慢，节律性远不如心肌规则。

2. 具有紧张性　指消化道平滑肌经常保持在一种微弱的持续收缩状态，对保持胃、肠的形状和位置，以及维持消化道腔内一定的基础压力有重要意义。平滑肌的各种运动形式都是在此基础上发生的。

3. 富有伸展性　消化道平滑肌能适应需要做较大的伸展。对于一个中空的容纳器官，这一特性使消化道可容纳数倍于自身体积的食物。

4. 兴奋性较低，舒缩缓慢　消化管平滑肌的兴奋性较低，收缩的潜伏期、收缩期和舒张期比骨骼肌长，且变异较大。

5. 对不同理化刺激敏感性不同　消化管平滑肌对电刺激不敏感，但对某些化学物质、温度、机械牵拉等刺激特别敏感。

（二）电生理特性

1. 静息电位　消化道平滑肌的静息电位为 $-50～-60mV$，波动较大。静息电位主要由 K^+ 外流形成，但也与 Na^+、Cl^- 及 Ca^{2+} 等离子的扩散和生电性钠泵的作用有关。

2. 基本电节律　消化道平滑肌细胞可产生自发性去极化，因其决定着消化道平滑肌的收缩节律，故称基本电节律（basicelectricalrhythm，BER）（图 8-18），由于发生频率较慢又称慢波（slow wave）电位。BER 波幅变动在 5～15mV 之间，频率随部位不同而异，人胃部的 BER 为 3 次 / 分钟，十二指肠为 11～12 次 / 分钟，回肠末端为 8～9 次 / 分钟。关于慢波产生的离子机制尚未完全阐明。

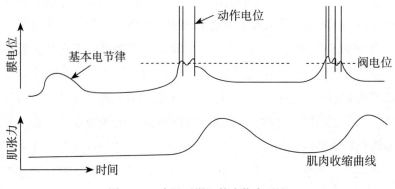

图 8-18　小肠平滑肌的生物电活动

慢波本身不引起肌肉收缩，但可使静息电位接近于阈电位，一旦达到阈电位，膜上的电压依赖性离子通道便开放而产生动作电位。

3. **动作电位**　当 BER 的电位波动使细胞膜去极化达到阈电位时（如 -40mV），就可触发一个或多个动作电位，随后出现肌肉收缩。动作电位的数目越多，肌肉收缩的幅度就越大。

综上所述，平滑肌的收缩是继动作电位之后产生的，而动作电位则是在 BER 基础上发生的。因此，BER 是胃肠运动的起步电位，控制着平滑肌收缩的节律，并决定蠕动的方向、节律和速度。

二、口腔的消化功能

（一）唾液分泌

唾液（saliva）是三对大唾液腺和口腔黏膜中许多散在的小唾液腺分泌的混合液。

1. **唾液的性质和成分**　唾液为无色无味、近中性（pH6.7～7.1）的低渗黏稠液体，成年人每日分泌量约 1～1.5L。唾液中水分占 99%，有机物有黏蛋白、唾液淀粉酶、溶菌酶和免疫球蛋白（IgA、IgG、IgM）等；无机物主要有 K^+、HCO_3^-（此二者量较多）、Na^+、Cl^- 等。

2. **唾液的作用**　唾液具有多种生理作用：①湿润并溶解食物以引起味觉并使食物易于吞咽；②清洁和保护口腔，如唾液中的溶菌酶有杀菌作用；③唾液中的唾液淀粉酶可使淀粉分解为麦芽糖；④排泄功能，进入体内的某些物质如铅、汞等可部分随唾液排出，有些毒性很强的微生物如狂犬病毒也可从唾液排出。

（二）咀嚼和吞咽

1. **咀嚼**　咀嚼（mastication）是随意运动，是咀嚼肌群按一定顺序收缩而完成的。它的作用是：①将食物切碎；②将切碎的食物与唾液充分混合，形成便于吞咽的食团；③使食物与唾液淀粉酶充分接触而产生化学消化作用。咀嚼还可反射性引起胃、胰、肝、胆囊等的消化活动及胰岛素分泌，为后续消化过程准备条件。

2.吞咽　吞咽（deglutition）是把口腔内的食团经咽和食管送入胃的过程，由一系列高度协调的反射活动组成。

吞咽反射的基本中枢在延髓，传入神经来自软腭、咽后壁、会厌和食管，传出神经在第 Ⅴ、Ⅸ、Ⅹ、Ⅻ 对脑神经中。当吞咽反射发生障碍时，食物易误入气管。

当食管下 2/3 部的肌间神经丛受损时，食管下括约肌不能弛缓，导致食管推送食团入胃受阻，从而出现食物吞咽困难、胸骨下疼痛、反流等症状，称为食管失弛缓症。

三、胃的消化功能

胃是消化管道中最膨大的部分，具有暂时贮存食物、消化食物和内分泌的功能。成人胃一般可容纳 1 ～ 2L 食物。食物入胃后，经过胃壁肌肉运动的机械性消化和胃液中酶的化学性消化，对蛋白质进行初步分解，使胃内容物与胃液充分混合成半流体的食糜，并少量、缓慢、间断地通过幽门排入十二指肠。

（一）胃液的性质、成分和作用

胃液（gastric juice）为无色透明的酸性液体，pH0.9 ～ 1.5。正常成年人每日分泌量为 1.5 ～ 2.5L。胃液成分除含大量水外主要有：盐酸、HCO_3^-、胃蛋白酶原、黏液和内因子。

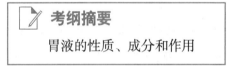

考纲摘要

胃液的性质、成分和作用

1.盐酸　也称胃酸，由胃腺的壁细胞分泌。它有两种形式：一种呈解离状态，称游离酸；另一种与蛋白质结合，称结合酸。正常人空腹时胃酸排出量每小时约 0 ～ 5mmol（基础酸排出量）。在食物或某些药物（组胺或促胃液素）刺激下，胃酸的最大排出量可达 20 ～ 25mmol，男性略高于女性，50 岁以后分泌量下降。

盐酸分泌是耗能的主动过程。研究表明，H^+ 的分泌与镶嵌于壁细胞顶膜上的质子泵（H^+-K^+-ATP 酶）有关。质子泵每降解 1 分子 ATP 所获能量，可把一个 H^+ 从壁细胞内主动转运到小管腔，同时把一个 K^+ 从小管腔交换到细胞内。壁细胞分泌盐酸过程（图 8-19）：壁细胞胞浆内的 H_2O 解离成 H^+ 和 OH^-，H^+ 在质子泵的作用下主动转运到小管腔内。而 OH^- 在碳酸酐酶的催化下，与 CO_2 结合生成 HCO_3^-，再通过壁细胞基底侧的 Cl^--HCO_3^- 逆向转运体与 Cl^- 交换，Cl^- 进入壁细胞内并通过顶膜上特异的 Cl^- 通道进入小管腔，与 H^+ 形成 HCl，当需要时，HCl 由壁细胞分泌入胃腔。而同时有大量 HCO_3^- 进入血液，使血和尿的 pH 值升高而出现"餐后碱潮"。

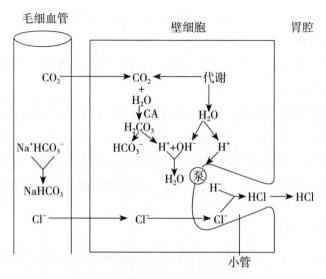

图 8-19 壁细胞分泌盐酸示意图

现已证实，质子泵是各种因素引起胃酸分泌的最后通路。临床上，选用质子泵抑制剂（如奥美拉唑）可有效抑制胃酸分泌。

盐酸的主要生理作用：①能激活胃蛋白酶原，并为胃蛋白酶提供最适 pH 环境；②促进食物中蛋白质变性，使之易于消化；③高酸度有抑菌和杀菌作用；④盐酸进入小肠后，引起促胰液素、缩胆囊素等激素的释放，促进胰液、胆汁和小肠液的分泌；⑤酸性环境有助于钙和铁在小肠的吸收。若胃酸分泌过少，常引起腹胀、腹泻等消化不良症状；但胃酸过多，对胃和十二指肠黏膜有侵蚀作用，是溃疡病发病的原因之一。

2. **胃蛋白酶原** 胃蛋白酶原主要由胃腺的主细胞合成并分泌。胃酸或已有活性的胃蛋白酶均可激活胃蛋白酶原，使之成有活性的胃蛋白酶。胃蛋白酶属内切酶，能水解食物中的蛋白质，形成䏲、胨及少量的氨基酸和多肽。胃蛋白酶的最适 pH 为 1.8～3.5，当 pH 升高时，胃蛋白酶的活性便随着降低，当 pH 大于 5.0 即失去活性。

3. **黏液及胃的屏障** 由胃黏膜表面的上皮细胞、黏液颈细胞、贲门腺和幽门腺共同分泌，是以糖蛋白为主要成分的黏液，覆盖在胃黏膜表面形成一层厚约 500μm 的凝胶保护层，有润滑作用，能保护胃黏膜免受粗糙食物的机械性损伤。

在胃黏膜表面黏液层中的 HCO_3^- 有中和 H^+ 的作用。黏液具有较强的黏滞性和形成凝胶的特性，当胃液中的 H^+ 通过黏液层向胃黏膜上皮细胞扩散时，其扩散速度将显著减慢，并不断地被从黏液底层向表面扩散的 HCO_3^- 中和，形成一个跨黏液层的 pH 梯度。图8-20 示黏液层靠近胃腔侧 pH 约为 2.0，而靠近上皮细胞侧 pH 约为 7.0。这样的 pH 梯度不仅避免了 H^+ 对胃黏膜的直接侵蚀作用，也使胃蛋白酶原在上皮细胞侧不能被激活，可有效地防止胃蛋白酶对胃黏膜的消化作用。这种由黏液和 HCO_3^- 共同构筑的抗损伤屏障，

被称为黏液 – 碳酸氢盐屏障（mucus-bicarbonate barrier）（图 8-20）。

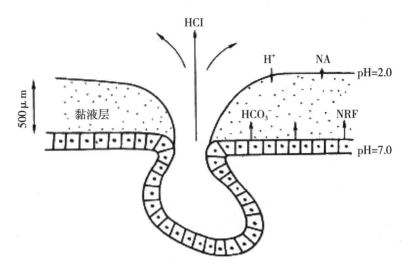

图 8-20　胃黏液 – 碳酸氢盐屏障模式图

4. 内因子　是由壁细胞分泌，分子量约 6 万的糖蛋白。它具有保护维生素 B₁₂ 并促进其吸收的作用。内因子（intrinsic factor）有两个活性部位：一个部位可与食物中的维生素 B₁₂ 结合，形成复合体，保护维生素 B₁₂ 不被水解酶破坏；另一部位可与远端回肠上皮细胞膜上的受体结合而促进维生素 B₁₂ 的吸收。若内因子缺乏（如体内产生抗内因子抗体、胃大部切除、壁细胞功能降低等），则维生素 B₁₂ 吸收不良，导致红细胞发育障碍而引起巨幼红细胞性贫血。

（二）胃运动

1. 胃运动的主要形式

（1）容受性舒张　当吞咽食物时，食物刺激咽、食管、胃壁牵张感受器，反射性引起胃底和胃体部肌肉舒张，称为容受性舒张（receptive relaxation）。它能使胃容量由空腹时约 50mL 增加到进食后的 1.5L，而胃内压变化不大，以完成容纳和贮存食物的功能。

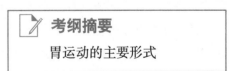

考纲摘要

胃运动的主要形式

胃容受性舒张由迷走 – 迷走反射完成。迷走神经的传出末梢释放的抑制性递质可能是某种肽类物质或一氧化氮（NO）。

（2）紧张性收缩　是指胃壁平滑肌经常处于一定程度的持续收缩状态，这对维持胃的位置与形态及促进化学性消化具有重要的生理作用。如胃的紧张性收缩降低过度，会引起胃下垂或胃扩张，导致消化功能障碍。

（3）蠕动　食物入胃后 5 分钟，蠕动（peristalsis）从胃中部开始，约每分钟 3 次，需

1分钟左右到达幽门。越近幽门，蠕动越强，可将约 1～2mL 食糜推入十二指肠。当幽门关闭和前进的蠕动波引起远端胃窦内压升高时，进入胃窦的内容物被挤压而返回，这有助于胃内容物的磨碎和与胃液充分混合。迷走神经兴奋、促胃液素和胃动素等可使胃蠕动增强；而交感神经兴奋、促胰液素和抑胃肽等则使之减弱。

胃蠕动的主要生理作用是：磨碎固体食物；促进食物与胃液混合，加强化学消化；将食糜从胃体向幽门部推进，并排入十二指肠。

2. 胃的排空　胃内食糜进入十二指肠的过程称为胃排空（gastric emptying）。胃排空一般在食物入胃后 5 分钟开始，排空的速度与食物的物理性状和化学组成有关。一般而言，稀的、流体食

考纲摘要

胃排空及其影响因素

物比稠的、团块食物快；三种主要营养食物中，糖类最快，蛋白质次之，脂肪最慢。对于混合食物，胃完全排空的时间通常需要 4～6 小时。胃与十二指肠之间的压力差是胃排空的主要动力。

（1）胃内促进胃排空的因素　①神经调节，胃内容物对胃的机械刺激可通过壁内神经反射或迷走－迷走反射加强胃的运动促进胃排空；②体液调节，食物的扩张刺激和化学成分（如蛋白消化产物）可直接或间接地刺激胃窦黏膜 G 细胞释放促胃液素，刺激胃液分泌，刺激胃的运动，加强幽门泵的活动，从而促进胃排空。

（2）十二指肠内抑制胃排空的因素　①神经调节，食糜中的酸、脂肪、渗透压改变及机械扩张刺激，特别是十二指肠内 pH 降到 3.5～4.0 时，即可引起肠－胃反射，其传出冲动通过迷走神经、壁内神经丛甚至交感神经等几条途径传到胃，抑制胃的运动，增加幽门括约肌的紧张度，从而抑制胃排空，因而可延缓酸性食糜进入十二指肠，保证十二指肠和小肠上部的蛋白质得到充分消化；②体液调节，食糜中的酸和脂肪可刺激十二指肠黏膜释放胆囊收缩素、促胰液素、抑胃肽等胃肠激素，抑制胃的运动。

随着盐酸在十二指肠内被中和、食物消化产物被吸收，它们对胃排空的抑制作用便逐渐消失，胃运动便又增强起来，并推送另一部分食糜进入十二指肠，如此重复。可见，胃排空是在神经和体液因素的控制下间断进行的，使胃排空能很好地适应十二指肠内消化和吸收的速度。

3. 呕吐　呕吐（vomiting）是通过一系列复杂的反射活动，把胃肠的内容物从口腔排出的过程。

呕吐是一种具有保护意义的防御反射，可将胃内有害的物质排出。临床上对食物中毒的患者，可借助催吐方法把胃内有毒物质排出。但剧烈而频繁的呕吐会影响进食和正常的消化功能，并由于大量的消化液丢失，会导致体内水盐代谢和酸碱平衡失调。

四、小肠的消化功能

小肠内消化是整个消化过程中最重要的阶段。食糜在小肠内停留的时间随其性质而有不同，一般为 3～8 小时。在这里，食糜受到胰液、胆汁和小肠液的化学消化和小肠运动的机械消化后，变成小分子物质而被小肠吸收，未被消化的食物残渣则进入大肠。

（一）小肠内的消化液

1.胰液的性质、成分和作用　胰液（pancreatic juice）由胰腺外分泌部（主要由腺泡细胞和导管细胞组成）分泌，为无色透明、无味的碱性液体，pH7.8～8.4，渗透压与血浆相等。正常成年人每天分泌量为 1～2L。胰液由无机成分和有机成分组成，无机成分主要有水、碳酸氢盐和多种离子，主要由导管细胞分泌；有机成分主要有多种消化酶，由腺泡细胞分泌。

考纲摘要
　　胰液的性质、成分及作用

（1）碳酸氢盐的作用　HCO_3^- 是胰液呈碱性的主要原因。其生理作用是：①中和进入十二指肠的胃酸，使肠黏膜免受胃酸侵蚀，若此功能降低，则易导致十二指肠溃疡；②为小肠内各种消化酶的活动提供最适 pH 环境。

（2）各种消化酶的作用　胰液中的消化酶主要有胰淀粉酶、胰脂肪酶、胰蛋白酶原和糜蛋白酶原等。前两种酶具有活性，胰淀粉酶可将淀粉水解为麦芽糖及葡萄糖，胰脂肪酶可分解三酰甘油为脂肪酸、甘油一酯和甘油。后两种酶原均不具活性，当胰液进入十二指肠后，胰蛋白酶原被肠液中的肠激酶激活成为具有活性的胰蛋白酶。此外，盐酸、组胺和胰蛋白酶自身也能使胰蛋白酶原活化。糜蛋白酶原由胰蛋白酶激活为糜蛋白酶。胰蛋白酶和糜蛋白酶都能分解蛋白质，二者共同作用时，可使蛋白质分解为小分子的多肽和氨基酸。糜蛋白酶还有较强的凝乳作用。

胰液含有消化酶的种类最多，是消化能力最强的消化液，是消化脂肪和蛋白质的主力。当胰液分泌障碍时，即使其他消化液分泌正常，食物中的脂肪和蛋白质仍不能完全消化，从而影响它们的吸收，但糖的消化和吸收一般不受影响。

2.胆汁的性质、成分和作用　胆汁（bile）由肝细胞持续分泌，称为肝胆汁，在非消化期间流入胆囊贮存。消化期间，胆汁从肝细胞或胆囊中大量排至十二指肠。由胆囊排出的胆汁称为胆囊胆汁（gallbladder bile）。

胆汁味苦有色。肝胆汁呈金黄色，透明清亮，偏碱性（pH7.4），成年人每天分泌量约 1L。胆囊胆汁因浓缩，颜色变深为黄绿色，pH6.8（因 HCO_3^- 被吸收）。胆汁中的无机物为 Na^+、K^+、Cl^- 和 HCO_3^- 等，有机物主要是胆盐、胆色素、胆固醇和卵磷脂，不含消化酶。与消化功能有关

考纲摘要
　　胆汁的性质、成分及作用

的是胆盐，它是结合胆汁酸所形成的钠盐。

胆汁的作用：①乳化脂肪，胆盐可降低脂肪的表面张力，使脂肪乳化成微滴分散于水溶液中，从而增加胰脂肪酶与脂肪作用的面积。②促进脂肪及脂溶性维生素吸收，胆盐达到一定浓度后，可聚合成微胶粒，脂肪酸、甘油一酯等掺入到微胶粒中形成水溶性复合物，有利于胆固醇和脂肪酸的吸收，因而也能促进脂溶性维生素（A、D、E、K等）的吸收。若缺乏胆盐，将影响脂肪的消化和吸收，甚至引起脂肪性腹泻。③防止胆固醇沉积，胆汁中的卵磷脂是胆固醇的有效溶剂，当胆固醇分泌过多，或胆盐、卵磷脂合成减少时，胆固醇就容易沉积，这是形成胆石的原因之一。④利胆作用，胆盐进入肠道后，大部分在回肠末端吸收入血，由肝门静脉运送到肝，称为胆盐的肠－肝循环，通过肠－肝循环回到肝细胞的胆盐还可刺激肝细胞合成和分泌胆汁。

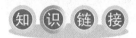

胆结石的形成

胆结石病即胆道内胆汁的某些成分（胆色素、胆固醇、黏液物质及钙等）在各种因素的作用下，析出、凝集而形成石头导致的疾病。结石可以发生在胆道的任何部位。胆结石的发生与饮食、感染、胆汁停滞等因素有关。在日常生活中有些因素可能促进胆结石病的发生：①长期食入高糖、高脂膳食者，可造成胆汁中三种脂类（胆固醇、卵磷脂、胆汁酸）比例失调，胆固醇过饱和而引起胆固醇结石。②与胆固醇结石相反，惯用低蛋白、粗碳水化合物饮食者容易发生胆色素结石。在农村、沿海卫生条件相对较差的地区，胆红素结石的发病率高。胆汁培养带有大肠埃希菌生长，大肠杆菌在繁衍过程中产生酶，超过胆汁中存在的葡萄糖二酸－1，4-内酯对其的抑制作用，使结合胆红素水解，而形成胆红素结石。胆结石的形成是一个慢性复杂过程，合理的饮食结构和良好的卫生习惯可预防本病的发生。

3. **小肠液的分泌** 小肠液主要由小肠黏膜中的小肠腺分泌，呈弱碱性，pH 约为 7.6。成年人每天分泌量约 1～3L。小肠液边分泌边吸收，这种液体的交流为小肠内营养物质的吸收提供了媒介。小肠液中除水和电解质外，还含有黏液、免疫蛋白和肠激酶。小肠液的主要作用有：肠激酶可激活胰蛋白酶原为具有活性的胰蛋白酶；弱碱性的黏液能保护肠黏膜免受机械性损伤和胃酸的侵蚀，免疫蛋白能抵抗进入肠腔的有害抗原。

（二）小肠运动

1. 小肠的运动形式

（1）紧张性收缩　平滑肌的紧张性收缩是小肠保持其基本形状，进行其他形式运动的基础。当小肠平滑肌的紧张性收缩增强时，有利于小肠内容物的混合和运送；相反，小肠平滑肌的紧张性收缩减弱时，肠腔易于扩张，肠内容物的混合和运送减慢。

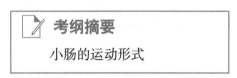

考纲摘要

小肠的运动形式

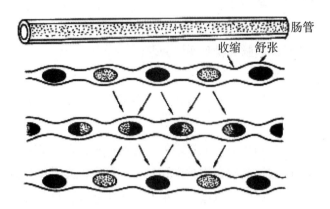

图 8-21　小肠分节运动模式图

（2）分节运动　分节运动（segmentation contraction）是小肠环行肌的节律性收缩和舒张运动，空腹时几乎不存在，进食后分节运动才逐步增强。

在有食糜的一段肠管上，环行肌以一定的间隔在许多点同时收缩或舒张，因此把有食糜的肠管分成许多节段。数秒钟后，收缩处与舒张处交替，原收缩处舒张，而原舒张处收缩，使原来的节段又分为两半，邻近的两半又混合成一新的节段，如此反复循环（图8-21）。分节运动的意义在于使食糜与消化液充分混合，并增加食糜与肠壁的接触，为消化和吸收创造有利条件。此外，分节运动还能挤压肠壁，有助于血液和淋巴液的回流。

（3）蠕动　蠕动是由小肠的环行肌和纵行肌由上而下依次发生的推进性收缩运动。在小肠的任何部位均可发生蠕动，其速度约为 0.5 ～ 2.0cm/s，近端小肠的蠕动速度快于远端。小肠蠕动的意义在于推进食糜，使受分节运动作用过的食糜到达一个新的肠段，再继续开始分节运动。此外，小肠还有一种强有力、快速（约 2 ～ 25cm/s）、传播远的蠕动，称为蠕动冲，它可将食糜从小肠始段推送到末端，甚至到达大肠。

2. 回盲括约肌的功能

在回肠末端与盲肠交界处，环行肌明显增厚，起着括约肌的作用，称为回盲括约肌。当食物进入胃后，引起胃 - 回肠

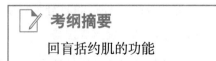

考纲摘要

回盲括约肌的功能

反射，回肠蠕动增强。平时回盲括约肌保持轻度的收缩，可防止回肠内容物过快进入大肠，延长食糜在小肠内的停留时间，有利于小肠内容物的完全消化和吸收。当蠕动波到达回肠末端时，回盲括约肌便舒张，约有 4mL 食糜从回肠排入结肠。此外，回盲括约肌还具有活瓣样作用，可阻止大肠内容物向回肠倒流，这将保护小肠免遭大肠内细菌过度繁殖、生长所产生的有害物质的作用。

五、大肠的消化功能

（一）大肠液的性质、成分和作用

大肠黏膜分泌少量黏稠的碱性（pH8.3 ～ 8.4）大肠液，其主要成分是黏液和碳酸氢盐。大肠液的主要作用是保护肠黏膜和润滑粪便。

（二）大肠运动和排便反射

1. 大肠运动的形式　　大肠的运动少而慢，对刺激反应也迟缓，这一特点有利于粪便在大肠内暂时贮存。

大肠运动形式基本与小肠相似，除蠕动外，还有两种运动形式：①分节推进运动，是一个结肠袋或一段结肠收缩，其内容物被推移至下一肠段的运动。进食后运动增多，可将肠内容物向肛门端推进。②袋状往返运动，由环行肌无规律收缩引起。它可使结肠黏膜折叠成袋，并使袋内容物向两个方向做短距离运动，但不向前推进。这种运动可使肠内容物得到充分混合，是空腹时的一种常见运动形式。

大肠还有一种进行很快且前进很远的蠕动，称为集团蠕动。它通常开始于横结肠，将一部分大肠内容物推送至降结肠或乙状结肠。集团蠕动常见于进食后，最常发生在早餐后60 分钟内，可能是食物充胀胃或十二指肠，通过胃 – 结肠反射或十二指肠 – 结肠反射所致。其作用是将结肠内容物迅速向肛门端推进，当推至直肠时，可产生便意。

2. 排便反射　　食物残渣在大肠内停留时间可达 10 小时以上，其中大部分水分被大肠黏膜吸收，同时经过大肠内细菌的发酵与腐败作用，最后形成粪便。粪便除食物残渣外，还包括脱落的肠上皮、粪胆色素、大量的细菌和一些盐类。

人直肠内，通常没有粪便。当粪便进入直肠时，刺激直肠壁内机械感受器，冲动经盆神经和腹下神经传至脊髓腰骶段初级排便中枢，同时上传到大脑皮层，引起便意和排便反射。这时，传

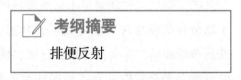

考纲摘要

排便反射

出冲动经盆神经使降结肠、乙状结肠和直肠收缩，肛门内括约肌舒张；与此同时，阴部神经冲动减少，肛门外括约肌舒张，使粪便排出体外。此外，排便时腹肌和膈肌也发生收缩，腹内压增加，促进粪便排出。

由于排便动作受大脑皮层控制，人们可以用意识来加强或抑制排便。若对便意经常予

以抑制，则可使直肠壁对粪便压力刺激失去正常的敏感性。如果粪便在大肠内停留时间过久，水分吸收过多而变干硬，则引起排便困难，这是产生便秘的最常见原因之一。

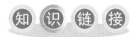

便秘的成因

　　便秘多见于老年人，可分结肠便秘和直肠便秘。老年人的牙齿多不健全，喜吃低渣精细饮食，因而缺少纤维素对肠壁的刺激使结肠运化粪便的时间延长；加之老年人运动少，肠肌收缩力普遍下降，均易促成结肠便秘，老年人提肛肌和肛门括约肌松弛无力，造成粪便嵌塞在直肠窝内而成直肠便秘。便秘也可由肛周疾病如痔、瘘、结肠癌、直疝等引起。某些铁、铝、钙制剂也可引起便秘。由于习惯性便秘，患者往往长期服用泻剂，这可导致肠功能紊乱。

（三）大肠内细菌的作用

　　大肠内有许多细菌，它们来自空气和食物，主要有大肠杆菌、葡萄球菌等，总称为"肠道常居菌种"。细菌产生的酶能分解食物残渣。细菌对糖和脂肪的分解称为发酵，对蛋白质的分解称为腐败。细菌还能利用食物残渣合成维生素 B 复合物和维生素 K，它们经肠壁吸收后被人体利用。长期应用抗生素可导致肠内菌群紊乱和维生素缺乏。

第三节　吸　收

一、吸收的部位

　　消化管不同部位吸收的物质及能力并不相同，这主要取决于该部分消化管的组织结构及食物在此处被消化的程度和停留的时间。口腔和食管内，食物基本上不能被吸收，但某些药物，如硝酸甘油含在舌下可被口腔黏膜吸收。胃的吸收能力很弱，仅能吸收乙醇、少量水分和某些药物（如阿司匹林）等。大肠主要吸收水分和无机盐，此外还能缓慢吸收某些药物。

　　小肠是吸收的主要部位，在小肠中食物已被消化为适于吸收的小分子物质；食物在小肠内停留时间较长，约 3 ～ 8 小时，有充分的吸收时间；小肠有巨大的吸收面积，总面积可达 200m²，这是由于小肠较长，小肠黏膜有大量的环状襞、绒毛及每个绒毛上皮细胞游离面上的微绒

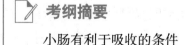

考纲摘要

　　小肠有利于吸收的条件

毛，因此极大地增加了小肠的吸收面积；小肠绒毛内有丰富的毛细血管和毛细淋巴管，而且绒毛节律性伸缩和摆动可加速血液和淋巴液流动，从而促进小分子物质的吸收和运输。这些都是小肠在吸收中的有利条件。

糖类、蛋白质和脂肪的消化产物，大部分在十二指肠和空肠内被吸收，当到达回肠时，通常已吸收完毕。回肠可主动吸收胆盐和维生素 B_{12}。

二、主要营养物质的吸收

小肠内的营养物质和水通过肠黏膜上皮细胞，最后进入血液和淋巴液。物质吸收的方式包括单纯扩散、易化扩散、主动转运、入胞和出胞转运等。

> ✎ **考纲摘要**
>
> 小肠内主要营养物质的吸收

（一）糖类的吸收

糖类只有分解为单糖时，才能被小肠上皮细胞所吸收。吸收的主要部位在十二指肠和空肠。吸收的单糖中，葡萄糖约占80%，半乳糖和果糖各占10%。各种单糖的吸收率相差很大，己糖的吸收比戊糖（木糖）快；己糖中又以葡萄糖和半乳糖吸收最快，果糖次之，甘露糖最慢。

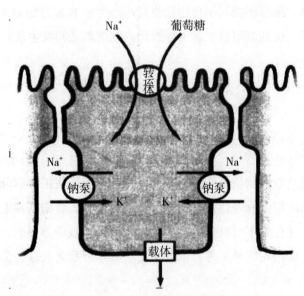

图 8-22　葡萄糖吸收示意图

单糖的吸收是耗能的主动转运过程，能量来自钠泵，属继发性主动转运（图 8-22）。当载体蛋白与 Na^+ 结合后，则对葡萄糖的亲和力增大，于是载体蛋白又与葡萄糖结合而转运入细胞。转运体每次可将 2 个 Na^+ 和 1 分子单糖同时转运入胞内。在细胞内，它们各自分离，Na^+ 通过钠泵运至细胞间隙，葡萄糖被动扩散入血。由此可见，载体蛋白在主动转运单糖时，需要 Na^+ 的存在，用抑制钠泵的哇巴因或根皮素等代谢抑制剂，能抑制葡萄糖的主动吸收。

半乳糖和葡萄糖的吸收过程基本相同。果糖则不能逆浓度差主动转运，其吸收是通过扩散而被动转运。果糖被吸收后经毛细血管进入血液循环。

（二）蛋白质的吸收

蛋白质需分解为氨基酸后才被吸收。十二指肠和空肠吸收较快，回肠较慢。氨基酸的吸收是主动转运过程，和葡萄糖相似，即通过与 Na^+ 偶联协同转运。在小肠壁上已经证实有七种不同的氨基酸特殊载体系统。氨基酸几乎完全经毛细血管进入血液循环。

曾经认为蛋白质只有被水解为氨基酸后才能被吸收，但现已证明，小肠内的寡肽也可被上皮细胞摄取。小肠刷状缘上存在二肽和三肽转运系统，称为 H^+-肽同向转运体。这类转运系统也是继发性主动转运，动力来自于 H^+ 的跨膜转运。进入细胞内的二肽和三肽可被胞内的二肽酶和三肽酶进一步分解为氨基酸，再进入血液循环。

（三）脂肪和胆固醇的吸收

食物中的脂类 95% 以上是甘油三酯，此外还有胆固醇酯和磷脂。甘油三酯的消化产物含脂肪酸、甘油一酯和甘油等。其中，甘油、中、短链脂肪酸及其组成的甘油一酯是水溶性的，可以直接经毛细血管进入血液；长链脂肪酸、甘油一酯和胆固醇等则必须和胆盐结合形成混合微胶粒才能穿越肠黏膜经毛细淋巴管进入淋巴液被吸收。

由于胆盐有亲水性，它携带脂肪的消化产物通过覆盖在小肠绒毛表面的不流动水层（即生物膜表面所附着的一层静水层）而到达纹状缘。其中胆盐返回肠腔在回肠主动重吸收，其余物质通过微绒毛的脂质膜进入肠上皮细胞。在细胞内质网中脂肪消化产物又重新合成甘油三酯，并与细胞中生成的载脂蛋白合成乳糜微粒（chylomicron）。乳糜微粒形成后即进入高尔基复合体中，在那里，许多乳糜微粒被包裹在一个囊泡内。囊泡移行到细胞侧膜时，便与细胞膜融合，并被释出胞外，进入细胞间质，再扩散入淋巴液（图 8-23）。

由于膳食中的动、植物油中含有 15 个以上碳原子的长链脂肪酸很多，所以脂肪的吸收途径仍以淋巴液为主。

（四）水的吸收

消化管中的水分绝大部分在小肠吸收。水分主要靠渗透作用而被动吸收，各种溶质，尤其是 NaCl 的主动吸收所产生的渗透压差是促进水分吸收的主要动力。

在十二指肠和空肠上部，水的吸收量很大，但消化液的分泌量也很大。在回肠，净吸收的水分量较大。结肠吸收水的能力很强，但到达结肠的内容物中水分已很少。

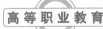

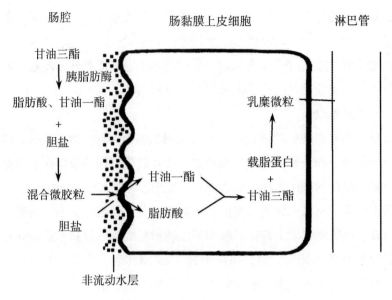

图 8-23　脂肪消化产物的吸收示意图

（五）无机盐的吸收

小肠对不同盐类的吸收率不同，NaCl 吸收最快，$MgSO_4$ 吸收最慢，故可用作泻药。

1. 钠的吸收　成人每日摄入约 5～8g 的 Na^+，每日分泌入消化液中 Na^+ 为 20～30g，而每日吸收的 Na^+ 为 25～35g，说明肠内容物中 95%～99% 的钠都被重吸收。单位面积吸收的钠量以空肠为最大，回肠其次，结肠最小。

Na^+ 主要在黏膜上皮细胞腔面膜以继发性主动转运的方式进入细胞内，再通过底－侧膜上的钠泵转运至组织液，再进入血液。Na^+ 的吸收与葡萄糖、氨基酸一起协同转运，因此临床上治疗 Na^+、水丢失的腹泻时，在口服补 NaCl 的溶液中添加葡萄糖可促进 Na^+ 的吸收。

2. 钙的吸收　钙在小肠和结肠全长都可逆电－化学梯度主动吸收。在肠黏膜细胞的微绒毛上有一种与钙有高度亲和性的钙结合蛋白，它参与钙的主动转运而促进钙吸收。维生素 D 可促进小肠对钙的吸收。脂肪食物对钙的吸收也有促进作用。只有可溶性的钙（如氯化钙、葡萄糖酸钙）才能被吸收，离子状态的钙最易吸收。进入小肠的胃酸可促进钙游离，有助于钙吸收。脂肪酸对钙吸收也有促进作用。而钙一旦形成不易溶解的钙盐，则不能被吸收。

3. 铁的吸收　铁主要在十二指肠和空肠被吸收。铁的吸收为主动吸收。人每日吸收的铁约为 1mg，仅为食物中铁含量的 1/10。对铁的吸收能力与机体对铁的需求有关。当机体缺铁时（如缺铁性贫血）吸收铁的能力增强。铁主要在小肠上部被吸收。食物中的铁绝大部分是三价的高铁，不易被吸收，需还原为亚铁后方被吸收。维生素 C 能将高铁还原为二价铁；酸性环境易使铁溶解为自由的 Fe^{2+}，故胃酸和维生素 C 都可促进铁的吸收。胃大部切除后易伴发缺铁性贫血。

4. 负离子的吸收　在小肠内吸收的负离子主要有 Cl^- 和 HCO_3^-。肠腔内 Na^+ 被吸收所造成的电位变化可促进负离子向细胞内移动。但也有证据表明，负离子可独立地转运吸收。

（六）维生素的吸收

水溶性维生素多在空肠上部通过易化扩散方式被吸收。维生素 B_{12} 则必须与胃黏膜分泌的内因子结合成复合物，才能在回肠末端以胞饮方式被吸收。脂溶性维生素（A、D、E、K）则必须与胆盐结合，以被动扩散方式被吸收。

第四节　消化器官功能的调节

一、神经调节

人体在不同的状态下，消化器官活动水平也不相同。消化系统活动水平的改变主要是在神经和体液的共同调节和互相配合下完成的。消化器官活动的调节使得消化系统成为一个完整的统一体，适应人体的不同需要。

> **考纲摘要**
> 胃肠的神经支配及其作用

（一）消化道的神经支配及其作用

消化道除口腔、咽、食管上段及肛门外括约肌受躯体神经支配外，其余均受交感神经和副交感神经的双重支配。另外，食管中段至结肠的绝大部分管壁内，还有壁内神经丛分布。通常称交感神经和副交感神经为外来神经，消化管壁的壁内神经丛为内在神经（图8-24）。

1. 交感神经　交感神经从脊髓胸腰段侧角发出，经过腹腔神经节、肠系膜神经节或腹下神经节更换神经元后，节后纤维分布到唾液腺、胃、小肠、结肠、肝、胆囊和胰腺等处的胃肠壁内神经丛、平滑肌、血管和外分泌细胞。当交感神经兴奋时，节后神经末梢释放去甲肾上腺素，引起胃肠道运动减弱，腺体分泌减少；但对胃肠括约肌，如胆总管括约肌、回盲括约肌和肛门括约肌则引起它们的收缩，对某些唾液腺（如舌下腺）也起到刺激分泌的作用。交感神经对壁内神经元有抑制作用。

2. 副交感神经　支配消化器官的副交感神经来源于第Ⅶ、Ⅸ对脑神经、迷走神经和盆神经。第Ⅶ、Ⅸ对脑神经中的副交感神经纤维支配唾液腺。迷走神经发自延髓的迷走神经背核，支配食管下段、胃、小肠、结肠右三分之二，还有肝、胆囊和胰腺。盆神经起自脊髓骶段，支配远段结肠和直肠。支配消化器官的副交感神经的节前纤维先与器官旁神经节或壁内神经丛中的神经节细胞发生联系，节后纤维分布至消化道壁的平滑肌和腺体。副交感神经的作用与交感神经常常相反。当副交感神经兴奋时，节后神经末梢释放乙酰胆碱，引起胃肠道运动增强，腺体分泌增加，但对胃肠括约肌则引起舒张。副交感神经对壁内神经元有兴奋作用。

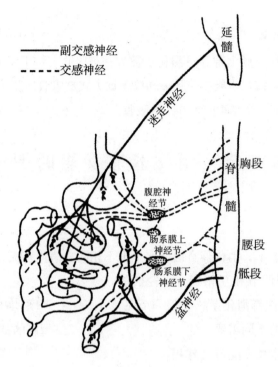

图 8-24　胃肠的自主神经支配

3. 壁内神经丛　壁内神经丛分布于胃肠壁内，包括肌间神经丛和黏膜下神经丛。这些神经丛含有运动神经元（支配平滑肌）、感觉神经元（感受消化道内的机械、化学和温度等刺激）及中间神经元，它们连接在一起，形成一个完整的胃肠局部反射系统。有人把壁内神经丛看作是自主神经系统中的第三组成部分（图 8-25）。

在特殊情况下，如肠肌的紧张性高，则无论交感神经或副交感神经兴奋，均抑制肠运动；反之，如肠肌紧张性低，则两种神经兴奋时均可以增强肠运动。当切断外来神经后，节细胞间仍有功能上的联系，内在神经可以单独起作用，完成局部反射。例如，通过肌间神经丛的局部反射而产生的胃肠蠕动，在切断胃肠道外来的迷走神经和交感神经后，蠕动仍然可以产生，若局部神经丛被麻痹后，蠕动则完全消失。

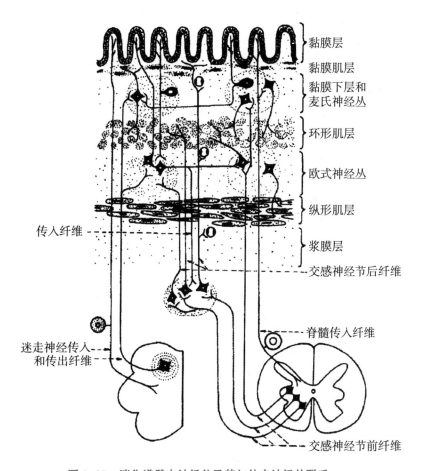

图 8-25　消化道壁内神经丛及其与外来神经的联系

黏膜层
黏膜肌层
黏膜下层和麦氏神经丛
环形肌层
欧式神经丛
纵形肌层
浆膜层
交感神经节后纤维
脊髓传入纤维
交感神经节前纤维
传入纤维
迷走神经传入和传出纤维

（二）消化器官活动的反射性调节

消化器官的调节中枢位于延髓、下丘脑、大脑皮层等处。消化活动的反射性调节包括非条件反射和条件反射。

1.非条件反射　食物在口腔内被咀嚼和吞咽时，刺激口腔和咽部等处的感受器，反射性地引起唾液分泌、胃肠道运动增强和各种消化液分泌，为食物进一步消化做好准备。食物入胃后，刺激胃内的机械和化学感受器，使胃肠运动增强、胆汁排放、各种消化液分泌增多。食物入肠后刺激小肠壁内的感受器，通过迷走神经的传入和传出纤维引起小肠运动的增强，促进胰液、小肠液和胆汁的分泌。

2.条件反射　属于高级中枢对消化器官活动调节的方式。食物的形状、颜色、气味及有关食物的语言、文字等均可成为条件刺激，反射地引起胃肠运动增强和消化液的分泌，为食物的消化做好充分准备。但食物质量低劣或情绪抑郁则可引起食欲减退、消化管运动减弱和消化腺分泌减少，进而影响消化和吸收。

二、体液调节

消化器官的体液调节主要是指胃肠道激素的作用。从胃至结肠的黏膜层中含有多种内分泌细胞，它们散在分布于胃肠道黏膜上皮细胞之间。由于胃肠道黏膜的面积特别大，胃肠内分泌细胞的总数超过所有其他内分泌腺的细胞总和。因此，消化管也是身体内最大、最复杂的内分泌器官。胃肠内分泌细胞分泌的激素，统称为胃肠激素，它们的化学结构属于肽类。调节消化活动的几种主要胃肠激素的分泌细胞、产生部位及主要生理作用见表 8-1。

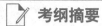 **考纲摘要**

胃泌素、促胰液素、缩胆囊素和抑胃肽的主要生理功能

表 8-1　几种胃肠激素的产生部位及主要生理作用

激素名称	分泌细胞	产生部位	主要生理作用
胃泌素	G 细胞	胃窦和十二指肠	促进胃液、胰液、胆汁分泌
			促进胃运动
			刺激消化管黏膜的生长
胆囊收缩素	I 细胞	十二指肠、空肠	引起胆囊收缩、肝胰壶腹括约肌舒张
			促进胰酶分泌
			促进胰腺外分泌组织生长
促胰液素	S 细胞	十二指肠、空肠	促进胰液和胆汁的分泌
			加强胆囊收缩
			促进胰酶分泌
			抑制胃酸分泌和胃运动
抑胃肽	K 细胞	胃、十二指肠、胰	抑制胃液分泌
			抑制胃运动
			促进胰岛素释放

胃肠激素由内分泌细胞释放后，有些通过血液循环到达靶细胞，有些通过细胞间液弥散至邻近的靶细胞，有些可能沿着细胞间隙弥散入胃肠腔内起作用。此外，有些胃肠激素作为支配胃肠的肽能神经元的递质而发挥作用。胃肠激素的生理作用主要有以下三方面。

1. 调节消化腺的分泌和消化道的运动　例如胃泌素促进胃液分泌和胃运动，抑胃肽抑制胃液分泌和胃的运动；胆囊收缩素引起胆囊收缩、增加胰酶的分泌。

2. 调节其他激素释放　例如抑胃肽有很强的刺激胰岛素分泌的作用。食物对消化道的刺激引起抑胃肽的分泌，可使葡萄糖在被吸收后很快就引起胰岛素分泌，这对防止血糖过

高而从尿中丢失具有重要的生理意义。此外，生长抑素、胰多肽、血管活性肠肽等对生长激素、胰岛素、胰高血糖素和促胃液素等激素的释放均有调节作用。

3. **营养作用** 一些胃肠激素具有促进消化道组织的代谢和生长的作用，称为营养作用（trophicaction）。例如，促胃液素能刺激胃泌酸部位黏膜和十二指肠黏膜的 DNA、RNA 和蛋白质的合成。缩胆囊素则具有促进胰腺外分泌组织生长的作用。

有些肽类激素在消化道和中枢神经系统中同时存在并起重要生理作用，此类激素被称为脑 – 肠肽（brain-gut peptide）。已知的脑 – 肠肽有促胃液素、缩胆囊素、P 物质、生长抑素、血管活性肠肽、脑啡肽等 20 余种。这些肽类物质双重分布的生理意义正在被深入地研究。

复习与思考

一、选择题

A1 型题：每一道考试题下面有 A、B、C、D、E 五个备选答案，请从中选择一个最佳答案。

1. 消化器官不具备的功能是（ ）

  A. 消化食物 B. 内分泌 C. 免疫

  D. 造血 E. 吸收营养

2. 关于消化道平滑肌生理特性的描述中哪一项是错误的（ ）

  A. 富有伸展性 B. 具有像心一样规则的自律性

  C. 具有紧张性收缩 D. 兴奋性低

  E. 对机械牵张刺激敏感

3. 正常人每天由各种消化腺分泌的消化液总量为（ ）

  A. 1～3L B. 3～4L C. 4～5L

  D. 5～6L E. 6～8L

4. 唾液中除含有唾液淀粉酶外还有（ ）

  A. 蛋白分解酶 B. 多糖酶 C. 溶菌酶

  D. 肽酶 E. 脂肪酶

5. 纯净的胃液是（ ）

  A. pH0.9～1.5 B. pH2.0～4.0 C. pH4.0～6.0

  D. pH5.6～7.1 E. pH6.6～7.1

6. 混合食物由胃完全排空通常需要（　　　）

    A. 1～2h   B. 2～3h   C. 4～6h

    D. 6～8h   E. 12～24h

7. 胃酸生理作用的错误叙述是（　　　）

    A. 激活胃蛋白酶原

    B. 有助于小肠对铁和钙的吸收

    C. 促进小肠维生素 B_{12} 的吸收

    D. 排入十二指肠促进促胰液素的分泌

    E. 杀死胃内细菌

8. 胃蛋白酶发挥作用的最适 pH 为（　　　）

    A. 0.9～1.5   B. 1.5～3.5   C. 2.0～4.0

    D. 4.0～6.0   E. 6.0～7.0

9. 胃特有的运动形式是（　　　）

    A. 紧张性收缩   B. 容受性舒张   C. 蠕动

    D. 集团运动   E. 蠕动冲

10. 下列哪种不是胰液的成分（　　　）

    A. 胰淀粉酶   B. 脂肪酶   C. 糜蛋白酶

    D. 胰蛋白酶   E. 肠激酶

11. 激活糜蛋白酶原的是（　　　）

    A. 肠激酶   B. 盐酸   C. 组织液

    D. 胰蛋白酶   E. 辅脂酶

12. 下列胆汁中，哪种是促进脂肪消化吸收最重要的（　　　）

    A. 胆色素   B. 胆固醇   C. 胆盐

    D. 卵磷脂   E. 碳酸氢盐

13. 下列哪项不是胆汁的作用（　　　）

    A. 作为乳化剂，降低脂肪的表面张力

    B. 分解脂肪作为脂肪酸和甘油一酯

    C. 作为运输脂肪分解产物的运载工具

    D. 可中和一部分胃酸

    E. 促进脂溶性维生素的吸收

14. 人体最重要的消化液是（　　　）

    A. 唾液   B. 胃液   C. 胰液

    D. 胆汁   E. 小肠液

15. 小肠特有的运动形式是（　　　）

    A. 紧张性收缩　　　　B. 分节运动　　　　C. 蠕动

    D. 蠕动冲　　　　　　E. 集团运动

16. 营养物质吸收最主要的部位是（　　　）

    A. 食管　　　　　　　B. 胃　　　　　　　C. 小肠

    D. 口腔　　　　　　　E. 大肠

B1 型题：以下提供若干组考题，每组考题共用在考题前列出的 **A、B、C、D、E** 五个备选答案，请从中选择一个与问题关系最密切的答案。某个备选答案可能被选择一次、多次或不被选择。

（17～19 题共用备选答案）

    A. 2.0～3.5　　　　　B. 3.5～5.0　　　　　C. 6.7～7.0

    D. 7.0　　　　　　　　E. 7.5～8.5

17. 唾液淀粉酶最适宜的 pH 值是（　　　）

18. 胃蛋白酶作用最适宜的 pH 值是（　　　）

19. 胰淀粉酶作用最适宜的 pH 值是（　　　）

（20～23 题共用备选答案）

    A. 唾液　　　　　　　B. 胃液　　　　　　　C. 胆汁

    D. 胰液　　　　　　　E. 小肠液

20. 含消化酶种类最多的消化液是（　　　）

21. 对蛋白质消化力最强的是（　　　）

22. 对脂肪消化力最强的是（　　　）

23. 含肠致活酶的消化液是（　　　）

（24～26 题共用备选答案）

    A. 胰蛋白酶　　　　　B. 糜蛋白酶　　　　　C. 胰淀粉酶

    D. 核糖核酸酶　　　　E. 羧基肽酶

24. 分解淀粉为麦芽糖的是（　　　）

25. 激活糜蛋白酶原的是（　　　）

26. 分解多肽的是（　　　）

二、名词解释

1. 消化　2. 吸收　3. 容受性舒张　4. 胃排空　5. 胃黏膜屏障　6. 胃肠激素

三、简答题

1. 简述消化系统的生理功能。

2. 简述消化道平滑肌的生理特性。

3. 简述唾液的生理功能。

4. 简述小肠是物质吸收的重要部位。

5. 简述胃运动的形式及生理意义。

扫一扫，知答案

扫一扫，看课件

第 九 章

能量代谢与体温

【学习目标】

1.掌握：基础代谢率的概念、正常值及临床意义；体温的概念、正常值及生理波动。

2.熟悉：影响能量代谢的因素；机体的产热器官和散热方式。

3.了解：能量的来源和去路；体温相对恒定的机制。

4.具有正确测量体温和识别体温是否正常的能力。

第一节　能量代谢

新陈代谢是机体生命活动的最基本特征，包含物质代谢和能量代谢两个部分。我们把在物质代谢过程中伴随的能量的释放、转移、贮存和利用的过程，称为能量代谢（energy metabolism）。

一、能量的来源和去路

（一）能量的来源

机体在生命活动中所需的能量主要来源于食物中糖、脂肪、蛋白质三大营养物质的氧化分解供能。一般生理情况下，机体所需能量的 70% 左右来源于糖分解代谢，30% 左右来自脂肪的氧化分解，但机体处于短期饥饿状态时，脂肪则成为主要的供能物质。蛋白质的分解产物主要是用来合成组织蛋白，构成机体细胞的重要成分或合成激素、酶等某些生物活性物质，不作为机体主要的能源物质。只有在机体处于长期饥饿状态、不能进食或极度消耗，体内的糖原和贮存的脂肪几乎耗竭时，蛋白质才作为能源物质被氧化分解供能，以维持机体基本的生命活动。

（二）能量的去路

糖、脂肪、蛋白质等各种能源物质在体内生物氧化过程中所释放的能量，约有50%以上直接转化为热能，用来维持体温；其余部分则成为自由能，以高能磷酸键的形式贮存于三磷酸腺苷（adenosine triphosphate，ATP）分子中，当机体进行各种功能活动需要消耗能量时，ATP的高能磷酸键断裂，ATP转变成二磷酸腺苷（adenosine diphosphate，ADP），同时释放能量。因此ATP既是体内重要的贮能物质，又是直接的供能物质。但体内ATP的贮存是有限的，当机体能量过剩时，ATP可将高能磷酸键转移给肌酸，生成磷酸肌酸（creatine phosphoric，CP）。CP主要存在于肌肉组织和细胞中，其只是贮能形式，而不能直接供能。在ATP消耗过快时CP可提供高能磷酸键给ADP生成ATP，以补充ATP的消耗。机体利用ATP分解释放的能量，可以完成各种功能活动，如物质转运、肌肉收缩、神经传导、吸收和分泌等。除骨骼肌收缩所完成的机械外功外，其他功能活动最终都转化成热能，主要用于维持体温（图9-1）。

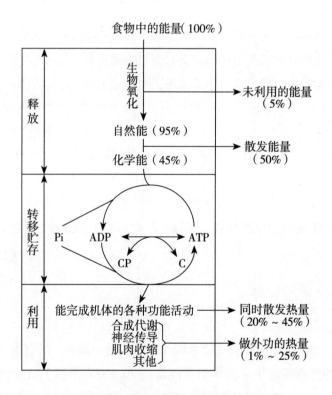

图9-1　能量的释放、转移、贮存和利用示意图

二、影响能量代谢的因素

（一）肌肉活动

肌肉活动是影响能量代谢最显著的因素之一，

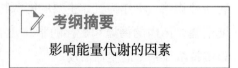

考纲摘要

影响能量代谢的因素

机体任何轻微的活动即可提高能量代谢率（单位时间内机体的产热量），能量代谢率可作为评价肌肉活动强度的指标（表 9-1）。

表 9-1　劳动或运动时的能量代谢率

肌肉活动形式	平均产热量 [kJ/（m² · min）]
静卧休息	2.73
开会	3.40
擦窗户	8.30
洗衣服	9.89
扫地	11.37
打排球	17.50
踢足球	24.98

（二）食物的特殊动力效应

人体在进食后 1 小时左右开始，持续 7 ～ 8 小时，即使处于安静状态，机体的产热量也比未进食前有所增加。这种由进食引起机体"额外"产生热量的现象称为食物的特殊动力效应（food specific dynamic effect）。其产生机制，目前尚未完全阐明，可能与肝脏处理氨基酸或合成糖原等过程有关。实验证明，蛋白质产生的特殊动力效应最显著，为 30%左右；糖和脂肪为 4% ～ 6%；混合性食物约为 10%。食物的特殊动力效应是人体进食时体内额外增加的热量，不能用以做功，仅可用于维持体温。因此，在计算所需能量的摄入量时，应考虑到额外消耗的这部分能量而给予相应的补充。

（三）环境温度的影响

人体在安静状态且环境温度为 20 ～ 30℃时，能量代谢水平最为稳定。当环境温度低于 20℃时，能量代谢率增加，这主要是因为寒冷刺激反射性地引起寒战和肌肉紧张度增强所致。当环境温度大于 30℃时，能量代谢率将逐渐增加，这可能与体内化学反应速度加快、汗腺分泌增加及呼吸、循环功能增强等因素有关。

（四）精神活动的影响

人在平静思考问题时，对能量代谢的影响不大，产热量一般不超过 4%。当人处于情绪激动、烦恼、恐惧、焦虑、愤怒等精神紧张的状态时，能量代谢率可明显增加。这主要是由于无意识的骨骼肌张力增高、交感神经兴奋引起儿茶酚胺类激素、甲状腺激素等的分泌增加，使能量代谢增强所致。

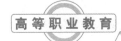
三、基础代谢

（一）基础代谢与基础代谢率

机体在基础状态下的能量代谢称为基础代谢（basal metabolism）。基础状态是指室温在 20～25℃，机体处于清晨、清醒、静卧、空腹（禁食 12 小时以上），不受肌肉活动、精神紧张、食物及环境温度等因素影响能量代谢时的状态。此时，人体各种生理活动和代谢水平较低，能量代谢比较稳定，体内能量的消耗只用于维持基本的生命活动如心跳、呼吸等。

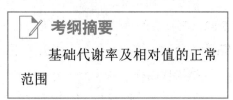

考纲摘要

基础代谢率及相对值的正常范围

基础代谢率（basal metabolism rate，BMR）是指单位时间内机体在基础状态下的能量代谢。基础代谢率通常作为评价机体能量代谢水平的指标。基础代谢率比一般安静时的能量代谢率要低，但不是最低水平的能量代谢率。人体在熟睡、长期饥饿或禁食时的能量代谢率比基础代谢率更低，但熟睡做梦时可增高。

（二）基础代谢率测定及其临床意义

基础代谢率随年龄、性别等不同而有所差异。我国正常人基础代谢率的平均值见表 9-2。实验证明，基础代谢率与人体的体表面积成正比，通常以每小时、每平方米体表面积的产热量为标准来计算基础代谢率，其单位为 $kJ/(m^2 \cdot h)$。

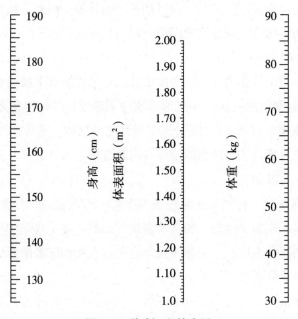

图 9-2　体表面积检索图

推算我国人体表面积的经验公式为：

体表面积（m²）=0.0061× 身高（cm）+0.0128× 体重（kg）−0.1529

另外，体表面积还可根据图 9-2 检索。其方法是：将受试者的身高和体重两点连成一直线，此直线与中间体表面积标尺的交叉点即为体表面积。

临床上通常采用简化法来测定和计算基础代谢率。采用此法时，非蛋白呼吸商定为 0.82，其对应的氧热价为 20.20kJ/L。测定时只需测出体表面积和基础状态下一定时间（通常为 6 分钟）内的耗氧量，即可测定出基础代谢率。

基础代谢率的计算公式为：

产热量 =20.20（kJ/L）× 耗氧量（L/h）÷ 体表面积（m²）

表 9-2　我国正常人基础代谢率正常均值 [kJ/（m²·h）]

年龄（岁）	11 ～ 15	16 ～ 17	18 ～ 19	20 ～ 30	31 ～ 40	41 ～ 50	> 51
男性	195.53	193.44	166.22	157.85	158.69	154.08	149.06
女性	172.50	181.72	154.08	146.55	146.96	142.36	138.59

临床上测定基础代谢率时，常将实测值与同性别、同年龄组的正常平均值进行比较，即采用相对值来表示。具体公式如下：

基础代谢率 =（实测值 − 正常平均值）÷ 正常平均值 ×100%

一般来说，基础代谢率的相对值在 ±10% ～ ±15% 之内，均属正常。如差值超过 ±20% 时，则考虑是病理变化。在各种疾病中，甲状腺功能的改变总是伴有基础代谢率的异常变化。甲状腺功能亢进时，基础代谢率可比正常值高出 25% ～ 80%；甲状腺功能低下时，基础代谢率将比正常值低 20% ～ 40%。因此，基础代谢率的测量是临床诊断甲状腺疾病的重要辅助方法。其他如肾上腺皮质和垂体的功能低下时，基础代谢率也有所降低；人体发热时，基础代谢率也会升高，体温每升高 1℃，基础代谢率将升高 13%。

第二节　体　温

体温是机体新陈代谢的结果，也是保证机体进行新陈代谢和正常生命活动的必要条件。体温分为体壳温度（表层温度）和体核温度（深部温度）。体壳温度指的是人体皮肤、皮下组织等体表下结构的温度，由于受环境温度、皮肤散热等因素影响明显，因而表现较大幅度的波动，且身体各部位的体壳温度也有差异，肢体远端体壳温度偏低。体核温度即医学上所说的体温（body temperature），是指机体内脏等深部组织的平均温度，其温度高于体壳温度，相对比较恒定。

体温相对恒定具有重要的生理意义，机体新陈代谢和生命活动是以复杂的酶促生化反应作为基础的，而酶类必须在适宜的温度条件下才具有较高的生物活性。体温过高（如高于41℃）会导致酶和蛋白质变性，体温过低（如低于25℃）会使酶的活性降低，人体代谢受抑制。体温一旦超过42℃，会造成永久性脑损伤，进而危及生命。临床上对病人检查体温，观察其变化对诊断疾病或判断某些疾病的预后有重要意义。因此，体温的相对恒定是维持内环境稳态，保证新陈代谢和正常生命活动的必要条件。

一、人体的正常体温及其生理变动

（一）正常体温

> ✍ **考纲摘要**
>
> 体温的概念及其正常变异

由于能量代谢率的差异，人体深部各内脏器官的温度也有所差异。以肝脏温度最高，约38℃，肾脏、胰腺等次之，直肠温度则更低。由于深部温度直接测量较困难，所以临床上通常采用测量直肠、口腔、腋窝等处的温度来代表体温。其中以直肠温度最接近机体深部温度，正常值为36.9～37.9℃；口腔温度（舌下）较直肠温度低0.3℃左右，正常值为36.6～37.6℃；腋窝温度比口腔温度低0.4℃左右，正常值为36.0～37.4℃。由于测量腋温不易造成交叉感染，因此，临床上通常采用测定腋窝温度来反映体温。测定时，被测试者应保持腋窝干燥，上臂贴紧胸廓，测量时间保持在10min以上，避免测定的误差。

（二）体温的生理变动

人体体温虽然相对恒定，但在正常生理状态下，仍可随昼夜、性别、年龄、肌肉活动、精神状态等因素的影响而产生生理变动。

1. **昼夜变化** 人体体温在一昼夜中呈现日周期性变动的昼夜节律（日节律）。一般清晨2～6时体温最低，午后1～6时体温最高，波动幅度不超过1℃。长时间从事夜间作业的人，体温的昼夜节律可发生颠倒，即夜间体温较高，白昼体温较低。

2. **性别** 成年女性的体温平均比男性高0.3℃，这可能与女性皮下脂肪贮存较多、散热较少有关。此外。成年女性的基础体温随月经周期而发生规律性的波动（图9-3）。在月经期和卵泡期内体温较低，排卵日最低，排卵后随着黄体成熟体温回升逐渐上升到峰值（比基础体温高0.3～0.5℃），并维持在较高的水平直至下次月经期开始才开始下降，因此，临床上可测定成年女性的基础体温作为了解是否排卵或排卵日期的辅助手段。女性体温的周期性变化与体内孕激素水平的周期性变化有关。

3. **年龄** 新生儿、儿童、青少年由于基础代谢率较成年人和老年人略高，故体温也略高。老年人代谢率低，故体温又比成年人略低。但新生儿尤其是早产儿，由于体温调节结构尚未发育成熟，体温调节能力差，其体温易受环境温度的影响而变动。因此，对新生儿和老年人应注意加强保温护理。

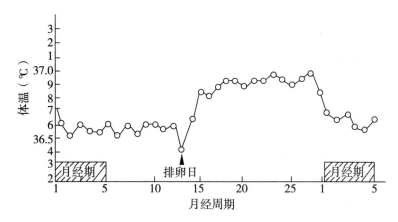

图 9-3　女子月经周期中基础体温曲线

4.肌肉活动　肌肉活动特别是骨骼肌运动时，可明显提高能量代谢率而导致体温升高。剧烈运动时，体温可升高 1 ～ 2℃。因此，临床上测体温前，应先让受试者安静一段时间后再测量；在测量婴幼儿体温时，应避免其哭闹。

此外，情绪激动、精神紧张、进食、高温环境等因素都可导致体温有所升高；麻醉药物可抑制体温调节中枢或扩张皮肤血管，增加散热，可致体温降低。因此，对手术中及术后一段时间的病人应注意保温护理。

二、机体的产热与散热

（一）机体的产热

1.主要的产热器官　机体在安静状态时，产热的主要器官是内脏，由于肝脏的代谢最为旺盛，故内脏中以肝脏产热量最大；其次，脑的产热量也较大。在劳动或运动状态下，全身骨骼肌则成为主要的产热器官，达人体总产热量的 90% 左右。轻度运动就可使产热量增加，剧烈活动时，产热量可增加约 40 倍（表 9-3）。

表 9-3　几种组织器官在不同状态下的产热量

组织器官	重量（占体重的 %）	产热量（占机体总产热量的 %）	
		安静状态	运动或劳动
脑	2.5	16	1
内脏	3.4	56	8
骨骼肌	56.0	18	90
其他	7.5	10	1

2. 产热形式及其调节

（1）产热形式　机体除通过新陈代谢来产热之外，当机体处于寒冷环境中时，主要通过寒战产热和非寒战产热两种形式增加产热量。寒战是骨骼肌发生的不随意的节律性收缩，其特点是屈

考纲摘要

体热平衡（产热和散热器官）

肌和伸肌同时收缩，不做外功，故产热量很高，可使基础代谢率增加 4～5 倍。非寒战产热又称代谢产热，主要通过棕色脂肪组织的代谢增强后经氧化分解释放热能，约占非寒战产热总量的 70%。棕色脂肪主要分布在人体的腹股沟、腋窝、肩胛下区及颈部大血管周围等处，其细胞内线粒体含量丰富，具有很高的代谢潜力。由于新生儿不能发生寒战，故这种非寒战产热对新生儿体温调节尤为重要。

（2）产热活动的调节　机体对产热活动的调节主要通过神经和体液调节方式来进行。当机体处于寒冷环境中时，来自皮肤和脊髓的冷感受器将信息传入到下丘脑后部的寒战中枢使之兴奋，冲动经脑干下传到脊髓前角运动神经元而引起寒战；寒冷刺激可引起交感神经兴奋，进而引起儿茶酚胺类激素释放增多，使代谢增强，产热量增加。其特点是起效快，维持时间短。此外，在寒冷环境中，甲状腺激素也是调节产热活动的重要体液因素。甲状腺激素分泌量增加，可使代谢率提高 20%～30%，但这种调节代谢的特点是作用缓慢，持续时间长。

（二）机体的散热

1. 散热的部位　机体的主要散热部位是皮肤。当环境温度低于人体皮肤温度时，约有70% 左右的体热通过辐射、传导、对流等方式散发到外界环境；一部分体热通过皮肤水分蒸发；仅有 3% 左右的热量随呼吸、排尿和排便散发。当环境温度高于人体皮肤温度时，则蒸发散热成为唯一散热方式。

2. 散热的方式　机体散热主要有辐射、传导、对流、蒸发四种方式。

（1）辐射散热　辐射散热是指机体以发射红外线的形式将体热传给外界较冷物体的一种散热

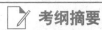

考纲摘要

机体的散热方式及临床应用

方式。人体在安静、裸露并处于 21℃环境时，约有 60% 的热量通过辐射方式散热。辐射散热量的多少取决于皮肤与环境之间的温度差及机体的有效辐射面积等因素。皮肤温度与环境温度间的温差越大，或有效辐射面积越大，则辐射散热量越多。

（2）传导散热　传导散热是指机体的热量直接传给与之接触的较冷物体的一种散热方式。散热量的多少主要取决于皮肤与所接触物体间的温度差、接触面积、导热性及热容量等。当人体接触比皮肤温度低的良导热体如金属、冰块等时，传导迅速，体热散发快。临

床常依据传导散热的原理用冰帽、冰袋等物理疗法给高热患者降温。棉、毛织物等是热的不良导体，故穿衣可以保暖；另外，人体脂肪的导热性能也较小，因此肥胖者深部向体表的传导散热量较少，在炎热的天气里易出汗。

（3）对流散热　对流散热是指通过气体的流动散发体热的一种散热方式，是传导散热的一种特殊形式。对流散热量的多少主要取决于风速、皮肤与环境的温度差、机体的有效散热面积等因素。风速越大，对流散热量越多。寒冷时增衣御寒，就是因为棉毛织品不仅导热性差可减少传导散热，且棉毛纤维间空气不易流动可减少对流散热。

（4）蒸发散热　蒸发是指体表水分通过吸收热量发生气化来散发体热的一种散热方式。当环境温度等于或高于皮肤温度时，蒸发散热就成为机体唯一的散热方式。临床上对高烧病人进行酒精擦浴，就是利用酒精蒸发来增加蒸发散热。蒸发散热有不感蒸发和可感蒸发两种形式。

1）不感蒸发　也称不显汗，是指体内水分直接透过皮肤和黏膜表面（主要是呼吸道黏膜），未形成明显水滴之前的蒸发。这个过程在体表持续进行，不易被人察觉，且与汗腺活动无关，不受生理性体温调节机制的控制。当环境温度低于30℃时，人体每日不感蒸发量约有1000mL，其中通过皮肤蒸发约600～800mL，通过呼吸道蒸发约200～400mL。因此，临床上给患者补液时，应考虑不感蒸发所丢失的体液量。

2）可感蒸发　也称显汗或发汗，是指汗腺分泌的汗液在皮肤表面形成明显汗滴的形式来蒸发散热。可感蒸发受环境温度、劳动或运动强度、空气湿度、风速大小等因素的影响。在高温、高湿、无风的环境中，汗液不易蒸发，造成体热蓄积，易引起中暑。

汗液中水分占99%以上，固体成分不到1%，大部分为NaCl，也有少量KCl、尿素等。由于汗液的渗透压（0.3%NaCl）一般低于血浆，因此，人体大量出汗时，体内失水比失盐多，常导致高渗性脱水，在补充水分的同时，还应补充NaCl，以维持体内水和电解质的平衡。

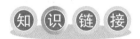

中暑患者的物理降温

中暑是指人长时间处于高温、高湿、无风的环境时，汗腺疲劳不能充分出汗使体热聚集，体温升高，而引起的威胁生命的疾病。对中暑患者应立即脱离高温环境，在阴凉处安静休息并补充含盐冷饮或茶水、果汁饮料等。疑有循环衰竭倾向时，可静滴葡萄糖生理盐水。同时在头部、腋下和腹股沟大血管处放置冰袋，用冷水或酒精擦洗和配合风扇吹风，也可用冰水浸浴降温。若降温不满意，可用4℃的5%葡萄糖盐水静脉滴注或股动脉加压输注。此法降温迅速，并有升压作用。其他降温方法有冰水灌肠，洗胃，灌洗膀胱、胸腔、腹腔等。近年应用快速降温喷雾蒸发装置。喷雾口的气雾15℃与45℃的湿热空气混合，喷洒在患者体表，使皮肤温度维持在32℃～33℃，降温迅速安全。降温过程中注意体温、血压、心率，当肛温下降到38℃左右时，须暂停降温，待体温回升后继续进行。

3. 散热的调节　人体主要通过发汗和皮肤血流量的改变两种方式来调节散热量。

（1）发汗　人体皮肤上分布有大汗腺和小汗腺。大汗腺局限于腋窝和外阴等处，与体温调节无关；小汗腺分布于全身皮肤，在体温调节中起着重要作用，因此，通常所说的汗腺是指小汗腺而言。人体汗腺主要接受交感胆碱能纤维支配，故乙酰胆碱（acetvlcholine，Ach）有促进汗腺分泌的作用。该类汗腺的分泌活动可被M受体阻断剂阿托品阻断，故炎热的夏天不宜注射阿托品。手、足及前额等处的汗腺也有一些是受肾上腺素能纤维支配的。发汗是一种反射性活动，在下丘脑有基本的发汗中枢。发汗包括温热性发汗和精神性发汗。温热性发汗是指由温热性刺激引起的发汗和汗腺分泌，见于全身各处，其功能为调节体温。精神性发汗是指由精神紧张或情绪激动反射性引起手掌、足跖、前额等部位的汗腺分泌，与体温调节关系不大。两种发汗类型并不截然分开，而是经常同时出现，如在劳动或运动时的发汗。

（2）皮肤血流量的调节　皮肤温度是影响辐射、传导、对流、蒸发散热量的主要因素，而皮肤温度则主要取决于皮肤血流量。机体可以通过交感神经系统调节皮肤血管口径而改变皮肤血流量，从而控制皮肤温度来调节散热量。在炎热环境中，交感神经紧张度下降，皮肤小动脉扩张，动－静脉吻合支开放，皮肤血流量增大，并且此时汗腺分泌活动增强，使较多的体热由机体深部带到体表，皮肤温度升高，散热量增多。反之，环境温度降低时，交感神经紧张度升高，皮肤小动脉收缩，动－静脉吻合支关闭，皮肤血流量减少，皮肤温度降低，散热量减少。

三、体温调节

人和高等动物的体温能保持相对稳定，是由于机体内存在着体温的自动调节机制，使产热和散热维持动态平衡的结果。人体的体温调节机制包括自主性体温调节和行为性体温调节两个方面。自主性体温调节是在中枢神经系统的调控下，机体随内外环境温热性刺激信息的变动而通过激活寒战、发汗、改变皮肤血流量等生理反应以维持体温相对恒定的一种调节方式。行为性体温调节则是指在气温变化时，机体有意识地通过一定的行为如增减衣物、使用风扇、空调等行为方式来维持体温的过程。行为性体温调节以自主性体温调节为基础，起到补充作用。

自主性体温调节由体温调节系统完成。自主性体温调节系统是一种负反馈控制系统，包括温度感受器、体温调节中枢和效应器（图 9-4）。

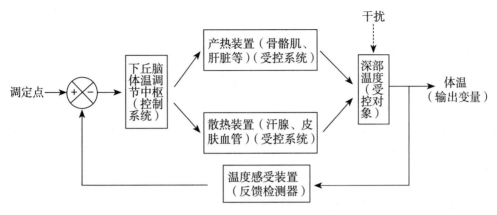

图 9-4 体温调节自动控制示意图

（一）温度感受器

根据存在部位不同，可将温度感受器分为外周温度感受器和中枢温度感受器；根据感受温度的性质不同，又可将其分为冷感受器和热感受器。

1. 外周温度感受器　外周温度感受器广泛存在于皮肤、黏膜、腹腔内脏和大静脉等处，可感受外环境冷热的变化。外周感受器有冷感受器和热感受器两种。实验证明，人体皮肤温度感受器中的冷感受器数量较多，约为热感受器数量的 4～5 倍，可见皮肤主要对冷刺激较为敏感，起到防止体温降低的作用。

2. 中枢温度感受器　中枢温度感受器是指分布在下丘脑、脑干网状结构和脊髓等中枢神经系统部位对温度变化敏感的神经元。中枢温度感受器有热敏神经元和冷敏神经元两种。实验表明，热敏神经元主要位于下丘脑的视前区 – 下丘脑前部（preoptic-anterior hypothalamus area，PO/AH），在局部组织温度升高时放电频率增加；冷敏神经元主要位于脑干网状结构和下丘脑的弓状核，在局部组织温度降低时放电频率增加。当局部脑组织的温度变动 0.1℃时，热敏神经元和冷敏神经元的放电频率都会发生改变，而且不出现适应现象。

（二）体温调节中枢

调节体温的中枢结构广泛分布于从脊髓到大脑皮层的整个中枢神经系统内。但实验证明，只要保持下丘脑及其以下的神经结构的完整，恒温动物仍具有维持体温相对恒定的能力，这说明下丘脑是体温调节的基本中枢。进一步实验表明，PO/AH 中的温度敏感神经元既能感受局部脑组织的温度变化，又能对下丘脑以外的部位如中脑、延髓、脊髓、皮肤和内脏等处温度

 考纲摘要

体温调节中枢及调定点学说

变化的传入信息加以整合处理，如果破坏 PO/AH 区后，与体温调节有关的产热和反散热效应都将明显减弱或消失。因此，PO/AH 区是体温调节中枢整合机构的中心部位。

（三）体温调定点学说

目前，自主性体温调节机制主要用调定点学说来解释。该学说认为，PO/AH 区的温度敏感神经元的调控作用类似于恒温调节器的作用，是体温调节的调定点即控制体温恒定的平衡点。所谓体温调定点是指 PO/AH 的热敏神经元对温热感受的阈值，该阈值的高低取决于 PO/AH 热敏神经元兴奋性的高低。机体在正常状态下，热敏神经元兴奋的阈值在 37℃左右。当体温超过 37℃时，热敏神经元兴奋增强，使机体散热增加，产热减少，从而使升高的体温开始降低，直到体温回到调定点（37℃）。反之，体温低于 37℃时，冷敏神经元兴奋增强，使机体产热增加，散热减少，体温回升到调定点（37℃）。可见，调定点阈值的高低决定了体温的高低。这样两个负反馈调节的结果就使体温稳定于此调定点。

临床上，患者由细菌、病毒、原虫等感染所引起的发热，是致热原作用于 PO/AH 的热敏神经元，使热敏神经元兴奋性降低，调定点阈值升高的缘故。发热初期，由于调定点阈值升高，如由原来的 37℃上升至 39℃，而体温仍在 37℃时，机体就会出现一系列对冷环境所发生的体温调节反应，表现为产热增加，散热减少，病人出现畏寒、战栗、无汗、皮肤血管收缩等反应，直到体温升高到新的调定点（39℃），产热与散热在新的水平上趋于平衡，体温稳定在 39℃左右，即为发热。若致热原消除，调定点回降到 37℃，此时 39℃的体温可兴奋热敏神经元，使散热增加，产热减少，病人出现血管扩张、出汗等表现，体温逐渐恢复到正常的调定点（37℃）。可见，发热时患者体温调节机制并无障碍，只是调定点阈值上移，从而使体温维持在高水平。

阿司匹林等退热药可阻断致热原的作用，使调定点恢复到正常（37℃），因此可以起到退热作用。但对感染性发热的根本治疗，仍应从病因上消灭释放致热原的病菌。

复习与思考

一、选择题

A1 型题：每一道考试题下面有 A、B、C、D、E 五个备选答案，请从中选择一个最佳答案。

1. 临床上测定基础代谢率，主要用来判断哪个器官的功能（　　　）

　　A. 甲状腺　　　　　　B. 肾上腺　　　　　　C. 胰腺

　　D. 心脏　　　　　　　E. 肝脏

2. 寒冷时，机体增加产热量的主要方式是（　　）

    A. 寒战　　　　　　　　　　　　　　　B. 甲状腺素的释放量增加

    C. 肾上腺素的释放量增加　　　　　　　D. 去甲肾上腺素的释放量增加

    E. 肝脏的活动

3. 下列哪种激素不增加机体产热（　　）

    A. 甲状腺激素　　　　B. 孕激素　　　　C. 雌激素

    D. 肾上腺素　　　　　E. 去甲肾上腺素

4. 正常人的腋窝温、口腔温和直肠温按温度由高至低排列顺序为（　　）

    A. 口腔温，腋窝温，直肠温　　　　　B. 腋窝温，口腔温，直肠温

    C. 口腔温，直肠温，腋窝温　　　　　D. 直肠温，腋窝温，口腔温

    E. 直肠温，口腔温，腋窝温

5. 体温调节中枢在（　　）

    A. 基底神经节　　　　B. 延髓　　　　C. 下丘脑

    D. 脑干网状结构　　　E. 小脑

6. 女子体温的特点是（　　）

    A. 比男子体温略低　　B. 排卵日体温最高　　C. 不随月经周期而规律地波动

    D. 月经期和排卵前期体温较高　　　　E. 排卵后期体温较高

7. 在外界环境温度低于30℃时，机体处于安静状态下的主要散热方式是（　　）

    A. 辐射散热　　　　　B. 对流散热　　　C. 传导散热

    D. 不感蒸发　　　　　E. 发汗

8. 影响能量代谢最显著的因素是（　　）

    A. 外界环境温度　　　B. 肌肉运动　　　C. 情绪活动

    D. 食物特殊动力效应　E. 肝脏的活动

B1 型题：以下提供若干组考题，每组考题共用在考题前列出的 A、B、C、D、E 五个备选答案，请从中选择一个与问题关系最密切的答案。某个备选答案可能被选择一次、多次或不被选择。

（9～10题共用备选答案）

    A. 身高　　　　　　　B. 体重　　　　　C. 体表面积

    D. 心输出量　　　　　E. 年龄

9. 与基础代谢率呈正比的是（　　）

10. 与基础代谢率几乎呈反比的是（　　）

（11～13题共用备选答案）

    A. 传导散热　　　　　B. 对流散热　　　　　C. 辐射散热

    D. 蒸发散热　　　　　E. 传导和蒸发散热

11. 给高热患者使用冰帽的散热方式属于（　　）

12. 用酒精给高热患者擦浴的散热方式属于（　　）

13. 通过游泳使机体散热的方式属于（　　）

二、名词解释

1. 基础代谢率　2. 体温

三、简答题

1. BMR 的正常值是多少？测定 BMR 的意义是什么？

2. 根据散热原理，简述对高热病人可采取哪些降温措施。

3. 简述机体是如何进行体温调节的。

4. 解释下列现象：

（1）夏季雷雨前为什么感到特别闷热？

（2）病人发热前为什么往往会出现寒战？

扫一扫，知答案

扫一扫，看课件

第十章

泌尿系统

【学习目标】

1.掌握：泌尿系统的组成和主要功能；肾小球的滤过功能；肾小管的功能（主动和被动转运，电解质和水的重吸收与排泄，葡萄糖的重吸收，肾糖阈）；抗利尿激素及醛固酮的作用和分泌调节。

2.熟悉：肾的血液循环特征；影响肾小管和集合小管重吸收的因素。

3.了解：肾的位置、形态和组织结构；肾的剖面结构；输尿管、膀胱、尿道的位置、形态；尿的理化性质与排尿反射。

第一节 概　述

一、泌尿系统的组成和功能

泌尿系统（urinary system）由肾、输尿管、膀胱和尿道组成（图 10-1）。

> 📝 **考纲摘要**
> 泌尿系统的组成、主要功能

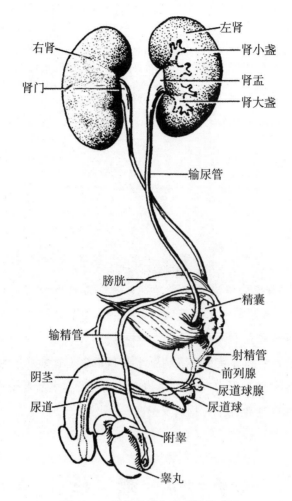

图 10-1 男性泌尿生殖系统模式图

泌尿系统的主要功能是排出机体在新陈代谢中所产生的废物，如尿素、尿酸、多余的无机盐及水等，保持机体内环境的平衡和稳定。这些代谢终产物、进入体内的异物及过剩的物质经血液循环输送至肾脏，在肾内形成尿液，经输尿管流入膀胱暂时贮存，当尿液达到一定量后，经尿道排出体外。

二、肾的形态、位置和大体结构

（一）肾的形态和位置

肾（kidney）是实质性器官，形似蚕豆，左、右各一，新鲜的肾呈红褐色。

肾有上下两端，前后两面，内外两缘。上端宽而薄，下端窄而厚。外侧缘隆凸，内侧缘中部凹陷称肾门，有肾的血管、神经、淋巴管及肾盂等出入，出入的组织被结缔组织包裹称肾蒂。肾门向肾内凹陷形成一个较大的腔隙称肾窦，含肾小盏、肾大盏、肾盂、肾血管及淋巴管和神经等。

肾位于腹膜后方，紧贴腹后壁，脊柱两侧，呈"八"字形排列，是腹膜外位器官。一般左肾上端平第12胸椎体上缘，下端平第3腰椎体上缘；右肾由于受肝的影响比左肾略低半个椎体高度，后方有第12肋斜跨过（图10-2）。

考纲摘要
肾的形态、位置和被膜

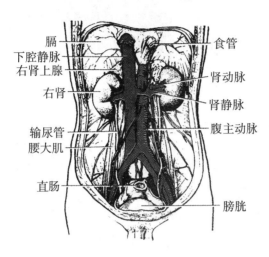

图10-2　肾脏的位置

在躯干的背面，竖脊肌外侧缘与第12肋下缘之间的部位，称为**肾区**（renal region）。当肾出现病理情况时，肾区会有明显的叩击痛。

肾的表面有三层被膜包绕，自内向外依次为**纤维囊**、**脂肪囊**和**肾筋膜**，对肾脏有固定和保护作用。固定肾位置的除了有肾脏外层的三层被膜外，还需要依靠肾的血管、肾的邻近器官、腹膜及腹腔内压来维持。

（二）肾的结构

肾脏在冠状切面上，可见肾实质分为肾皮质和肾髓质两部分（图10-3）。

肾皮质（renal cortex）主要位于肾脏的浅层，富含血管，呈红褐色。肾皮质深入肾髓质内的部分称**肾柱**（renal columns）。

肾髓质（renal medulla）位于肾皮质的深层，血管较少，颜色较浅，由15～20个肾锥体组成。**肾锥体**切面呈三角形，主要由肾小管组成，底朝向肾皮质，尖端钝圆突入肾窦，称**肾乳头**，其顶端有许多乳头孔为集合管开口。肾乳头被漏斗状的肾小盏包绕，肾生成的尿液由乳头孔流入**肾小盏**，每肾有7～8个肾小盏，相邻2～3个肾小盏汇集成一个**肾大盏**，每肾有2～3个肾大盏，再汇合成扁漏斗状的**肾盂**（renal pelvis），肾盂出肾门后移行为输尿管。

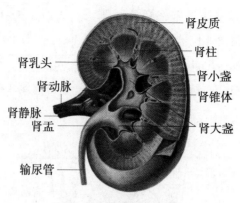

图 10-3　肾的内部结构

三、肾的微细结构

肾实质主要由大量泌尿小管形成，是生成尿的结构，可分为肾单位和集合小管两部分（表10-1）。

📝 **考纲摘要**

肾单位及集合管的组成和结构

表 10-1　泌尿小管的组成

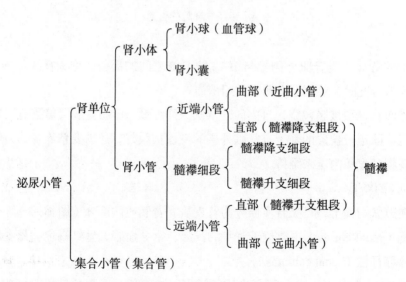

（一）肾单位

肾单位（nephron）是肾结构和功能的最基本单位（图10-4），由肾小体和肾小管组成。每侧肾约100万～150万个肾单位。

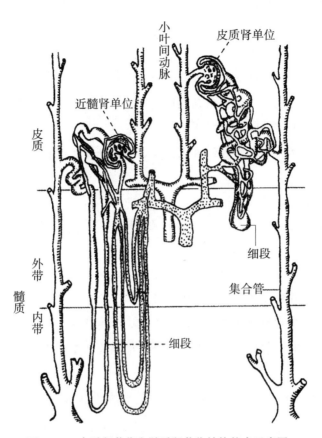

图 10-4　皮质肾单位和髓质肾单位结构特点示意图

肾小体（renal corpuscle）呈球状，包括肾小球和肾小囊。肾小体有两极，小动脉出入的一端称为血管极，肾小囊与肾小管相连的一端称为尿极。

肾小球是连于入球小动脉和出球小动脉之间的由毛细血管盘曲形成的球形结构，又称血管球。入球小动脉从血管极入肾小体内，先分成 4～5 支，每支再分支形成许多相互吻合的毛细血管襻，继而再汇合成一条出球小动脉，从血管极离开肾小体。

肾小囊是肾小管起始端的盲囊，盲囊扩大凹陷而成杯状双层囊，包绕肾小球，两层之间的腔隙称肾小囊腔。肾小囊的壁层是一层单层扁平上皮，与肾小管续接。肾小囊的脏层由足细胞构成，紧贴于肾小球毛细血管基膜外面。足细胞是一种有突起的细胞，在足细胞突起之间的间隙上覆盖着一薄膜称裂孔膜，两层囊壁之间的腔隙称肾小囊腔。肾小囊脏层的足细胞裂孔膜、肾小球毛细血管内皮细胞及两者之间的毛细血管基膜构成滤过膜，对尿的生成起滤过作用，血液中除血细胞、蛋白质和一些大分子物质外，部分晶体小分子和水可滤入肾小囊腔成为原尿。

肾小管（renal tubule）是由单层上皮细胞围成的小管，分为近端小管、细段和远端小管三部分，具有重吸收和分泌作用。近端小管和远端小管可分曲部和直部，由近端小管直部、U 形的细段和远端小管直部组成的 U 形结构称髓襻。

（二）集合小管

集合小管（collecting tubule）又称集合管，是由许多肾单位的远曲小管末端汇合而成的小管，从皮质向髓质走行，管径由细变粗。集合小管陆续汇合形成乳头管，开口于肾乳头。由肾乳头排入肾小盏的尿液称终尿。

集合管有重吸收水、钠离子和排钾离子的功能，在尿生成特别是在尿浓缩过程中起着重要作用。

（三）球旁复合体

球旁复合体（juxtaglomerular complex）又称肾小球旁器，主要由球旁细胞、致密斑和球外系膜细胞组成。

球旁细胞是入球小动脉近肾小体处管壁中的平滑肌细胞分化而成的上皮样细胞，内含分泌颗粒，能合成和分泌促红细胞生成素和肾素。

致密斑是由远曲小管靠近肾小体处的管壁上皮细胞变高变窄，且排列紧密而形成的椭圆形斑，可感受小管液中 Na^+ 浓度的变化，并将信息传递给球旁细胞，从而调节肾素的分泌和肾小球滤过率。

球外系膜细胞分布于入球小动脉、出球小动脉和致密斑之间，具有吞噬和收缩等功能。

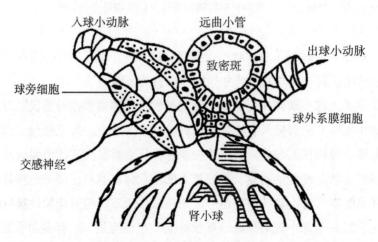

图 10-5　球旁器结构示意图

四、肾的血液循环及其特点

肾脏的血液供应来自腹主动脉分出的左、右肾动脉。肾动脉在肾门处进入肾，分出数条肾间动脉，再分支成叶间动脉、小叶间动脉，然后沿途发出入球小动脉，进入肾小体形成血管球，再汇成出球小动脉离开肾小体，之后又形成肾小管周围毛细血管网，随后集合成小叶间静脉，经各级静脉最后回到下腔静脉。

1. **肾脏血液供应丰富**　正常成人安静时每分钟约有 1200mL 的血液流经两侧的肾，约占心输出量的 1/5 ～ 1/4，其中 90% 左右的血液分布在肾皮质，10% 左右分布在肾髓质。肾的血流量如此丰富，有利于尿的生成。

2. **肾内形成两次毛细血管网**　第一次是肾动脉多次分支后经入球小动脉形成毛细血管球，其血压高，有利于肾小球滤过；第二次是出球小动脉在肾小管周围形成毛细血管网，其血压低，有利于肾小管重吸收。

3. **肾血流量有两种调节方式**　通常情况下肾主要依靠自身调节来维持肾血流量的相对稳定，以保证正常的泌尿功能。肾血流量的自身调节是指肾动脉血压在 80 ～ 180mmHg（10.7 ～ 24.0kPa）范围内变动时，入球小动脉的口径可随之发生相应变化，从而使肾血流量保持相对稳定，肾小球毛细血管压及肾小球滤过率也相对稳定。在紧急情况下（如大失血、中毒性休克、缺氧等），通过交感神经兴奋和释放肾上腺素、去甲肾上腺素、血管升压素等激素的作用，即通过神经－体液调节来减少肾血流量，使血液重新分配到脑、心等重要器官。

五、排泄的概念和途径

排泄是指机体将代谢终产物、进入体内的异物及过剩的物质，经血液循环，由排泄器官排出体外的过程。

机体主要的排泄途径有：①呼吸器官，以气体形式排出，如 CO_2 等；②消化器官，以粪便的形式排出，如胆色素、无机盐等；③皮肤，以汗液的形式排出，如尿酸、水等；④肾，以尿液的形式排出，如水、尿酸、尿素、肌酐、胆色素、无机盐等。因为由肾脏排出的代谢产物最多，数量最大，所以肾是最重要的排泄器官，在维持机体内环境稳态中具有重要意义。

肾脏主要是通过泌尿实现其排泄功能，从而调节人体水、盐代谢和酸碱平衡等，以维持内环境稳态。此外，肾脏还具有一定的内分泌功能，它能产生肾素，参与动脉血压的调节；产生促红细胞生成素，调节骨髓造血；还能产生激肽、前列腺素，参与调节局部或全身血管活动等功能。

第二节　尿的生成过程

尿的生成过程是在肾单位和集合管中进行的，包括三个基本环节：肾小球的滤过、肾小管和集合小管的重吸收、肾小管和集合小管的分泌。

一、肾小球的滤过功能

肾小球滤过（glomerular filtration）是指当血液流经肾小球毛细血管时，血浆中的水和小分子溶质，经肾小球滤过膜进入肾小囊形成超滤液（原尿）的过程。原尿中除了不含大分子的血浆蛋白外，其余各种成分的浓度、渗透压和 pH 值与血浆成分基本相同（表 10-2）。

表 10-2 血浆、原尿和终尿的主要成分比较

成分	血浆（g/L）	原尿（g/L）	终尿（g/L）	血浆/终尿浓缩倍数
水	900	980	960	1.1
蛋白质	70.0～90.0	微量	0	—
葡萄糖	1	1	0	—
Na^+	3.3	3.3	3.5	1.1
K^+	0.2	0.2	1.5	7.5
Cl^-	3.7	3.7	6.0	1.6
碳酸根	1.5	1.5	0.7	0.5
磷酸根	0.03	0.03	1.2	40.0
尿素	0.3	0.3	20.0	60.0
尿酸	0.02	0.02	0.5	25.0
肌酐	0.01	0.01	1.5	150.0
氨	0.001	0.001	0.4	400.0

每分钟两肾生成的原尿量，称为肾小球滤过率（glomerular filtration rate，GFR）。正常成年人安静时肾小球滤过率为 125mL/min，据此推算，每天两肾生成的原尿量约 180L。肾小球滤过率与肾血浆流量的比值称滤过分数（FF）。经测算，肾血浆流量为 660mL/min，滤过分数为 125/660×100%=19%。这表明流经肾小球毛细血管的血浆约有 1/5 形成原尿，其余 4/5 进入出球小动脉。肾小球滤过率和滤过分数是衡量肾功能的重要指标。

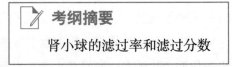

考纲摘要

肾小球的滤过率和滤过分数

（一）肾小球滤过膜及其通透性

肾小球滤过膜（filtration membrane）是指流经肾小球毛细血管网的血液中部分溶质经滤过进入肾小囊形成原尿时所需要通过的滤过结构。由 3 层结构组成，包括：①内层是肾小球毛细血管内皮细胞，为原尿滤过的第一道屏障，能阻止血细胞通过；②中层是基层，为滤过膜的主要滤过膜，能阻止血浆蛋白通过；③外层是肾小囊脏层上皮细胞，上皮细胞具有足突，足突之间互相交错形成的裂隙称为裂孔，裂孔上覆有裂孔膜，它是滤过的最后一道屏障。这 3 层结构形成了滤过膜的机械屏障。同时，滤过膜各层还含有许多带负电荷的糖蛋白，形成了滤过膜的电学屏障。

肾小球滤过膜通过机械屏障和电学屏障对血浆中的物质进行高度选择，这种选择对原尿成分具有重要的作用。

（二）有效滤过压

肾小球滤过作用的动力是有效滤过压（图 10-6）。有效滤过压是指促进滤过的动力与对抗滤过的阻力之间的差值。滤过的动力是肾小球毛细血管血压；阻力是血浆胶体渗透压和肾小囊内压。因此，肾小球有效滤过压 = 肾小球毛细血管血压 −（血浆胶体渗透压 + 肾小囊内压）。

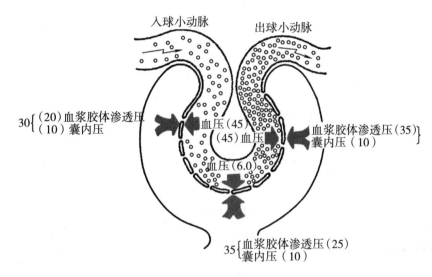

图 10-6　肾小球有效滤过压示意图

用微穿刺技术测定肾小球毛细血管血压，发现入球小动脉和出球小动脉端压力几乎相等，均为 45mmHg。肾小囊内压为 10mmHg。而血浆胶体渗透压在入球端约为 25mmHg，伴随着水和小分子物质的不断滤出，血浆蛋白相对增多，导致血浆胶体渗透压升高，到达出球小动脉时压力约为 35mmHg。

故可计算出：入球端的有效滤过压 =45−（25+10）=10mmHg，有滤液生成；出球端的有效滤过压 =45−（35+10）=0mmHg，无滤液生成，即达到滤过平衡。

由此可见，滤过作用主要发生在肾小球毛细血管入球小动脉的一端。在入球端起始部生成的滤液最多，到出球端端生成滤液最少，甚至停止滤过作用，是一个递减的过程。

（三）影响肾小球滤过的因素

肾小球的滤过受很多因素的影响，其中主要包括：滤过膜的面积和通透性、有效滤过压的改变、肾血流量的改变。

 考纲摘要

影响肾小球滤过的因素

1. 滤过膜的面积和通透性 生理情况下，滤过膜的面积和通透性保持相对稳定。正常人两肾总的肾小球滤过面积为 1.5m²，如出现急性肾小球肾炎时，因肾小球毛细血管管腔狭窄或阻塞，使滤过膜面积减少，肾小球滤过率下降，可出现少尿甚至无尿。另外，一些肾脏疾病引起滤过膜损伤，使滤过膜的机械屏障和电学屏障作用减弱，其通透性增大，使血浆蛋白甚至血细胞滤出，导致出现蛋白尿或血尿。

2. 有效滤过压的改变 凡能影响肾小球毛细血管血压、血浆胶体渗透压和肾小囊内压的因素，都可改变有效滤过压，影响肾小球滤过率，导致尿量改变。

（1）肾小球毛细血管血压 肾小球毛细血管血压受全身动脉血压的影响。当循环血压维持在 80～180mmHg 范围内，由于肾血流量的自身调节，肾小球毛细血管血流量和血压可保持相对稳定，故肾小球滤过率基本不变。当全身动脉血压低于 80mmHg 时，导致入球小动脉收缩，肾血流量减少、肾小球毛细血管血压下降，有效滤过压降低，肾小球滤过率减少，引起少尿或无尿。当全身动脉血压低于 50mmHg 时（如失血性休克的患者），入球小动脉端有效滤过压几乎降为零，引起无尿。

（2）血浆胶体渗透压 生理情况下，血浆胶体渗透压比较稳定，对滤过率影响不大。只有血浆蛋白浓度明显降低时，才会引起血浆胶体渗透压下降，此时，有效滤过压增大，肾小球滤过率会随之升高，尿量增多。

（3）肾小囊内压 正常情况下，肾小囊内压较稳定。当发生尿路梗阻（结石、肿瘤压迫等）时，可导致肾小囊内压升高，使肾小球有效滤过压减少，肾小球滤过率降低，原尿生成量减少。

3. 肾血流量的改变 其他条件不变时，肾血浆流量与肾小球滤过率呈正变关系。当肾血浆流量增加时，如静脉大量输入生理盐水，肾小球毛细血管内血浆胶体渗透压上升的速度减慢，有效滤过压和滤过面积增加，肾小球滤过率也随之增加。反之亦然。

正常成人肾血浆流量为 660mL/min。安静状态下由于自身调节作用，肾动脉灌注压在 80～180mmHg 范围变动时，肾血流量保持相对稳定，肾小球滤过率也保持相对恒定。当人体进行剧烈运动、剧烈疼痛或大出血时，肾交感神经兴奋，使肾血管收缩，肾血流量和血浆流量显著减少，从而肾小球滤过率也显著减少，尿量减少。

二、肾小管和集合小管的重吸收功能

原尿进入肾小管后称小管液。小管液在流经肾小管和集合管时，其中绝大部分水和某些溶质（有的几乎是全部）经管壁上皮细胞的转运，重新回到周围毛细血管血液的过程称为重吸收。人两肾每昼夜生成原尿量可达 180L，而每天排出的终尿量仅 1.8L，只有约 1% 的终尿排出了体外，表明原尿中 99% 的水被重吸收，同时其他物质也不同程度地被重吸收。

（一）重吸收的部位、方式和特点

1.重吸收部位 肾小管和集合管都具有重吸收功能，其中近端小管重吸收能力最强。原尿中的葡萄糖和氨基酸等营养物质几乎全部在近曲小管重吸收，大部分的水、Na^+、K^+、Cl^-、HCO_3^-

 考纲摘要

　　肾小管重吸收能力最强的部位

及部分的硫酸盐、磷酸盐、尿素和尿酸等物质均在此处重吸收。余下的水和盐类绝大部分在髓襻、远曲小管和集合管重吸收，少量随尿排出。近端小管重吸收物质的数量最大，种类最多，是各类物质重吸收的主要部位。且近端小管液的重吸收率始终占肾小球滤过率的65%～70%，此现象称为球–管平衡。球–管平衡在于保持尿量不致因肾小球滤过率的变化而发生大幅度的变动。远曲小管和集合管的重吸收量较少，种类也少，远曲小管和集合管对水的重吸收主要受抗利尿激素（又称血管升压素）的调节，是影响终尿量的主要因素（图 10-7）。

2.重吸收的方式 重吸收的方式主要有主动重吸收和被动重吸收两种。主动重吸收是指肾小管上皮细胞通过消耗能量，逆浓度差或电位差（电–化学梯度），从管腔内转运至管周膜组织液并进入血液的过程。消耗的能量由肾小管上皮细胞代谢提供，是通过载体和离子泵转运方式实现的。如葡萄糖、氨基酸、Na^+、K^+、Ca^{2+}、HCO_3^- 等物质。被动重吸收是指小管液中的溶质顺电–化学梯度的重吸收，不额外耗能，其动力对水来说是渗透压差，对溶质来说是浓度差，也取决于管壁上皮细胞膜对该物质通透性的难易程度。如水、尿素、Cl^- 和 HCO_3^- 等。

3.重吸收的特点

（1）选择性重吸收 一般说来，有用的物质全部或大部分被重吸收。如葡萄糖、氨基酸全部被重吸收；水、Na^+、Cl^- 等大部分被重吸收；尿素只部分被重吸收；对机体无用的物质，如代谢终产物肌酐，则完全不重吸收，这一特点有利于肾排泄代谢废物，维持内环境中各种成分的稳定。

（2）有限性重吸收 当血浆中某物质浓度过高，使滤液中该物质含量过高而超过肾小管重吸收限度时，尿中便出现该物质。以葡萄糖为例，正常情况下，终尿中几乎不含葡萄糖，这说明小管液中葡萄糖全部被重吸收。但当血糖浓度过高时，滤液中葡萄糖含量超过肾小管重吸收能力的极限，多余的葡萄糖则随尿排出，因而尿中出现了葡萄糖，即出现糖尿。

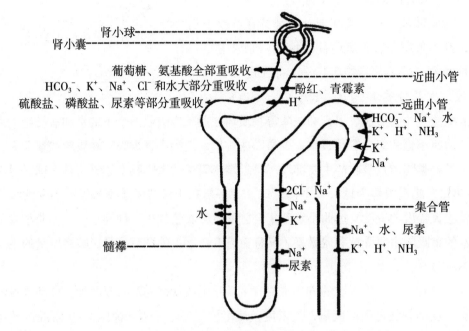

图 10-7　肾小管和集合小管的重吸收及分泌作用示意图

（二）几种主要物质的重吸收

1. **Na+、K+、Cl- 的重吸收**　小管液中的 Na^+99% 以上被重吸收，肾小管各段对 Na^+ 的重吸收率不同，其中 65%～70% 的 Na^+ 在近端小管经钠泵被主动重吸收，Cl^- 和水随之被动重吸收。小管液中的 K^+ 几乎绝大部分在近端小管被主动重吸收，余下的在其后各段的肾小管被重吸收（表 10-3）。

📝 **考纲摘要**

几种主要物质的重吸收

表 10-3　肾小管和集合管对几种主要物质的重吸收

重吸收的物质	重吸收部位	重吸收机制	重吸收特点
Na^+	主要近曲小管	主动重吸收	不可调节
	髓袢升支粗段	主动重吸收	K^+-Na^+-$2Cl^-$ 同向转运，不可调节
	远曲小管和集合管	主动重吸收	有 K^+-Na^+ 交换，受醛固酮调节
Cl^-	主要近曲小管	被动重吸收	随 Na^+ 被动重吸收
	髓袢升支粗段	主动重吸收	与 Na^+ 同向转运
K^+	主要近曲小管	主动重吸收	滤过的 K^+ 经肾小管后几乎全部重吸收
葡萄糖	近端小管	主动重吸收	借助于钠泵，有一定的重吸收极限
氨基酸	近端小管	主动重吸收	借助于钠泵
水	主要近曲小管	被动重吸收	不可调节，属必需重吸收
	髓袢降支细段	被动重吸收	不可调节，属必需重吸收
	远曲小管和集合管	被动重吸收	有抗利尿激素时对水才有通透性，属于调节性重吸收（受抗利尿激素、醛固酮调节）

2. 水的重吸收　水的重吸收率为99%，其中65%～70%在近端小管重吸收，约10%左右在髓襻降支细段重吸收，20%～30%在远曲小管和集合管重吸收，髓襻升支对水几乎不通透。水的重吸收是在渗透压差作用下被动重吸收。

在近端小管，水是伴随着Na^+、HCO_3^-、葡萄糖和Cl^-等物质的重吸收而被动重吸收的，属于等渗性重吸收，小管液为等渗液；并且此段水重吸收量总是占肾小球滤过率的65%～70%，又属于定比重吸收，与机体水平衡调节无关。

在髓襻降支细段对水通透性很高，对NaCl通透性极低，水被不断经渗透吸到管周组织液，使小管液渗透压逐渐升高。而髓襻升支对水几乎不通透，对NaCl的通透性极高，又使该段小管液渗透压逐渐降低。髓襻升支粗段主动重吸收NaCl靠$K^+-Na^+-2Cl^-$同向转运体完成。就这样，在髓襻对水和盐的重吸收属于选择性重吸收。

在远端小管和集合管，水重吸收比率虽然不大，但在抗利尿激素（ADH 血管升压素）的作用下，重吸收量依机体需水情况而改变，属于调节性重吸收。当机体缺水时，抗利尿激素分泌增多，集合管对水的重吸收增多，尿量减少；反之亦然。故远曲小管和集合管水的重吸收对维持机体的水平衡和血浆晶体渗透压具有重要意义。

3. 葡萄糖的重吸收　肾小球滤液中的葡萄糖浓度和血浆中的相等，但终尿中几乎不含葡萄糖，说明葡萄糖全部被重吸收回血。葡萄糖的重吸收部位仅限于近端小管，其余各段无重吸收葡萄糖

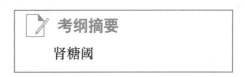

考纲摘要

肾糖阈

的能力。近端小管对葡萄糖的重吸收能力有一定限度，当血糖浓度高于8.88～9.99mmol/L时，部分近端小管上皮细胞对葡萄糖的吸收已达到极限，尿中开始出现葡萄糖。通常将这种尿中刚出现葡萄糖时的最低血糖浓度，称为肾糖阈。葡萄糖的重吸收属于继发性主动重吸收，靠管腔膜上的Na^+-葡萄糖同向转运体把流经近端小管的小管液中的葡萄糖和Na^+一起与载体蛋白质结合形成复合体转运入细胞，而刚进细胞内的Na^+又可被钠泵泵入组织液，葡萄糖则经易化扩散至管周组织液再入血。

4. 其他物质的重吸收　小管液中的氨基酸、HPO_4^{2-}、SO_4^{2-}等物质的重吸收机制与葡萄糖相似，也是与Na^+经各自特异性载体的同向转运而吸收，属于继发性主动重吸收。滤液中的少量蛋白质，则通过肾小管上皮细胞的吞饮作用而吸收。尿素则在近端小管和髓襻升支细段及内髓部集合管内，顺浓度差扩散而被动重吸收。

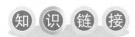

知 识 链 接

糖尿病（DM）

糖尿病是一种由多病因引起以高血糖为特征的代谢性疾病。高血糖则是由

于胰岛素分泌缺陷或其生物作用受损，或两者共同存在引起。糖尿病时长期存在的高血糖，导致各种组织，特别是眼、肾、心脏、血管、神经的慢性损害与功能障碍。临床上根据其病因学不同主要可分为：1型糖尿病和2型糖尿病。1型糖尿病多出现典型的"三多一少"症状，即多饮、多食、多尿和消瘦的临床表现。2型糖尿病前期多出现疲乏无力、肥胖，后期则体重下降。糖尿病的诊断一般不难，空腹血糖大于或等于7.0 mmol/L，和/或餐后两小时血糖大于或等于11.1 mmol/L 即可确诊。

三、肾小管和集合小管的分泌作用

肾小管和集合管的分泌是指肾小管和集合管上皮细胞将自身产生的物质或血浆中的物质转运入小管液的过程。分泌的主要物质有 H^+、NH_3、K^+ 等，这对调节体内酸碱平衡及电解质平衡具有重要意义。

1. H^+ 的分泌　肾小管和集合管上皮细胞均可分泌 H^+，但 H^+ 的分泌主要是在近端小管。近端小管上皮细胞通过 Na^+-H^+ 交换分泌 H^+，而在远曲小管和集合管则通过 H^+ 泵分泌 H^+。在近端小

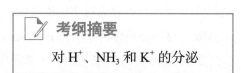

考纲摘要

对 H^+、NH_3 和 K^+ 的分泌

管上皮细胞主要通过 Na^+-H^+ 逆向转运分泌 H^+ 到小管液中，Na^+ 则进入细胞，肾小管上皮细胞每分泌 1 个 H^+，可重吸收 1 个 Na^+ 和 1 个 HCO_3^- 回到血液，完成肾的排酸保碱作用，酸化尿液；而在远端小管，分泌的 H^+ 与 HPO_4^- 结合生成 $H_2PO_4^-$，增加尿液中的酸度；促进氨的分泌。

2. NH_3 的分泌　NH_3 主要由远曲小管和集合管上皮细胞内的谷氨酰胺脱氨基产生。脂溶性极高的 NH_3，易向 PH 较低的酸性小管液单纯扩散。肾小管和集合管分泌的 NH_3 与小管液中的 H^+ 结合形成 NH_4^+，NH_4^+ 再与 Cl^- 结合，生成铵盐随尿排出，使小管液中的 NH_3 的浓度下降，可加速 NH_3 继续分泌；同时 NH_4^+ 的生成又降低了小管液中的 H^+ 的浓度，有利于 H^+ 的进一步分泌；而 H^+ 的分泌又可促进 Na^+ 和 HCO_3^- 的重吸收；因此，NH_3 的分泌既可促进 H^+ 的分泌，又可保证 Na^+ 和 HCO_3^- 的重吸收，从而实现了肾排酸保碱作用。

3. K^+ 的分泌　原尿中的 K^+ 大部分在近端小管被重吸收，所以终尿中的 K^+ 主要来自远端小管和集合管的分泌。K^+ 的分泌与 Na^+ 的主动重吸收有密切联系。在小管液中的 Na^+ 在主动重吸收的同时，K^+ 被分泌到小管液内，这种现象称为 K^+-Na^+ 交换。在远曲小管和集合管不仅有 K^+-Na^+ 交换，还有 H^+-Na^+ 交换，所以 K^+-Na^+ 交换和 H^+-Na^+ 交换具有竞争性抑制。比如机体内的 K^+ 主要通过肾脏排泄，肾衰竭时，K^+ 的分泌会减少，引发高血钾，而高血钾促进 Na^+-K^+ 交换排 K^+，但是 Na^+-H^+ 交换却减少，又可引起酸中毒。可见，

体内 K^+ 代谢的特点是：多吃多排、少吃少排、不吃也要排。故在临床上，对不能进食的患者应适当补 K^+，以免引起低血钾。

第三节　尿生成的调节

尿的生成过程包括肾小球的滤过、肾小管和集合管的重吸收及肾小管和集合管的分泌三个环节。因此，凡是影响这三个环节的都会影响尿的生成。影响肾小球滤过的因素前面已述，现主要总结影响肾小管和集合管的重吸收及分泌的因素，主要包括肾内自身调节、神经调节和体液调节。

一、肾内自身调节

（一）球－管平衡

肾小管对溶质和水的重吸收量随肾小球滤过率（GFR）的变化而变化，GFR 增多时，肾小管的重吸收量也增多，反之亦然。但是近端肾小管的重吸收率始终保持在肾小球滤过率的 65%～70%，这种现象称为管－球平衡（glomerulotubular balance）。管－球平衡具有重要生理意义，它使尿中排出的溶质和水不致因 GFR 的变化而出现大幅度变化。在病理情况下，球管平衡可被破坏，对机体产生不良影响。如充血性心力衰竭时，因有效循环血量明显减少，引起交感神经兴奋，肾内血流重新分布，皮质肾单位的血流量减少，而近髓肾单位血量增多，这些肾单位重吸收钠和水的功能比皮质肾单位强，因而肾小管重吸收钠水功能增加。易发生钠水潴留，严重者形成水肿。

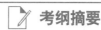

> 📝 **考纲摘要**
> 小管液中溶质浓度的影响

（二）小管液中溶质的浓度

肾小管液中溶质浓度所形成的渗透压，是对抗肾小管重吸收水的力量，可见小管液中溶质浓度的改变可影响水的重吸收从而影响尿量。通过增加小管液中溶质浓度，使小管液渗透压升高，阻碍肾对水的重吸收，引起尿量增多的现象，称为渗透性利尿。例如，糖尿病患者多尿就是因为血糖超过了肾糖阈，近端小管不能完全重吸收葡萄糖，导致小管液中葡萄糖增多，小管液渗透压升高，阻碍了水的重吸收，使尿量增多。根据渗透性利尿的原理，临床上给病人使用可被肾小球滤过而又不被肾小管重吸收的物质（如甘露醇等），也可产生同样的利尿效果。

（三）管－球反馈

管－球反馈是肾血流量和肾小球滤过率自身调节的重要机制之一。当肾血流量和肾小球滤过率增加时，到达远曲小管致密斑的小管液流量增加，致密斑将发出信息，使肾血流量和肾小球滤过率恢复至正常。相反，当肾血流量和肾小球滤过率减少时，流经致密斑的小管液流量下降，致密斑发出信息，使肾血流量和肾小球滤过率增加至正常水平。这种小管液流量变化影响肾血流量和肾小球滤过率的现象称为管－球反馈。通过这一反馈性调节，保持肾血流量、肾小球滤过率与小管液流量的相对恒定。

二、神经调节

肾的血管主要受交感神经的支配。交感神经可通过改变肾血流量来调节肾的泌尿功能。正常人在安静状态下，交感神经的紧张性较低，对肾血管几乎处于最大舒张状态。当人体剧烈运动、

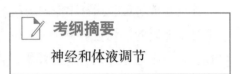

考纲摘要

神经和体液调节

大量失血或严重腹泻、呕吐使体液丧失，引起血容量减少和血压降低时，都会使交感神经兴奋。肾交感神经兴奋可通过下列作用影响尿生成过程：①入球小动脉和出球小动脉收缩，而前者收缩比后者更明显，使血流阻力增大，肾小球毛细血管血浆流量减少，肾小球毛细血管血压下降，引起有效滤过压降低，肾小球滤过率降低；②刺激球旁器中球旁细胞释放肾素，导致循环血中的血管紧张素Ⅱ和醛固酮含量增大，增加肾小管对 NaCl 和水的重吸收；③增加近球小管和髓襻上皮细胞重吸收 Na^+、Cl^- 和水。以上三方面均可使尿量减少。在一般情况下，交感神经对肾脏的影响作用较弱，通常肾脏的活动主要受体液调节。

三、体液调节

（一）抗利尿激素

抗利尿激素（antidiuretic hormone，ADH）又称为血管升压素，是由下丘脑视上核和室旁核等部位的神经核合成的，并经下丘脑－垂体束进入神经垂体贮存，在机体需要时释放入血。其主要生理作用是使远曲小管和集合管对水的通透性增高，促进水的重吸收，使尿量减少。调节抗利尿激素分泌和释放的主要因素是血浆晶体渗透压和循环血量。

1. 血浆晶体渗透压 血浆晶体渗透压改变是调节抗利尿激素释放的最重要因素。在下丘脑视上核和室旁核及其周围区域的渗透压感受器可感受血浆晶体渗透压 1%～2% 的变化，从而影响抗利尿激素的分泌和释放。如大量出汗、严重呕吐和腹泻时，引起血浆晶体渗透压升高，可刺激下丘脑的渗透压感受器，使 ADH 合成和释放增加，促进远曲小管和集合管对水的重吸收，使尿液浓缩和尿量减少，以保持体内水分，维持水的平衡。反之，当大量饮清水后，由于血液稀释，血浆晶体渗透压降低，对渗透压感受器刺激减小，反射性引起抗利尿激素的合成和释放减少，远曲小管和集合管对水的重吸收减少，引起尿液稀释，尿量增多，以排出体内过多的水分。这种一次性大量饮入清水后，导致抗利尿激素释放减少而引起尿量增多的现象，称为水利尿（water dieresis）。

2.循环血量　当循环血量改变 5% ～ 10% 时，可影响左心房和胸腔大静脉的容量感受器的兴奋，通过迷走神经反射性地调节抗利尿激素的分泌。如大出血引起循环血量减少，容量感受器所受牵张刺激减弱，使 ADH 合成和释放增加，尿量减少，有利于血量恢复。

（二）醛固酮

醛固酮（aldosterone）是由肾上腺皮质球状带细胞合成和分泌的一种激素，可促进远曲小管和集合管主细胞重吸收 Na^+ 和水、排出 K^+，具有保 Na^+、排 K^+ 和保水的作用。醛固酮的分泌主要受肾素 – 血管紧张素 – 醛固酮系统和血 K^+、血 Na^+ 浓度的调节。

1.肾素 – 血管紧张素 – 醛固酮系统　醛固酮的分泌受血管紧张素Ⅱ和Ⅲ的调节，尤其是后者。但血管紧张素Ⅱ的活性最强，除刺激醛固酮合成和分泌外，还可间接刺激近端小管重吸收 NaCl 和 ADH 的释放来影响尿液的生成。当循环血量减少时，肾素 – 血管紧张素 – 醛固酮系统被激活，通过肾脏保 Na^+、保水作用，以维持循环血量的相对稳定（图 10-8）。

2.血 K^+ 和血 Na^+ 的浓度　释放血 K^+ 升高和血 Na^+ 降低，特别是血 K^+ 升高，可直接刺激肾上腺皮质球状带分泌醛固酮增加，实现保 Na^+ 排 K^+；相反，血 K^+ 降低或血 Na^+ 升高，则醛固酮分泌减少。

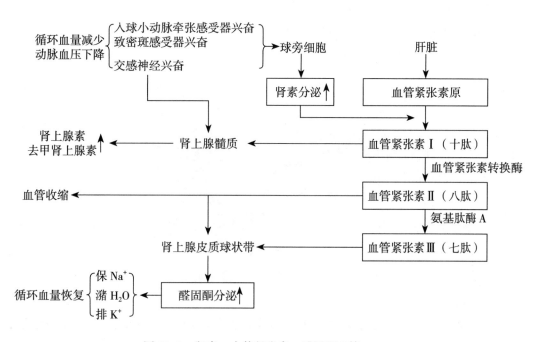

图 10-8　肾素 – 血管紧张素 – 醛固酮系统

第四节 尿的输送、贮存和排放

一、泌尿管道的结构

（一）输尿管

1.输尿管的位置 输尿管（ureter）是一对细长的肌性管道，长约25～30cm。位于腹后壁，脊柱的两侧。输尿管上端起于肾盂，在腹膜后方沿腰大肌前面下行，至小骨盆上口处，左输尿管越过左髂总动脉末端的前方，右输尿管越过右髂外动脉起始部分的前方，进入盆腔。达膀胱底的外上角斜穿膀胱壁，开口于膀胱。

2.输尿管的狭窄 输尿管全长粗细不一，有三处生理性狭窄。第一处狭窄位于输尿管的起始处，即肾盂与输尿管移行处；第二处狭窄位于小骨盆的上口处，即越过髂血管处；第三处狭窄在穿膀胱壁处。这些狭窄是尿路结石易滞留的部位，当结石在输尿管下降通过狭窄处或输尿管阻塞时，可引起放射痛及尿路梗阻等病症。

（二）膀胱

膀胱（urinary bladder）是一个肌性囊状的贮尿器官，有较大的伸展性。成人膀胱的容量为300～500mL，最大容量可达800mL，新生儿膀胱容量约为50mL（图10-9）。

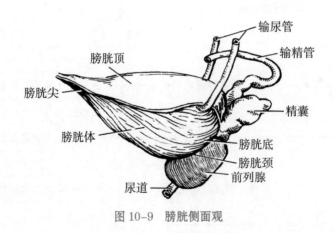

图 10-9 膀胱侧面观

1.膀胱的形态 膀胱充盈时略呈卵圆形。膀胱空虚时则呈锥形，可分为膀胱尖、膀胱底、膀胱体和膀胱颈四个部分。膀胱尖较小，朝向前上方；膀胱底呈三角形，朝向后下方；膀胱体是位于尖和底之间的部分；膀胱的最下部与尿道相移行的部分为膀胱颈，其下端有尿道内口与尿道相接。

2.膀胱的位置　成人膀胱位于小骨盆腔内，耻骨联合的后方，为腹膜间位器官。膀胱空虚时膀胱尖与耻骨联合平齐，充盈时膀胱尖高于耻骨联合上缘，其上方的腹膜随之上移，膀胱前外侧壁则直接与腹前壁相贴。因此，临床上常在膀胱充盈时，在耻骨联合上方进行膀胱穿刺或做膀胱手术，可避免损伤腹膜和污染腹腔。

3.膀胱的构造　膀胱壁的结构分为3层，由内向外依次是黏膜、肌层和外膜。黏膜的上皮是变移上皮，膀胱空虚时，黏膜形成许多皱襞，充盈时则消失。在膀胱底的内面，两侧输尿管口和尿道内口之间形成的一尖朝下的三角形区域，称为**膀胱三角**（trigone of bladder）（图10-10），无论膀胱处于充盈或空虚，膀胱黏膜均光滑而无皱襞，是炎症、结核和肿瘤的好发部位。在两侧输尿管口之间的黏膜，形成一横行的皱襞，称**输尿管间襞**。在膀胱镜检查时可见此襞呈一苍白带，可作为寻找输尿管口的标志。

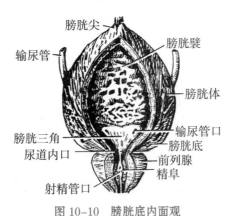

图 10-10　膀胱底内面观

（三）尿道

尿道（urethra）是膀胱通向体外的排尿管道。尿道起于膀胱尿道内口，终于尿道外口。

女性尿道较男性尿道短而宽，且较直，长 3 ～ 5cm，仅有排尿功能。起自膀胱的尿道内口，经耻骨联合与阴道之间向前下行，穿尿生殖膈，开口于阴道前庭的尿道外口。尿道外口开口于阴道前庭，位于阴道口的前方。由于女性尿道短直，故尿路易受感染。

二、尿量、尿的理化性质和排尿反射

（一）尿液

1.尿量　正常成年人每昼夜尿量约为 1 ～ 2L，平均 1.5L。生理情况下，机体水的摄入量和排出量是保持平衡的。如果每昼夜尿量长期超过 2.5L，称为多尿；每昼夜尿量持续介于 0.1 ～ 0.5L 范围内，称为少尿；每昼夜尿量少于 0.1L，称为无尿。这些都属于异常的尿量。多尿可因机体丢失大量水分引起脱水；少尿或无尿会造成机体内代谢产物的堆积，破坏内环境稳态。

2. 尿液的理化性质　正常尿液中水占 95% ～ 97%，其余是溶解于其中的固体物质。固体物质以电解质和非蛋白含氮化合物为主。正常尿液为淡黄色透明液体，比重为 1.015 ～ 1.025，渗透压为 30 ～ 1450mOsm/L。尿少或存放时间较长时，尿液颜色会加深变浑浊。在某些病理情况下，尿液的颜色可发生变化，如出现血尿、血红蛋白尿等。尿液的 pH 值为 5.0 ～ 7.0，其酸碱度与饮食有关。

（二）尿的排泄

排尿是通过内脏神经和躯体神经共同参与的复杂反射活动。排尿反射（micturition reflex）是一种脊髓反射，即排尿反射在脊髓内就可以完成。但在正常情况下，排尿反射受大脑皮质高级中枢控制，可以由意识控制和促进（图 10–11）。

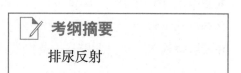

考纲摘要

排尿反射

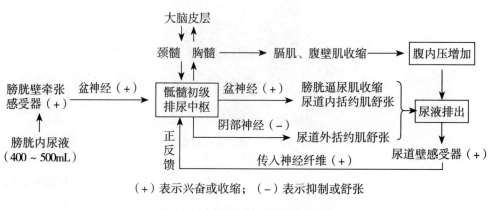

（+）表示兴奋或收缩；（–）表示抑制或舒张

图 10–11　排尿反射过程示意图

当膀胱内尿量达 400 ～ 500mL 时，由于膀胱内的压力明显升高，膀胱壁上的牵张感受器兴奋，冲动沿盆神经传入纤维到达脊髓骶段的初级排尿中枢，进而上传到大脑皮质的高级排尿中枢，产生尿意，如果环境条件许可，高级排尿中枢发出冲动到达骶髓，加强初级排尿中枢的活动，使盆神经兴奋，引起膀胱逼尿肌收缩，尿道内括约肌舒张，阴部神经抑制，使尿道外括约肌舒张，尿液排出。尿液流经后尿道时，刺激感受器，进一步加强脊髓初级排尿中枢的活动，形成正反馈调节。

小儿因大脑皮质尚未发育完善，对初级排尿反射中枢的控制能力较弱，故排尿次数多，夜间也易发生遗尿。临床上常见排尿异常有：①尿频，尿意频繁、排尿次数多称尿频。多为膀胱内炎症或机械刺激如膀胱炎、膀胱结石等引起。上述病因在引起尿频的同时还可引起尿急和尿痛，称尿路刺激征。②尿潴留，膀胱内充满尿液但不能自行排出称尿潴留。多为脊髓初级排尿中枢功能障碍所致。③尿失禁，排尿失去意识控制称尿失禁。多见于脊髓损伤，导致排尿反射的初级中枢与高级中枢联系中断而引起。

复习与思考

一、选择题

A1型题：每一道考试题下面有 A、B、C、D、E 五个备选答案，请从中选择一个最佳答案。

1. 下列关于肾的描述，何者错误（　　）

    A. 肾锥体的尖端伸向肾窦称肾乳头

    B. 2～3 个肾小盏合成 1 个肾大盏

    C. 皮质深入锥体之间的部分称肾柱

    D. 肾锥体的数目与肾乳头的总数一致

    E. 肾皮质主要由肾小体和肾小管构成

2. 肾被膜由内向外依次为（　　）

    A. 肾筋膜、纤维囊、脂肪囊　　　　B. 纤维囊、脂肪囊、肾筋膜

    C. 肾筋膜、脂肪囊、纤维囊　　　　D. 脂肪囊、纤维囊、肾筋膜

    E. 脂肪囊、肾筋膜、纤维囊

3. 关于输尿管的叙述，正确的是（　　）

    A. 为一长约 20～30cm 的肌性管道　　B. 上端起自肾盂，下端终于膀胱

    C. 可分为腹段、盆段和壁内段　　　　D. 全长有三处生理狭窄

    E. 上述说法均正确

4. 人体最重要的排泄器官是（　　）

    A. 肺　　　　　　B. 肝　　　　　　C. 肾

    D. 皮肤　　　　　E. 消化道

5. 动脉血压在 80～180mmHg 范围内波动时，肾血流量能保持不变，这是由于（　　）

    A. 神经调节　　　B. 体液调节　　　C. 自身调节

    D. 神经和体液调节　　E. 神经、体液和自身调节

6. 当动脉血压 < 40mmHg 时，可出现（　　）

    A. 无尿　　　　　B. 少尿　　　　　C. 多尿

    D. 尿量不变　　　E. 血尿

7. 在肾脏病理情况下，出现蛋白尿的原因是（　　）

    A. 血浆蛋白含量增多   B. 肾小球滤过率升高

    C. 滤过膜通透性增大   D. 肾小球毛细血管血压升高

    E. 肾小管对蛋白质重吸收减少

8. 肾小管重吸收能力最强的部位是（　　）

    A. 近曲小管   B. 远曲小管   C. 髓襻升支粗段

    D. 髓襻降支细段   E. 集合管

9. 膀胱内充满尿液但不能自行排出，称为（　　）

    A. 尿失禁   B. 尿潴留   C. 尿频

    D. 遗尿   E. 尿急

10. 脊髓腰骶段或盆神经损害可引起（　　）

    A. 多尿   B. 少尿   C. 尿失禁

    D. 尿潴留   E. 尿频、尿急

11. 静脉注射甘露醇引起尿量增加是通过（　　）

    A. 增加肾小球滤过率   B. 增加肾小管液中溶质的浓度

    C. 减少血管升压素的释放   D. 减少醛固酮的释放

    E. 减少远曲小管和集合管对水的通透性

12. 下列哪种情况醛固酮分泌将增多（　　）

    A. 血 Na^+ 升高、血 K^+ 降低   B. 血 Na^+ 降低、血 K^+ 升高

    C. 血 Ca^{2+} 升高   D. 血 Cl^- 升高

    E. 血中葡萄糖浓度升高

13. 排尿反射的初级中枢位于（　　）

    A. 大脑皮质   B. 下丘脑   C. 延髓

    D. 中脑   E. 骶段脊髓

14. 关于排尿反射的叙述，下列哪一项不正确（　　）

    A. 感受器位于膀胱壁上   B. 初级中枢位于骶段脊髓

    C. 反射过程存在负反馈控制   D. 排尿反射受意识控制

    E. 反射过程存在正反馈控制

15. 下列情况属于渗透性利尿的是（　　）

    A. 大量饮水引起多尿   B. 大量输液引起多尿

    C. ADH 分泌障碍引起的尿崩症   D. 糖尿病患者的多尿

    E. 心房钠尿肽增多引起的多尿

B1 型题:以下提供若干组考题,每组考题共用在考题前列出的 A、B、C、D、E 五个备选答案,请从中选择一个与问题关系最密切的答案。某个备选答案可能被选择一次、多次或不被选择。

(16～20 题共用备选答案)

  A. 125mL   B. 100～500mL   C. 1000～2000mL

  D. 660mL   E. 180L

16. 人两侧肾脏 24 小时生成的原尿量约为(　　)

17. 正常成人每昼夜尿量约为(　　)

18. 少尿是指每昼夜排出的尿量为(　　)

19. 每分钟通过两侧肾脏的血浆流量约为(　　)

20. 每分钟两侧肾脏的肾小球生成的超滤液量约为(　　)

(21～25 题共用备选答案)

  A. 肾小球毛细血管血压下降   B. 肾小球滤过面积减小

  C. 肾血流量减少   D. 血浆胶体渗透压下降

  E. 囊内压升高

21. 急性大失血,动脉血压降至 80mmHg 以下时,肾小球滤过减少的主要原因是(　　)

22. 输尿管结石时,肾小球滤过减少的主要原因是(　　)

23. 交感神经兴奋时,肾小球滤过减少的原因之一是(　　)

24. 血浆蛋白减少时,肾小球滤过增多的原因是(　　)

25. 大量输入生理盐水后,肾小球滤过增多的原因之一是(　　)

二、名词解释

1. 肾区 2. 膀胱三角 3. 肾小球滤过率 4. 球－管平衡

三、简答题

1. 简述肾的形态、结构和位置。

2. 简述肾的微细结构。

3. 简述尿的生成过程。

4. 何谓有效滤过压?影响肾小球滤过的因素有哪些?

5. 简述抗利尿激素、醛固酮在调节机体水盐平衡中有何作用?

6. 何谓排尿反射?其产生过程机制是怎样?

扫一扫,知答案

扫一扫，看课件

第十一章

感觉器官

【学习目标】

1.掌握：眼球的结构、眼的折光系统、眼的调节；中耳的结构、声波传入内耳的途径。

2.熟悉：房水的产生、排出途径；皮肤的结构。

3.了解：眼副器的组成；耳的组成及耳蜗的功能。

4.结合标本和模型说出视器、前庭蜗器的主要形态、结构；具有正确测量视力和听力的能力。

感觉器官（sense organ）由特殊感受器（receptor）及其附属器构成。

感受器是机体接受内、外界环境各种刺激的组织结构，其功能是接受刺激并将之转化为神经冲动，经过感觉神经传导至中枢，最后到达大脑皮层，产生感觉。

感受器的一般生理特性有：①感受器的适宜刺激，一种感受器通常只对某种特定形式的刺激最敏感。②感受器的换能作用，感受器能将所接受的各种形式的刺激转换为传入神经的动作电位。③感受器的编码功能，感受器完成换能作用的同时，还把外界刺激所包含的环境变化信息也转移到动作电位的序列之中。④感受器的适应现象，当同一恒定的刺激持续作用于某种感受器时，经过一段时间后，其传入神经上的动作电位的频率会逐渐下降。

感受器的种类繁多，广泛地分布于人体，形态功能各异，可分为一般感受器和特殊感受器。一般感受器的结构较简单，如皮肤、内脏、肌腱、关节上的感受器，主要由感觉神经末梢构成。特殊感受器具有特殊的感觉细胞，构造较复杂，如视觉、听觉、嗅觉和味觉等感受器。本章只介绍视器、前庭蜗器及皮肤。

第一节　视　器

视器（visual organ）又称眼，由眼球和眼副器两部分组成。眼的功能是接受光线的刺激，并将刺激转化为神经冲动，经视觉传导通路传到大脑皮层的视觉中枢，产生视觉。

一、眼球

眼球（eyeball）近似球形，位于眶内，后部借视神经连于间脑的视交叉。眼球包括眼球壁和眼球内容物两部分（图11-1）。

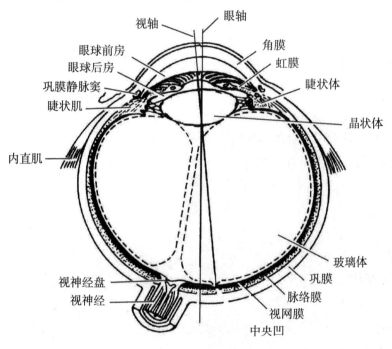

图 11-1　眼球的构造

（一）眼球壁

眼球壁有三层，由外向内分别为纤维膜、血管膜和视网膜。

1. 纤维膜　位于最外层，由致密结缔组织构成，具有维持眼球形状、保护眼球内容物的作用。纤维膜可分为角膜和巩膜两部分。

角膜（cornea）占纤维膜的前 1/6，略向前凸，无色透明，具有屈光作用。角膜无血管，但有丰富的感觉神经末梢，感觉敏锐。

巩膜（sclera）占纤维膜的后 5/6，不透明，呈乳白色，厚而坚韧。巩膜与角膜交界处

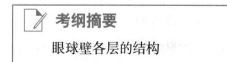

考纲摘要

眼球壁各层的结构

的深部有一环形小管，称巩膜静脉窦，是房水流出的通道。

2. 血管膜 位于纤维膜内面，含有丰富的血管和色素细胞，呈棕黑色。血管膜由前向后分为虹膜、睫状体和脉络膜三部分。

（1）**虹膜**（iris） 位于角膜的后方，呈圆盘状，中央有圆形的**瞳孔**。虹膜内有两种不同方向排列的平滑肌，一部分环绕瞳孔周围排列，称瞳孔括约肌，另一部分由瞳孔向周围呈辐射状排列，称瞳孔开大肌。它们分别缩小和开大瞳孔，以调节进入眼内的光线。在弱光下或看远方时，瞳孔开大，反之，瞳孔缩小。在活体，透过角膜可看见虹膜和瞳孔，虹膜的颜色随人种而不同。

（2）**睫状体**（ciliary body） 位于虹膜的后方，是血管膜环形增厚的部分，有调节晶状体的曲度和产生房水的作用。睫状体前部有许多向内的突起，称睫状突。由睫状突发出细丝状的**睫状小带**与晶状体相连。睫状体内有平滑肌称**睫状肌**，该肌收缩，睫状突向晶状体靠近，使睫状小带松弛，从而调节晶状体的曲度（图 11-2）。

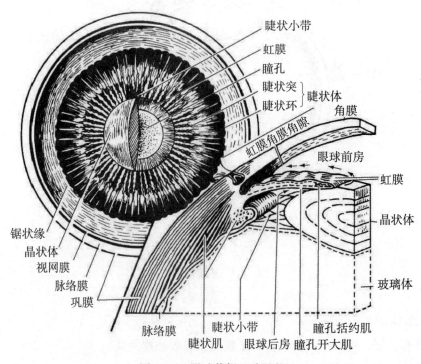

图 11-2 眼球前部（后面观）

（3）**脉络膜**（choroid） 占血管膜的后 2/3，含有丰富的血管和色素细胞，具有营养眼球和吸收眼内散射光线的作用，以免扰乱视觉。

3. 视网膜（retina） 贴附于血管膜的内面，由前向后可分为虹膜部、睫状体部和脉络膜部。前两部分别贴附于虹膜和睫状体的内面，无感光作用，称为**视网膜盲部**。脉络膜部附于脉络膜的内面，有感光作用，故称为**视网膜视部**。视网膜后部称眼底，偏鼻侧处，有一白色圆盘状隆起，称**视神经盘**或**视神经乳头**，为视神经纤维汇集处。此处无感光功能，称为**生理性盲点**。视神经盘的颞侧约 3.5mm 处，有一黄色圆形小区，称**黄斑**。黄斑的中心略凹陷，称**中央凹**，是感光、辨色最敏锐的部位（图 11-3）。

视网膜的组织结构可分为两层：外层为单层色素上皮，内层为神经层，两层连接疏松。神经层内有三层细胞，由外向内为：视细胞、双极细胞和节细胞（图 11-4）。

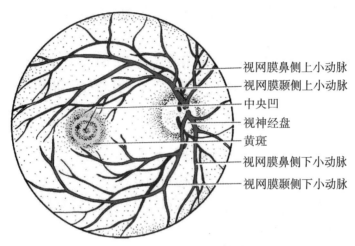

图 11-3 右眼眼底

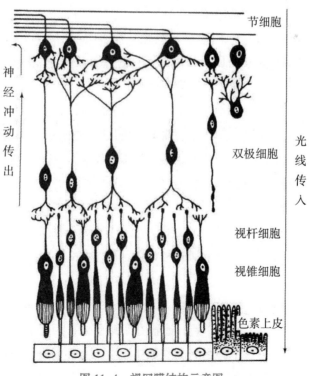

图 11-4 视网膜结构示意图

（1）视细胞 分为视杆细胞和视锥细胞。

视杆细胞：分布于黄斑区以外的周边部，对光的敏感度高，能够感受弱光，在暗光下起作用，不能辨色，视物分辨能力差，只能看见大体轮廓。

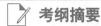

考纲摘要

视杆系统与视锥系统的区别

视锥细胞：主要分布于视网膜的中央部。在黄斑中央凹处只有视锥细胞，无视杆细胞。视锥细胞对光的敏感度低，主要感受强光；有辨色能力；对物体的微细结构有高度的分辨能力。

（2）双极细胞 是连接视细胞和节细胞的联络神经元。

（3）节细胞 是长轴突的多极神经元，轴突向视神经盘集中，穿出眼球，构成视神经。

（二）眼球内容物

眼球内容物包括房水、晶状体和玻璃体（图 11-1）。

1. 房水（aqueous humor） 是无色透明的液体，充满在眼房内。眼房位于角膜与晶状体之间，以虹膜为界分为前房和后房。眼前房的周缘为虹膜与角膜形成的夹角，称虹膜角膜角，又称前房角。

考纲摘要

房水的产生及循环途径

房水由睫状体产生，先进入眼后房，经瞳孔流入眼前房，再经前房角渗入巩膜静脉窦，最后流入眼静脉。房水具有屈光作用，还具有营养角膜、晶状体及维持眼压的作用。房水循环障碍可致眼压升高，临床上称为青光眼。

2. 晶状体（lens） 位于虹膜的后方，呈双凸透镜状，无色透明，富有弹性。晶状体的周缘借睫状小带连于睫状突，晶状体的曲率随睫状肌的舒缩而发生改变。

3. 玻璃体（vitreous body） 是无色透明的胶体物质，填充于晶状体和视网膜之间，具有屈光和支持视网膜的作用。

二、眼副器

眼副器包括眼睑、结膜、泪器和眼球外肌等（图 11-5），对眼球有支持、保护和运动等功能。

（一）眼睑

眼睑（palpebrae）分为上睑、下睑，遮盖在眼球前方，为保护眼球的屏障。眼睑的游离缘叫睑缘，长有睫毛。上、下睑之间的裂隙叫睑裂，睑裂的外侧角和内侧角分别称外眦和内眦。上、下睑缘近内眦处各有一针尖样小孔，称泪点，是泪小管的开口。

上、下眼睑的前面为皮肤，后面为睑结膜，其间有皮下组织、肌层和睑板。睑板由致密结缔组织构成，呈半月形。睑板内有睑板腺，开口于睑缘。睑板腺分泌油样液体，有润滑睑缘、防止泪液外溢的作用。

（二）结膜

结膜（conjunctiva）是一层薄而透明的黏膜，富有血管。结膜衬于眼睑的后面和眼球巩膜的前面，分别叫睑结膜和球结膜。睑结膜与球结膜相互移行，其反折部构成结膜上穹和结膜下穹。睑裂闭合时，结膜围成结膜囊。

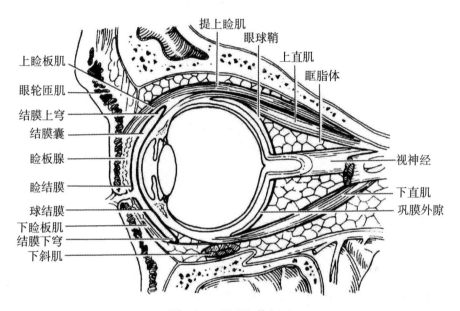

图 11-5 眼眶矢状切面

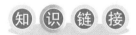

红眼病和沙眼

红眼病是急性出血性结膜炎的俗称，是一种急性传染性眼部疾患。根据不同的致病原因，可分为细菌性结膜炎和病毒性结膜炎两类，其临床症状相似，但流行程度和危害性以病毒性结膜炎为重。红眼病是通过接触传染的眼病，如接触患者用过的毛巾、水龙头、门把手、玩具等。因此，本病常在幼儿园、学校等集体单位广泛传播，造成暴发流行。

沙眼是由沙眼衣原体引起的一种慢性传染性结膜角膜炎。因其在睑结膜表面形成粗糙不平的外观，形似沙粒，故名沙眼。轻者仅有刺痒，重者常有畏光、流泪、异物感和视力减退等症状。

（三）泪器

泪器（lacrimal apparatus）由泪腺、泪小管、泪囊和鼻泪管组成（图 11-6）。

泪腺位于眼眶外上方，是分泌泪液的腺体，其排泄小管开口于结膜上穹，泪液具有冲洗结膜囊异物、维持眼球表面湿润等作用。泪小管起于泪点，汇入泪囊。泪囊位于泪囊窝内，上端为盲端，下端与鼻泪管相连，鼻泪管下端开口于下鼻道的前部。

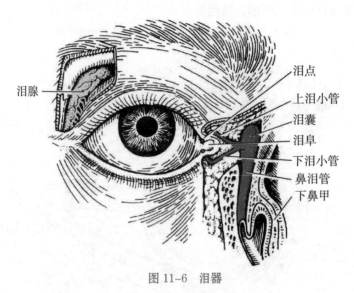

图 11-6　泪器

（四）眼外肌

眼外肌配布于眼球周围，共七块。上睑提肌能提上睑；内直肌和外直肌分别使眼球转向内侧和外侧；上直肌和下直肌分别使眼球转向上内和下内；上斜肌使眼球转向下外，下斜肌使眼球转向上外（图 11-7）。眼球的正常运动，是以上各肌协同作用的结果。

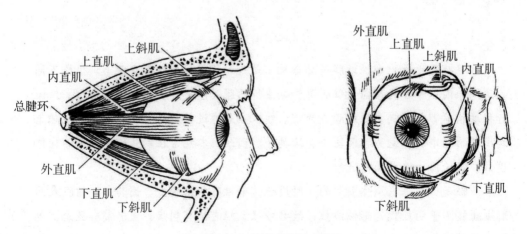

图 11-7　眼球外肌（右眼）

三、眼的功能

（一）眼的折光功能及其调节

1. 眼的折光功能　折光系统（refractive system）由角膜、房水、晶状体和玻璃体组成。光线通过折光系统时发生折射，最后成像在视网膜上。

眼成像的原理与凸透镜成像的原理相似。外界物体发出的光线入眼，通过眼折光系统时发生折射，最后于视网膜上形成一清晰的物像，这就是眼的折光机能，其折射程度由折射界面曲率半径和各种介质的折射率所决定。曲率半径越小，折射越强，折射界面的折射率相差越大，折射越强。光线进入眼内折射途径比较复杂，为便于说明视像的形成，一般用简化眼（reducedeye）的模型（图 11-8）来解释（简化眼的光学参数和眼折光系统的总光学参数相等）。简化眼的眼球由一个前后径为 20mm 的单球面折光体构成，外界光线只在由空气进入前方球面时折射一次，折射率为 1.33，节点位于视网膜前 15mm，球面曲率半径 5mm。这个模型与一个正常且处于安静状态的人眼一样，恰好能使来自 6m 以外的平行光线聚焦在视网膜上，形成一个较物体小而倒置的实像，物像大小的计算公式为：

2. 眼的调节　当眼在看远处物体（6m 以外）时，物体发出的光线可认为是平行光线，经眼的折光系统折射后，不需要调节，即可落在视网膜上形成清晰的物像。当眼看近物（6m 以内）时，则从物体上各点发出进入眼内的光线不是平行的，而是呈不同程度的辐散状。这样，光线通过眼的折光系统将成像在视网膜之后，产生模糊的物像。但正常眼在看近物时也非常清晰，这是由于眼已经进行调节。眼的调节包括晶状体变凸、瞳孔缩小和眼球会聚三个方面，但主要靠晶状体的调节来实现。

考纲摘要

视近物时眼的调节

（1）晶状体的调节　当眼视近物时，睫状肌收缩，睫状突向晶状体的方向靠近，使睫状小带松弛，晶状体则由于本身的弹性变凸，折光力加强，使物像前移聚焦于视网膜上。当视远物时，与此相反。物体距眼越近，入眼光线的辐散程度越大，因而也需要晶状体作更大程度的变凸，但晶状体的调节能力是有限度的，随年龄的增长逐渐减弱。眼的最大调节能力可用眼能看清物体的最近距离来表示，这个距离称为近点（near pointofvision）。近点的远近决定于晶状体的弹性，近点越近，说明晶状体的弹性越好。随着年龄的增加，晶状体自身的弹性下降，看近物时眼的调节能力降低，此称为老视，俗称老花眼，可用凸透镜矫正。

（2）瞳孔的调节　瞳孔的大小可以调节进入眼内的光线量。瞳孔调节包括两种反射：一种是看近物时，可反射性地引起双侧瞳孔缩小，这种现象称瞳孔近反射。其意义是调节进入眼内的光线量和减少折光系统的球面像差和色像差，使成像清晰。另一种称瞳孔对光反射，即光线强时瞳孔缩小，光线弱时瞳孔扩大。其意义是调节入眼的光线量，避免视网膜在强光下受到损害，在弱光下增加进入眼内的光线量，以产生清晰的视觉。瞳孔对光反射的中枢在中脑，临床上检查瞳孔对光反射，可以判断中枢神经系统病变的部位、全身麻醉的深浅度及病情的危重程度等。

（3）**眼球会聚** 当双眼注视近物时，发生两眼球内收及视轴向鼻侧聚拢的现象，称为眼球会聚。其意义在于使近物体成像于两眼视网膜的对称点上，不会产生复视。

$$\frac{AB（物体的大小）}{Bn（物体至节点的距离）} = \frac{ab（物像的大小）}{bn（节点至视网膜的距离）}$$

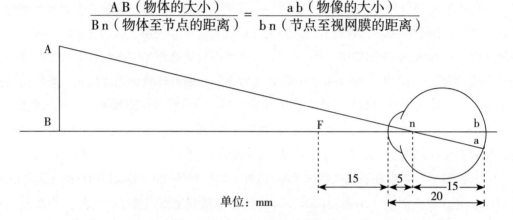

单位：mm

n 为节点，AnB 和 anb 是两个相似三角形。如果物距为已知，就可由物体大小算出物像大小，也可算出此相似三角形对顶角（即视角）的大小

图 11-8　简化眼及其成像情况

3.**眼的折光异常** 当眼球的形态发生改变或折光系统异常，使平行光线不能在视网膜上聚焦成像时，称为眼的折光异常或屈光不正。常见的有近视、远视和散光。

（1）**近视** 由于眼球的前后径过长，或角膜和晶状体的曲率过大，使来自远处物体的平行光线聚焦于视网膜的前方，故视远物模糊。近视眼的矫正方法是佩戴合适的凹透镜，使远处物体的平行光线到眼之前先行发散，然后再通过眼的折光而成像于视网膜上（图 11-9）。

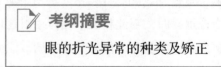

考纲摘要

眼的折光异常的种类及矫正

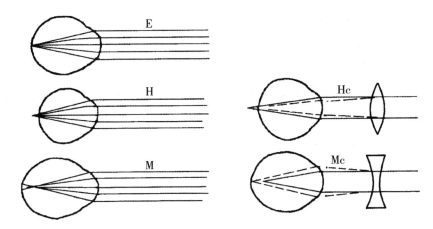

E：正视眼　M：近视眼　H：远视眼

右侧两个图中的虚线表示用适当的矫正透镜后的情况

图 11-9　正视眼、近视眼和远视眼模式图

（2）远视　由于眼球的前后径过短，或折光系统的曲率过小，所形成的物像位于视网膜之后，远视的矫正方法是佩戴合适的凸透镜。

（3）散光　一般指角膜不呈正球面，即角膜表面不同方位的曲率不相等，造成视物不清或物像变形。矫正散光可用柱面镜。

（二）眼的感光功能

来自外界物体的光线，通过眼的折光系统在视网膜上成像，刺激感光细胞，并转变成生物电信号传入中枢，产生感觉。

1. 视网膜的感光换能作用　实验证实，在光线的作用下，视锥细胞与视杆细胞两类感光细胞内部都发生了一系列光化学反应。其中对视杆细胞的光化学反应研究较多，了解得也较深入。

视杆细胞含有感光物质，称视紫红质，它由视黄醛和视蛋白结合而成。视紫红质在光的作用下，分解为视黄醛和视蛋白，同时释放能量，使视杆细胞发生电位变化，产生神经冲动。在感光的过程中，视紫红质不断地分解和合成。强光下，分解大于合成，暗光下，合成大于分解，这是人在暗处能够连续工作的基础。视紫红质在分解和合成过程中，部分视黄醛被消耗，需要维生素 A 补充。若体内维生素 A 缺乏，视紫红质合成减少，会引起暗视觉障碍，称夜盲症。

2. 色觉　辨别颜色是视锥细胞的重要功能。人和绝大多数哺乳动物有三种视锥细胞，分别对蓝、绿、红光刺激最敏感，反应最强。各种颜色的物体映入视网膜时，会使三种视锥细胞的感光色素按不同比例分解，从而产生神经冲动，这样的信息传入脑，就产生不同的色觉。正常视网膜可辨约 150 种不同的颜色。如缺少感红光（或绿光）的视锥细胞，则不能分辨红（绿）色，为红（绿）色盲。完全不能分辨颜色，称全色盲，全色盲较少见。色盲多为遗传性缺陷。色弱主要是对某种颜色的辨别力差，与视神经机能状态和机体健康状态有关。

3. 暗适应与明适应 人长时间在明亮处，当突然进入暗处，起初看不清任何东西，经过一定时间后，视觉敏感度逐渐升高，在暗处的视觉逐渐恢复，这种现象称为暗适应（dark adaptation）。相反，人长时间在暗处，当突然来到明亮处时，最初感到光亮耀眼，不能看清物体，稍待片刻后才能恢复视觉，这一过程为明适应（light adaptation）。

暗适应是人眼在暗处对光的敏感度逐渐提高的过程，该过程主要决定于视杆细胞中视紫红质在暗处再合成的速度。由于在亮处，视杆细胞内的视紫红质大量分解，剩余量很少，突然进入暗处，不能看清物体。在暗处，经过一段时间后，视紫红质合成逐渐增多，对弱光的感受能力增强，暗视觉才逐渐恢复。此过程约需 25～30min。明适应过程较快，通常在几秒内完成。明适应是由于在暗处视杆细胞蓄积了大量的视紫红质，到亮处时遇强光而迅速分解，因而产生耀眼的光感，当视紫红质大量分解后，视锥细胞便发挥在亮光下的感光作用。

4. 视力与视野 视力是指眼分辨两点间最小距离的能力。通常以视角大小为指标。视角是物体两点发射的光线，进入眼球通过节点时，交叉所形成的夹角。夹角越小，视力越好，视力表就是根据这个原理设计的。正常眼能分辨的两点最小视角为 1 分角。此时，在视网膜上形成物像的两点，分别刺激两个视锥细胞，其间还隔着一个未受刺激的视锥细胞，这样即可区分为两点，此时的视力用对数视力表就定为 5.0。

视野是指单眼固定注视正前方一点时，所能看到的范围。一般颞侧与下侧视野大，鼻侧与上侧视野小。各种颜色的视野范围亦不一致，白色最大，黄、蓝、红色次之，绿色最小。用视野计可绘出视野图。检查视野有助于诊断视神经、视网膜和视觉传导路病变。

第二节　前庭蜗器

前庭蜗器（vestibulocochlear organ）又称耳，分外耳、中耳和内耳三部分（图 11-10）。外耳和中耳收集并传导声波，内耳含听觉和位置觉感受器。

一、外耳

外耳（external ear）包括耳廓、外耳道和鼓膜。

（一）耳廓

耳廓（auricle）大部分以弹性软骨为支架，外覆皮肤，富含血管和神经。下部无软骨，仅含结缔组织和脂肪，名为**耳垂**，是临床常用的采血部位。耳廓的中部有深凹的外耳门，向内通外耳道。耳廓有收集声波的作用。

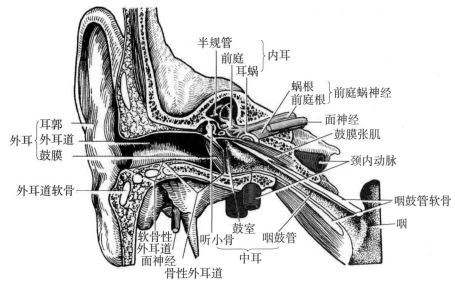

图 11-10 外耳、中耳和内耳

（二）外耳道

外耳道（external acoustic meatus）长约 2.5cm，其外 1/3 为软骨部，内 2/3 为骨部。外耳道是一弯曲的管道，做外耳检查时，向后上方牵拉耳廓，可将外耳道拉直，以便观察鼓膜。外耳道皮肤与软骨膜、骨膜结合紧密，炎性疖肿时疼痛剧烈。外耳道皮肤内含有耵聍腺，可分泌耵聍，有保护作用。

外耳道是声波传导的通道。

（三）鼓膜

鼓膜（tympanic membrane）位于外耳道与鼓室之间，为椭圆形半透明的薄膜，自后上外斜向前内下，与外耳道底成 45°～50° 的倾斜角（图 11-11）。鼓膜呈浅漏斗状，周缘较厚，中心向内凹陷，称鼓膜脐。鼓膜上 1/4 的三角形区为松弛部，此部薄而松弛，在活体呈淡红色。鼓膜下 3/4 为紧张部，坚实而紧张，在活体呈灰白色。鼓膜脐前下方有一个三角

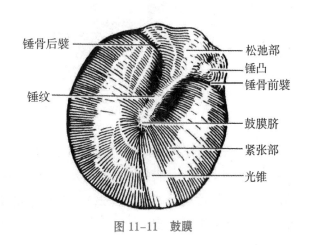

图 11-11 鼓膜

形的反光区，称光锥。当鼓膜内陷时光锥可以变形或消失。

鼓膜能随声波同步振动，将声波不失真地传向中耳。

二、中耳

中耳（middle ear）包括鼓室、咽鼓管、乳突窦和乳突小房。

（一）鼓室

鼓室（tympanic cavity）位于鼓膜与内耳之间，是颞骨内含气的小腔，内衬黏膜。鼓室内侧壁是内耳的外壁，其上部有一卵圆形的孔，称前庭窗，下部有一圆形孔，称蜗窗。蜗窗被第二鼓膜封闭。

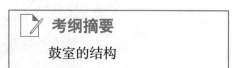

考纲摘要

鼓室的结构

鼓室前壁有咽鼓管通咽，后壁有乳突小房的开口。

鼓室内有三块听小骨，即锤骨、砧骨和镫骨。锤骨居外侧，紧附鼓膜内面，砧骨居中，镫骨在内侧，附于前庭窗的周缘。三块听小骨以关节相连，构成听骨链（图 11-12）。

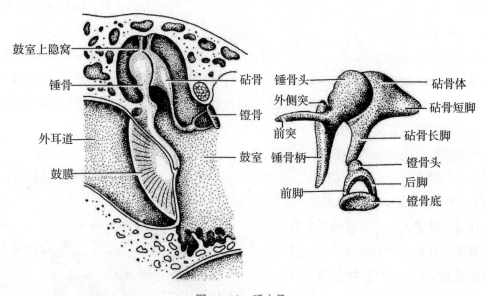

图 11-12 听小骨

当声波引起鼓膜振动时，借听骨链的传导，使镫骨在前庭窗上来回摆动，将声波的振动传至内耳。由于鼓膜的振动面积大，前庭窗的面积小，加上听骨链具有杠杆放大的作用，使声波振动的幅度减小而压强显著增大，提高了传音的效率，以至在安静的情况下，微弱的声音即可被感觉到。

（二）咽鼓管

咽鼓管（auditory tube）是咽与鼓室的通道，可使鼓室内外的气压保持平衡，有利于鼓膜的振动。小儿咽鼓管较成人的粗短，并近水平位，故咽部感染易经此管蔓延至鼓室，引起中耳炎。

（三）乳突窦和乳突小房

乳突窦（mastoidantrum）为鼓室后方的较大腔隙，向前开口于鼓室，向后与乳突小房相通。乳突小房（mastoidaircells）为颞骨乳突内的许多含气小腔，大小、形态不一，互相连通，向前经乳突窦通鼓室。中耳炎症可经乳突窦侵犯乳突小房而引起乳突炎。

（四）声波的传导

声波传入内耳的途径有两条，即空气传导和骨传导。

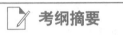

考纲摘要

声波传入内耳的途径

1. 空气传导　声波经外耳道传至鼓膜，再经听骨链和前庭窗传入内耳。如中耳疾患造成鼓膜或听小骨缺损时，声波可经第二鼓膜传入，但听觉敏感度大为减弱。

2. 骨传导　声波直接引起颅骨的振动，使位于颞骨骨质中的耳蜗内淋巴液产生波动。骨传导对正常听觉产生的作用极微。临床常用音叉检查骨传导的存在，以帮助诊断某些耳的疾患。

三、内耳

内耳（internalear）位于鼓室的内侧，埋藏在颞骨岩部的骨质内，由一系列复杂的管道组成，故又称为迷路。迷路分为骨迷路和膜迷路。骨迷

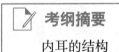

考纲摘要

内耳的结构

路是曲折的骨性隧道，膜迷路是套在骨迷路内的膜性管道，二者之间的间隙充满液体，称外淋巴，膜迷路内的液体称内淋巴。内、外淋巴互不流通（图 11-13）。

（一）骨迷路

骨迷路（bonylabyrinth）分为三部分，由后外向前内依次是骨半规管、前庭和耳蜗，三者彼此相通。

1. 骨半规管（semicircularcanals）　是三个互相垂直的半环形小管，它们都以两个骨脚与前庭相连通，其中一端在近前庭处膨大，称骨壶腹。

2. 前庭（vestibule）　位于骨迷路的中间部分，为略呈椭圆形的腔隙。前庭的前部有一大孔通耳蜗，后部与三个骨半规管相通。前庭的外侧壁上有前庭窗和蜗窗，前庭窗由镫骨底封闭，蜗窗则被第二鼓膜封闭。

3. 耳蜗（cochlea）　位于前庭的前内方，形似蜗牛壳，由蜗螺旋管绕蜗轴盘曲两圈半

而成（图 11-14）。蜗顶朝向前外方，蜗底朝向后内方。自蜗轴发出的骨螺旋板与蜗管一起将蜗螺旋管分隔为上部的前庭阶（通前庭窗）和下部的鼓阶（通蜗窗）。前庭阶与鼓阶在蜗顶处借蜗孔相通。

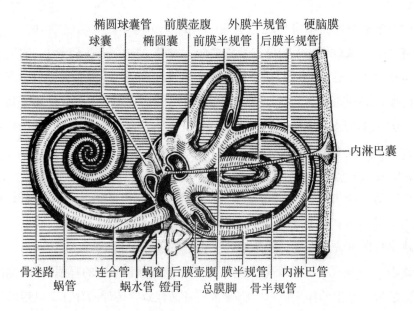

图 11-13　内耳模式图

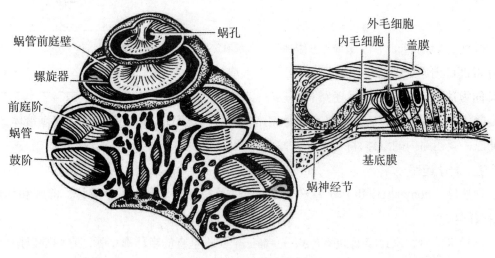

图 11-14　耳蜗切面示意图

（二）膜迷路

膜迷路分为膜半规管、椭圆囊、球囊和蜗管，它们之间相互连通。

1. 膜半规管（semicircularducts）　位于骨半规管内。在骨壶腹内有膨大的膜壶腹，壁上有壶腹嵴。壶腹嵴呈嵴状突入壶腹内，表面覆以属于感觉上皮的毛细胞，其纤毛细长，伸入圆顶状的壶腹帽内。**壶腹嵴**是位觉感受器，当机体作任何方向旋转时，引起半规管中的内淋巴惯性运动，发生壶腹帽的倾倒，从而刺激毛细胞，兴奋通过前庭神经传入脑，产生旋转运动的感觉，并引起姿势反射以维持身体平衡。

2. **椭圆囊（utricle）和球囊（saccule）** 是位于前庭内两个相互连通的小囊。椭圆囊较大，与三个膜半规管相通，球囊较小，与蜗管相通。椭圆囊和球囊壁上有互为垂直的椭圆囊斑和球囊斑。**囊斑**的上皮亦为毛细胞。**椭圆囊斑和球囊**亦是位觉感觉器，能感受直线变速运动的刺激及头部的位置觉。当人体在各方向做直线变速运动时，使毛细胞的纤毛发生位移，于是，毛细胞受刺激兴奋，产生神经冲动沿前庭神经传入脑。机体在感受位觉的同时，还引起姿势反射，维持身体平衡。

前庭的位觉感受器过于敏感或受到过强、过长的刺激时，会引起恶心、呕吐、眩晕、出汗等反应，如晕车、晕船等。

3. **蜗管** 连于骨螺旋板外缘，自蜗底盘至蜗顶。蜗管断面呈三角形，上壁称前庭膜，下壁称基底膜。基底膜上有听觉感受器，称螺旋器（又称Corti's器）。螺旋器主要由毛细胞和盖膜等组成。毛细胞表面有纤毛，称听毛，盖膜呈胶质状，覆盖在听毛的上方（图11-14）。

当声波通过听骨链到达前庭窗时，通过前庭阶外淋巴振动，引起基底膜上螺旋器振动，使螺旋器毛细胞上的听毛与盖膜的相对位置发生变化，毛细胞因此受刺激而引起电位变化，产生神经冲动，传入大脑皮质的听觉中枢，产生听觉。

耳蜗还能区别不同的音调。音调的高低是由声波的频率决定的。耳蜗对不同频率声波的分析，目前用行波学说来解释。声波传入内耳引起基底膜振动，是以行波的方式由耳蜗底端向蜗顶传播，就像抖动一端固定的绸带，形成行波向远端传播一样。这样，高频率声波引起近蜗底处基底膜产生共振的振幅最大，而声波频率愈低，最大振幅出现的部位愈靠近蜗顶。不同的声波频率会引起基底膜相应区域产生共振，其螺旋器因此受刺激而兴奋，当大脑皮层分析这些传入的信息时，就会产生不同的音调感觉。

第三节 皮 肤

皮肤（skin）覆盖体表，成年人的皮肤表面积约有 $1.2 \sim 2m^2$，是人体最大的器官。皮肤具有保护、吸收、排泄、感受刺激和调节体温等多种功能。

一、皮肤的结构

皮肤由表皮和真皮构成（图11-15）。

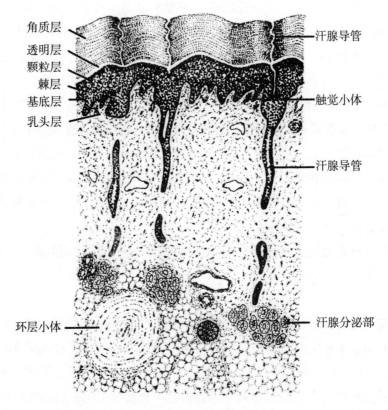

角质层
透明层
颗粒层
棘层
基底层
乳头层

汗腺导管
触觉小体
汗腺导管
汗腺分泌部
环层小体

图 11-15　手指掌面皮肤

（一）表皮

表皮（epidermis）为皮肤的浅层，由角化的复层扁平上皮构成，厚薄不一，上皮细胞间有丰富的游离神经末梢。表皮从基底到表面可分为五层：

1. 基底层　借基膜与深部的真皮相连，是一层低柱状细胞，有较强的分裂增殖能力。基底细胞之间有少量黑素细胞，能产生黑色素，吸收和散射紫外线，保护皮肤免受辐射损伤。

2. 棘层　由 4～10 层多边形细胞组成。

3. 颗粒层　由 3～5 层梭形细胞组成。细胞质内有粗大的透明角质颗粒。

4. 透明层　由数层扁平细胞组成。细胞质呈均质透明状，细胞核已消失。

5. 角质层　由数层至数十层扁平的角化细胞组成。细胞内充满干硬的角蛋白，是已完全角化的死细胞。角蛋白耐酸碱，抗摩擦。

上皮细胞由基底层细胞不断分裂增殖，新生的细胞向浅层推移，角质层靠近表面的细胞逐渐脱落，成为皮屑。

（二）真皮

真皮（dermis）位于表皮深面，由致密结缔组织构成，可分为乳头层和网织层。

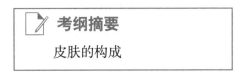

考纲摘要

皮肤的构成

1.乳头层　较薄，紧邻表皮基底层。结缔组织呈乳头状突向表皮，称真皮乳头。真皮乳头使表皮与真皮的接连面积扩大，增强了牢固性。乳头层纤维细密，有丰富的血管、游离神经末梢和触觉小体。

2.网织层　较厚，在乳头层的深部。结缔组织纤维粗大，密集成网，使皮肤具有较强的韧性和弹性。网织层内含有许多细小的血管和神经，以及毛囊、皮脂腺、汗腺和环层小体。

临床常用的皮内注射就是把极少量药物注入表皮与真皮乳头层之间，药物的吸收较慢，主要用于药物过敏试验和预防接种。

（三）皮下组织

皮下组织即浅筋膜，由疏松结缔组织和脂肪组织构成。皮下组织不属于皮肤的组成部分。皮下组织含较大的血管、淋巴管和神经，毛囊和汗腺也常延伸到此层中。

皮下注射即把少量药物注入皮下组织内，液体在组织间隙弥散，迅速达到药效。

二、皮肤的附属器

（一）毛发

毛发分为毛干和毛囊两部分，伸入皮肤外面的部分叫毛干，埋入皮肤内的称毛根。毛根周围包有由上皮和结缔组织构成的毛囊。毛根和毛囊的下端合为一体，称毛球，是毛的生长点。毛球底部凹陷，有富含血管的结缔组织突入，称毛乳头。毛的一侧有斜行的平滑肌束，称立毛肌，收缩时使毛发竖直（图11-16）。

（二）皮脂腺

皮脂腺位于毛囊与立毛肌之间，分泌皮脂，导管开口于毛囊。

（三）汗腺

汗腺是盘曲的单管状腺，分泌部盘曲成团，位于真皮和皮下组织内。导管细长，开口于皮肤表面。汗腺分泌在调节体温上起重要作用。

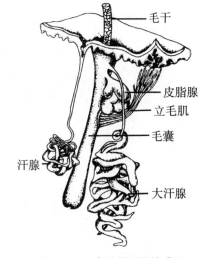

图 11-16　皮肤附属器模式图

腋窝、阴部的皮肤，含有一种大汗腺，分泌黏稠的乳状液，经细菌分解后产生特别的气味，俗称狐臭。

（四）指（趾）甲

指（趾）甲位于指（趾）远端的背面，由排列紧密的表皮角质层形成。甲的外露部分叫甲体，甲体近端埋入皮肤形成的深凹内，叫甲根，甲体两侧与皮肤之间的沟，叫甲沟。

复习与思考

一、选择题

A1 型题：每一道考试题下面有 A、B、C、D、E 五个备选答案，请从中选择一个最佳答案。

1. 属于眼球纤维膜的结构是（　　　　）

    A. 虹膜　　　　　　　　B. 脉络膜　　　　　　　C. 巩膜

    D. 视网膜　　　　　　　E. 睫状体

2. 辨色、对光分辨最敏锐的部位在（　　　　）

    A. 视神经乳头　　　　　B. 睫状体　　　　　　　C. 视网膜周边

    D. 中央凹　　　　　　　E. 双极细胞

3. 听觉感受器是（　　　　）

    A. 壶股嵴　　　　　　　B. 螺旋器　　　　　　　C. 球囊斑

    D. 椭圆囊斑　　　　　　E. 鼓膜

4. 具有感受强光和辨色能力的是（　　　　）

    A. 视锥细胞　　　　　　B. 视杆细胞　　　　　　C. 双极细胞

    D. 节细胞　　　　　　　E. 视细胞

5. 临床上检查成人鼓膜时，需将耳廓拉向（　　　　）

    A. 后上　　　　　　　　B. 前上　　　　　　　　C. 下

    D. 后下　　　　　　　　E. 外

6. 造成白内障的主要原因是（　　　　）

    A. 房水循环障碍　　　　B. 眼内压增高　　　　　C. 晶状体混浊

    D. 晶状体弹性下降　　　E. 屈光力下降

7. 瞳孔位于（　　　　）

    A. 虹膜　　　　　　　　　B. 脉络膜　　　　　　　C. 巩膜

    D. 视网膜　　　　　　　　E. 睫状体

8.看近物时，使晶状体变厚的主要原因是（　　）

   A.睫状小带收缩　　　　　　B.睫状肌收缩　　　　C.晶状体收缩

   D.瞳孔括约肌收缩　　　　　E.眼球外肌收缩

B1 型题：以下提供若干组考题，每组考题共用在考题前列出的 A、B、C、D、E 五个备选答案，请从中选择一个与问题关系最密切的答案。某个备选答案可能被选择一次、多次或不被选择。

（9 ～ 10 题共用备选答案）

   A.脉络膜　　　　　　　　　B.巩膜　　　　　　　C.睫状体

   D.视网膜　　　　　　　　　E.晶状体

9.属于眼纤维膜的结构是（　　）

10.有折光作用的是（　　）

（11 ～ 13 题共用备选答案）

   A.椭圆囊　　　　　　　　　B.咽鼓管　　　　　　C.耳蜗

   D.听小骨　　　　　　　　　E.鼓膜

11.属于外耳的结构是（　　）

12.属于膜迷路的结构是（　　）

13.属于骨迷路的结构是（　　）

二、名词解释

1.盲点　2.螺旋器　3.前房角

三、简答题

1.光线到达视网膜的视细胞要经过哪些结构？

2.简述房水产生及循环途径。

3.试用箭头表示声波传至螺旋器的途径。

4.何为皮内注射和皮下注射？

扫一扫，知答案

343

扫一扫，看课件

第 十 二 章

内分泌系统

【学习目标】

1. 掌握：激素的概念和化学分类；生长素、甲状腺激素、糖皮质激素的作用；胰岛素的生理作用及分泌调节。

2. 熟悉：内分泌系统的基本组成；腺垂体分泌的激素；神经垂体释放的激素；下丘脑－腺垂体－甲状腺轴的活动及其调节；下丘脑－腺垂体－肾上腺皮质轴。

3. 了解：激素的作用机制；下丘脑－神经垂体系统与下丘脑－腺垂体系统；甲状腺激素的生物合成、储存、释放、运输与代谢；催乳素、甲状旁腺激素、降钙素、胰高血糖素的生理作用；盐皮质激素和肾上腺髓质激素的生理作用及分泌调节。

4. 能说出由于激素分泌异常引起的常见内分泌系统疾病。

内分泌系统由内分泌腺和内分泌细胞组成。内分泌腺包括：垂体、甲状腺、甲状旁腺、肾上腺、胰岛、性腺和松果体等；内分泌细胞分散存在于某些器官之内，如胃肠道黏膜、脑、肾、心、肺、睾丸内的间质细胞，卵巢内的卵泡和黄体等（图12-1）。内分泌腺或内分泌细胞的分泌物称为激素（hormone）。激素直接进入血液或淋巴中，随血液循环运送到全身，影响靶器官的活动，与神经调节共同构成神经－体液调节，从而调节机体各项生理功能，维持机体内环境的相对稳定。

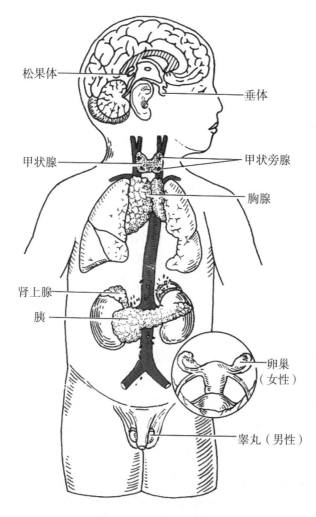

图 12-1 内分泌系统概观

第一节 概 述

激素是由内分泌腺或内分泌细胞合成与分泌，经体液在细胞之间传递调节信息的高效能生物活性物质。同一个内分泌腺可以合成和分泌多种激素，如腺垂体；同一种激素又可由多部位组织细胞合成和分泌，如生长抑素分别可在下丘脑、甲状腺、胰岛等部位合成和分泌。

内分泌系统通过激素发挥作用，内分泌腺和内分泌细胞合成和分泌的激素很多，尤其是内分泌细胞分泌的激素多达百余种。激素对机体整体功能的调节作用可分为几个方面：①维持机体稳态。激素与神经系统、免疫系统相互协调，共同调节机体的各项生理功能，维持机体理化性质的相对稳定，适应环境变化。②调节新陈代谢。多数激素都参与物质代谢和能量代谢，维持机体的物质和能量的平衡。③促进生长发育。多种激素可促进组织细胞生长、增殖、分化和成熟等过程，进而确保各个器官的正常发育和功能活动。④调节生殖过程。有些激素可促进生殖器官的正常发育和生殖细胞的形成，辅助妊娠、分娩、泌乳等顺利进行。

一、激素的分类

激素按化学结构可分为肽类和蛋白质激素（peptide and protein hormones）、胺类激素（amine hormones）和脂类激素（lipid hormones）三大类。

（一）肽类和蛋白质激素

种类最多，分布范围最广，储存在细胞内的高尔基复合体内，需要时以出胞形式分泌，分子量大，属于亲水激素，在血液中主要以游离形式存在。主要有下丘脑调节性多肽、神经垂体激素、腺垂体激素、胰岛素、甲状旁腺激素、降钙素及消化道激素等。

（二）胺类激素

为氨基酸的衍生物，属于儿茶酚胺类的肾上腺素等激素亲水性强，分泌前先储存，需要时再释放；而甲状腺激素则为脂溶性的激素。

（三）脂类激素

脂类激素指的是以脂类为原料合成的激素，包括类固醇激素（teroid hormones）和脂肪酸的衍生物甘烷酸类（eicosanoids）激素。

1. **类固醇激素** 此类激素由肾上腺皮质和性腺分泌，因其前体都是类固醇而得名。如皮质醇、醛固酮、雌激素、孕激素、雄激素及胆钙化醇等。激素的分子量小，以胆固醇酯的形式，边合成边释放，在合成的过程中完成对自身分泌的调节。在肾脏产生的1，25-二羟维生素 D_3 也是类固醇激素，又称钙三醇（calcitriol）。

2. **甘烷酸类** 包括前列腺素（PG）、血栓素类（TX）和白细胞三烯类（LT）等。几乎所有的组织细胞都能合成此类激素，其中前列腺素的种类最多，作用复杂。

二、激素作用的一般特征

（一）激素的作用方式

一般说来，激素主要经血液或组织液运输到远隔的细胞组织发挥调节作用。接受激素信息而发挥作用的细胞、组织和器官，分别称为靶细胞（target cell）、靶组织（target tissue）或靶器官（target organ）。目前认为，激素的作用方式包括以下几种：

1. **远距分泌** 大多数激素经血液运输到远距离的靶细胞、靶组织，如肾上腺素、生长激素等。

2. **旁分泌** 有些激素经组织液扩散到邻近部位的靶细胞，如胃肠激素。

346

3. **自分泌** 有些激素在局部扩散又返回作用于该内分泌细胞而发挥反馈作用，如生长激素释放激素。

4. **神经分泌** 神经细胞合成的神经激素通过轴浆的流动到末梢释放，经血液循环，再作用于靶细胞，如下丘脑分泌的多种调节肽。

5. **腔分泌** 激素直接释放到体内的管腔而发挥作用，如胃肠激素。

（二）激素作用的一般特征

1. **信使作用** 激素将其携带的"生物信息"传递给相应的靶细胞，调节其固有的生理生化反应，起着信息传递的作用。但一般激素不能使细胞产生新的功能或反应。

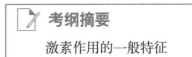

考纲摘要

激素作用的一般特征

2. **特异作用** 激素释放入血液，被运送到全身各个部位，只选择性地作用于某些器官、组织和细胞，此种特性称为激素作用的特异性。激素作用的特异性与靶细胞上存在能与该激素特异性结合的受体有关。各种激素的作用范围差异较大，主要由于受体分布的差异性。激素作用的特异性并不绝对，有些激素与受体的结合可有交叉现象。

3. **高效作用** 激素在血中的浓度很低，一般在 nmol/L 水平，甚至在 pmol/L 数量级。利用放射免疫测定法，可以测到纳克（ng，10^{-9}），甚至皮克（pg，10^{-12}）一级。激素含量甚微，但作用显著。激素与受体结合后，细胞内发生一系列酶促反应，效应逐级放大，形成一个高效生物放大系统。

4. **相互作用** 多种激素共同参与某一生理活动的调节时，不同激素之间往往存在着协同作用或拮抗作用，这对维持其功能活动的相对稳定极为重要。例如：生长激素、肾上腺素、糖皮质激素及胰高血糖素，都能升高血糖；相反，胰岛素则能降低血糖，对上述激素的升糖效应有拮抗作用。有些激素本身并不能直接对某些组织细胞产生生物效应，然而它的存在可使另一种激素的作用明显增强，是另一种激素发挥效应的基础，即对另一种激素的效应起支持作用，这种现象称为允许作用（permissive action）。

激素间相互作用的发生机制很复杂，可发生在激素作用的各个环节。

三、激素的作用机制

激素作为信息物质，在血中的浓度极低，和靶细胞的相应受体识别与结合后，产生一系列生物效应，大致可分为受体识别、信号转导、细胞反应、效应终止 4 个连续性环节。含氮类激素（即肽类和蛋白质激素、胺类激素）与类固醇（如脂类激素）的作用机制不同，随着分子生物学的研究进展，激素作用机制的学说和相关理论得到不断完善和深入。

（一）含氮激素的作用机制——第二信使学说

第二信使学说中激素作为第一信使，与靶细胞膜上的相应受体结合后，激活膜内的腺苷酸环化酶，在细胞内产生 cAMP。而 cAMP 作为第二信使，激活蛋白激酶 A（PKA），催化细胞内各种底物的磷酸化反应，引起细胞各种生物效应，如腺细胞分泌、肌细胞收缩、细胞膜通透性改变，以及细胞内各种酶促反应等。第二信使除了 cAMP 外，cGMP、三磷酸肌醇、二酰甘油及 Ca^{2+} 等均可作为第二信使。而在所激活的细胞内起关键作用的蛋白激酶，除了蛋白激酶 A（PKA），还有蛋白激酶 C（PKC）及蛋白激酶 G（PKG）等。在细胞膜还发现一种在膜受体与膜效应器酶（如腺苷酸环化酶与磷脂酶 C）之间起偶联作用的调节蛋白，通过鸟苷酸结合蛋白（G 蛋白）偶联膜受体介导跨膜信息传递过程。

鸟苷酸结合蛋白，简称 G 蛋白，由 α、β 和 γ 三个亚单位组成。当激素与受体结合时，活化的受体便与 G 蛋白的 α 亚单位结合，并促使其与 β、γ 亚单位脱离，进而对效应器酶（如腺苷酸环化酶）起激活或抑制作用。三磷酸肌醇和二酰甘油的信息传递系统有些含氮激素的作用并不以 cAMP 为第二信使传递激素信息，如胰岛素、催产素、催乳素、某些下丘脑调节肽和生长因子等。这些激素作用于膜受体后，引起细胞膜磷脂酰肌醇转变为三磷酸肌醇和二酰甘油（DG），并导致胞浆中 Ca^{2+} 浓度升高。Ca^{2+} 与细胞内的钙调蛋白（CaM）结合，可激活蛋白激酶 C，促进蛋白质或酶的磷酸化。DG 的作用是能在 Ca^{2+} 的存在下激活蛋白激酶 C，PKC 与 PKA 一样，激发细胞生物反应，使多种蛋白质或酶发生磷酸化，进而调节细胞的功能活动。

（二）类固醇激素的作用机制——基因表达学说

类固醇激素的分子小，为脂溶性，可透过细胞膜进入细胞。进入细胞之后，激素先与细胞质内的受体结合，形成激素-受体复合物。受体蛋白发生构型变化，获得进入核内的能力，与核受体结合后，发挥调控 DNA 的转录过程、生成新的 mRNA、诱导蛋白质合成、引起相应的生物效应的作用。另有些激素（如雌激素、孕激素与雄激素）进入细胞后，可直接穿越核膜，与相应的核受体结合，调节基因表达。甲状腺激素虽属含氮激素，但其作用机制却与类固醇激素相似，它进入细胞内，直接与核受体结合，调节转录过程。廿烷酸类多作为局部激素或细胞内信使，通过膜受体或细胞内受体发挥作用。

由此可见，激素作用机制比较复杂。含氮激素是通过第二信使传递机制，类固醇激素则是通过调控基因表达而发挥作用的。含氮激素也可以通过 cAMP 调节转录过程。有些肽类和蛋白质激素可通过表面受体介导进入细胞，并转位于核内调节基因表达；相反，有些类固醇激素也可作用于细胞膜上，引起一些非基因效应。另外，激素产生的调节效应要及时终止，才能保证靶细胞不断接受新信息，适时产生精确的调节效应，与神经系统和免疫系统共同维持机体的稳态。

第二节 下丘脑与垂体

下丘脑位于丘脑的下方，第三脑室的两侧，是间脑的一小部分。下丘脑与垂体联系十分密切。下丘脑的一些神经元既具有内分泌细胞的作用，分泌神经激素，又保持着典型的神经细胞的功能，这种现象被称为神经内分泌。它们可将从大脑或中枢神经系统其他部位传来的神经信息转变为激素的信息，起着换能神经元的作用，从而以下丘脑为枢纽，把神经调节和体液调节联系起来。

一、下丘脑的内分泌功能

下丘脑与腺垂体之间没有直接的神经结构联系，但存在独特的血管网络，即垂体门脉系统（hypophyseal portal system）。这种血管网络可经局部血流而无须经过体液循环直接实现下丘脑与腺垂体之间的双向沟通。

（一）垂体门脉系统

垂体主要由垂体上动脉和垂体下动脉供给血液。垂体上动脉从基底动脉环发出后，进入结节部和漏斗柄，然后分支，最后在漏斗处形成毛细血管网。由正中隆起和漏斗柄的毛细血管网（第一级毛细血管）汇集为若干条小静脉，小静脉下行至腺垂体前部，在脑垂体前部再一次分成毛细血管网（第二级毛细血管），上述的小静脉即垂体门脉。第二级毛细血管网再汇合为垂体静脉，垂体静脉出腺垂体后，即汇入邻近的静脉。下丘脑的神经分泌细胞的轴突末梢与门脉系统的第一级毛细血管网接触，这样轴突末梢释放的神经激素就可通过毛细血管进入门脉系统内，神经激素再从第二级毛细血管网透出而作用于腺垂体分泌细胞。经过垂体门脉就完成了下丘脑 – 垂体之间激素的运送，从而把下丘脑和垂体联系起来（图12-2）。

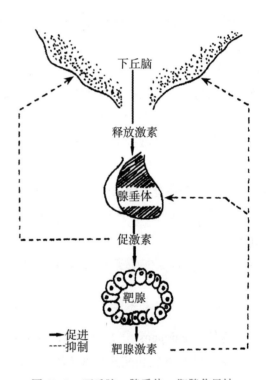

图 12-2 下丘脑 – 腺垂体 – 靶腺作用轴

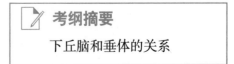

考纲摘要

下丘脑和垂体的关系

（二）下丘脑神经内分泌细胞分泌的调节肽

在下丘脑基底部存在"促垂体区"（主要包括正中隆起、弓状核等核团），此区的小神经元分泌，经垂体门脉到达腺垂体并调节其分泌的肽类

考纲摘要

下丘脑调节肽名称

物质，统称下丘脑调节肽（hypothalamic regulatory peptides，HRP）。下丘脑共分泌九种调节肽，已分离纯化的有五种称为激素，其他四种称为因子。现分述如下：

1. 促甲状腺释放激素（TRH） 是一种三肽，它主要促进腺垂体分泌促甲状腺素（TSH），后者促进甲状腺分泌甲状腺激素，形成下丘脑－腺垂体－甲状腺轴。

2. 促性腺激素释放激素（GnRH） 是一种十肽，主要促进腺垂体分泌卵泡刺激素（FSH）和黄体生成素（LH）。FSH 和 LH 再促进男、女性腺生成精子和卵子，以及分泌雄、雌性激素，形成下丘脑－腺垂体－性腺轴。

3. 生长抑素（GHRIH） 是一种十四肽，主要抑制腺垂体分泌生长素，还能抑制 FSH、LH、TSH 等的分泌。此外，由于来自胃肠道内分泌细胞，它对胰岛素、胰高血糖素及胃肠道内分泌激素都有抑制作用。

4. 促肾上腺皮质释放激素（CRH） 它是含 41 个氨基酸的肽类激素，可促进腺垂体分泌促肾上腺皮质激素（ACTH），形成下丘脑－腺垂体－肾上腺皮质轴。

5. 生长素释放激素（GHRH） GHRH 包含三种，分别由 44、40 与 37 个氨基酸组成，仅有促进腺垂体分泌生长素的作用，无垂体外作用。

6. 催乳素释放因子（PRF）和催乳素释放抑制因子（PIF） 促进和抑制催乳素的因子。

7. 促黑色素细胞激素释放与抑制释放因子 调节腺垂体分泌黑色素细胞激素。

二、垂体的基本结构

垂体（hypophosis）是身体内最复杂的内分泌腺。垂体位于颅底蝶鞍上方的垂体窝内，通过漏斗柄与下丘脑相连。垂体很小，重量不到 1g。女性的垂体较男性稍大。垂体大致可以分为腺垂体和神经垂体两部分（图 12-3）。

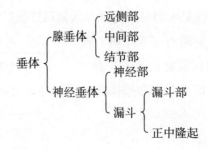

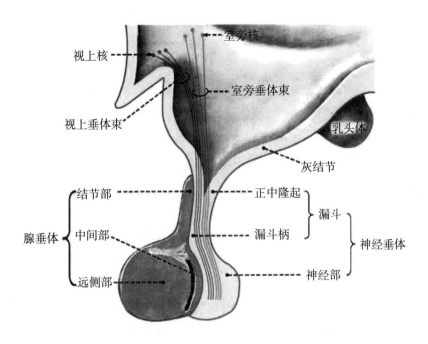

图 12-3　下丘脑和垂体

三、垂体分泌的激素

（一）腺垂体

　　腺垂体的主要部分，即远侧部（垂体前叶）是体内十分重要的高位内分泌腺。其中的腺上皮细胞根据对染料的反应不同，可分为嗜酸性、嗜碱性和嫌色性三类腺细胞。分泌的激素可分为四类：

> **考纲摘要**
>
> 腺垂体和神经垂体激素

1. 生长激素（GH）

　　（1）生物作用　GH 的主要作用是促进全身的生长发育。对机体各器官作用广泛，尤其对骨骼、肌肉和内脏器官的作用；还可调节物质代谢；同时参与机体应激反应与免疫调节等。

　　1）促进生长　机体的生长发育受多种激素的调节，GH 起关键作用。在 GH 的作用下，主要由肝脏产生生长素介质，经血液循环作用于软骨，加速软骨细胞蛋白质合成、增加软骨胶原组织、

> **考纲摘要**
>
> 生长激素的作用及其调节

促进软骨细胞分裂，使软骨生长，软骨骨化后即变成骨。GH 对肝细胞、骨骼肌细胞和成纤维细胞也有类似的作用，但对脑的生长、发育没有影响。幼年时期由于 GH 分泌不足，导致生长缓慢，身材矮小，但智力正常，称为侏儒症。若幼年时 GH 分泌过多，则使身材

发育过于高大，形成巨人症；如果成年后 GH 分泌过多，会刺激肢端扁骨和短骨增生，出现肢端肥大症，表现为手大、鼻宽、下颌突出、脚大等肢体末端增大，同时会有肝、肾等内脏器官也过分增大。

2）调节代谢　GH 能促进蛋白质合成，加速脂肪分解，加强糖的合理利用，由糖提供能量转向由脂类提供能量。GH 通过加速 DNA、RNA 的合成，促进蛋白质的合成；同时促进脂肪分解，供应能量，因而使组织脂肪减少，特别使肢体中的脂肪减少；生理水平的 GH 能刺激胰岛 B 细胞分泌胰岛素，间接加强对葡萄糖的利用。

另外 GH 还能刺激 B 淋巴细胞产生抗体，提高自然杀伤细胞和巨噬细胞的活性，参与免疫调节；在应激反应时，GH 分泌也增加。

（2）分泌调节　GH 的分泌受下丘脑分泌的 GHRH 和 GHRIH 的双重调节。一般情况下，GHRIH 对 GH 的分泌占优势，起经常性的作用，而 GHRIH 主要在应激等刺激引起 GH 分泌过多时才抑制 GH 的分泌。GH 对下丘脑和腺垂体也存在负反馈调节作用。

此外 GH 的分泌还受到睡眠及血中糖和氨基酸含量等多种因素的影响。饥饿、运动、低血糖、应激等都能刺激 GH 分泌增多，尤其是低血糖刺激 GH 分泌效应最显著，血糖增高会抑制 GH 分泌；高蛋白饮食可引起 GH 分泌。

2. 催乳素（PRL）

（1）生物作用　除促进乳腺的分泌和性腺发育外，还参与应激反应和免疫调节。

PRL 可促进乳腺发育，发动并维持泌乳，能促进乳汁中的酪蛋白、乳糖和脂肪等物质的合成；实验表明小剂量的 PRL 可促进卵巢雌激素和孕激素的合成，大剂量则起抑制作用。高催乳素血症时，女性会出现闭经溢乳综合征，男性则出现睾酮合成减少，精子生成减少，造成不育症；应激反应时 PRL 是腺垂体分泌的重要激素之一；PRL 还可通过协同一些细胞因子，增加抗体产量，参与免疫调节。

（2）分泌调节　PRL 的分泌受下丘脑分泌的 PRF 和 PIF 的双重调控，同时血中 PRL 的浓度也会对下丘脑和腺垂体起负反馈调节作用。另外雌激素、甲状腺激素等也影响 PRL 的分泌。

3. 促黑（素细胞激）素（MSH）　使皮肤黑色素细胞合成黑色素。

4. 促激素　即各种促进其他内分泌腺分泌活动的激素，包括促肾上腺皮质激素、促甲状腺激素和促性腺激素等（详细见后面相关内容）。

（二）神经垂体

神经垂体即垂体后叶，实际上是由下丘脑的神经组织延伸而成，分神经部和漏斗两部分。神经垂体内不含腺细胞，不能合成激素，但可以贮存和释放分别由下丘脑的视上核和室旁核分泌的抗利尿激素和催产素。

1. 加压素（VP）　又称抗利尿激素（ADH），可使血压升高，尿量减少，详细作用机制见循环系统和泌尿系统。

2. 催产素（OXT）

（1）生物作用　OXT有刺激乳腺和子宫的双重作用，以刺激乳腺的作用为主。OXT作用于乳腺周围的肌上皮细胞，加强收缩促进贮存于乳腺中的乳汁排出，并能维持乳汁的分泌；OXT可促进子宫平滑肌收缩，尤其是妊娠的子宫作用更强，加速分娩，雌激素可增强子宫平滑肌对OXT的敏感性；临床上，在产后用OXT，使子宫强烈收缩，减少产后流血。

（2）分泌调节　OXT的分泌调节属于典型的神经-内分泌调节，表现在婴儿吸吮乳头的射乳反射，焦虑、烦躁、紧张等都可抑制泌乳。分娩时胎儿对子宫颈的机械性扩张，引起正反馈机制促进OXT的分泌，加强子宫平滑肌收缩，加速分娩。

第三节　甲状腺

一、甲状腺的基本结构

甲状腺（thyroid gland）重15～25g，是人体内最大的内分泌腺。甲状腺形如"H"，分为左、右两个侧叶，中间以峡部相连（图12-4）。侧叶贴附在喉下部和气管上部的侧面，上达甲状软骨中部，下端至第6气管软骨环。后方平对第5～7颈椎高度，峡部多位于第2～4气管软骨环的前方。有时自峡部向上伸出一个锥状叶，长者可上至舌骨。甲状腺悬韧带使甲状腺的两个侧叶内侧和峡部连于甲状软骨、环状软骨和气管软骨环，使甲状腺固定于喉和气管壁上。当吞咽时，甲状腺可随喉的活动而上下移动。

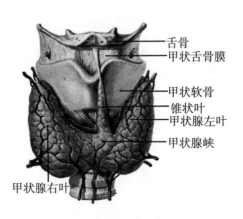

图 12-4　甲状腺的前面观

甲状腺由许多滤泡组成，滤泡上皮细胞为单层立方上皮，能合成甲状腺激素（thyroid

hormones，TH），并以胶状质的形式储存于滤泡腔中；甲状腺滤泡旁细胞（parafollicular cell，或称 C 细胞，clear cell）能合成和分泌降钙素（calcitonin，CT）。

二、甲状腺激素的代谢

甲状腺激素有甲状腺素（thyroxin，或四碘甲腺原氨酸，T_4）和三碘甲腺原氨酸（T_3）两种，分别约占分泌总量的 93% 和 7%，但 T_3 的生物活性约是 T_4 的 5 倍，且引起生物效应的潜伏期短。它们是以碘和酪氨酸为原料在甲状腺腺细胞内合成。甲状腺腺细胞有很强的摄取碘的能力。甲状腺含碘总量约 8000μg，占全身含碘量的 90%，临床把甲状腺摄取放射性碘（^{131}I）的能力作为常规检查甲状腺功能的方法之一。

碘离子被摄入甲状腺腺泡上皮细胞后，在过氧化酶的作用下，迅速氧化为活化碘，然后经碘化酶的作用使甲状球蛋白中的酪氨酸残基碘化，生成一碘酪氨酸（MIT）和二碘酪氨酸（DIT）。再在缩合酶的作用下，将它们缩合成 T_4 或 T_3。这样，含有四种酪氨酸残基的甲状球蛋白贮存在滤泡腔内。甲状腺受到 TSH 的作用，释放甲状腺激素时，腺上皮细胞先通过吞饮作用把滤泡腔内的甲状球蛋白吞入腺细胞，在溶酶体蛋白水解酶的作用下，使甲状球蛋白分解，解脱下来的 T_4 和 T_3 因能抗拒脱碘酶的作用，分子又小，可以透过毛细血管进入血液循环。T_4 释放入血后，一部分与血浆蛋白结合，另一部分则呈游离状态在血中运输，两者之间可以互相转变，维持 T_4、T_3 在血液中的动态平衡，因为只有游离型，才能进入细胞发挥作用。T_3 释放入血后，因为与血浆蛋白的亲和力小，主要以游离型存在。每天约有 50% 的 T_4 脱碘转变为 T_3，故 T_3 的作用不容忽视。

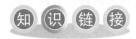

碘和甲状腺疾病

碘和甲状腺疾病的关系密切。碘缺乏引起单纯性甲状腺肿、克汀病、甲状腺结节。长期碘缺乏使得 TH 分泌减少，腺垂体分泌促甲状腺激素（TSH）增多，引起代偿性甲状腺增生。碘摄入过多会引起甲状腺炎等。

三、甲状腺激素的生理作用

甲状腺激素的生物学作用主要有下列三方面：

（一）促进生长发育

甲状腺激素促进生长发育作用最明显是在婴儿时期，在出生后头四个月内影响最大。它主要促进骨骼、脑和生殖器官的生长发育。先天性或

 考纲摘要
甲状腺激素的生物学作用

幼年时缺乏甲状腺激素，引起呆小病。呆小病患者的骨生长停滞而身材矮小；脑发育不全而智力低下；性器官发育不成熟。

（二）调节新陈代谢

1. 增强能量代谢　　甲状腺激素可提高大多数组织的耗氧率，增加产热效应。甲状腺素使基础代谢率增高，1mg 的甲状腺素可增加产热 4200kJ。甲状腺功能亢进患者的基础代谢率可增高 35% 左右；而功能低下患者的基础代谢率可降低 15% 左右。

2. 调节物质代谢

（1）蛋白质代谢　　在正常情况下 TH 主要是促进蛋白质合成，特别是使骨、骨骼肌、肝等蛋白质合成明显增加，这对幼年时的生长、发育具有重要意义。但甲状腺激素分泌过多，会使蛋白质，尤其是骨骼肌的蛋白质大量分解，而导致消瘦无力。

（2）糖代谢　　甲状腺激素有促进糖的吸收，肝糖原分解的作用，同时它还能促进外周组织对糖的利用，加速糖代谢速率。

（3）脂肪代谢　　促进脂肪的合成与分解，加速脂肪代谢率。

（三）影响器官系统功能

甲状腺激素对一些器官的活动也有重要的作用。它对维持神经系统的兴奋性有重要的意义；可直接作用于心肌，促进肌质网释放 Ca^{2+}，使心肌收缩力增强，心率加快；作用于消化系统，使肠蠕动加强，食欲增加等。

四、甲状腺功能的调节

（一）下丘脑 – 腺垂体 – 甲状腺功能轴

下丘脑神经内分泌细胞分泌 TRH，促进腺垂体分泌 TSH。TSH 是调节甲状腺分泌的主要激素。甲状腺激素在血中的浓度，经常反馈调节腺垂体分泌 TSH 的活动。当血中游离的甲状腺激素浓度

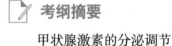

考纲摘要

甲状腺激素的分泌调节

增高时，将抑制腺垂体分泌 TSH，是一种负反馈。这种反馈抑制是维持甲状腺功能稳定的重要环节。甲状腺激素分泌减少时，TSH 分泌增加，促进甲状腺滤泡代偿性增大，以补充合成甲状腺激素，以供给机体的需要（图 12-5）。

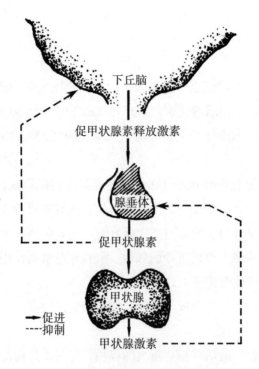

图 12-5 下丘脑 – 腺垂体 – 甲状腺功能轴

（二）自身调节

甲状腺功能的自身调节，实际上是甲状腺自身对碘供应的多少而调节甲状腺素的分泌。当食物中碘供应过多时，首先使甲状腺激素合成过程中碘的转运发生抑制，同时使合成过程也受到抑制，使甲状腺激素合成明显下降。如果碘量再增加时，它的抗甲状腺合成激素的效应消失，使甲状腺激素的合成增加。此外，过量的碘还有抑制甲状腺激素释放的作用。相反，外源碘供应不足时，碘转运机制将加强，甲状腺激素的合成和释放也增加，使甲状腺激素分泌不致过低。

（三）体内外的其他刺激

体内外各种刺激可以通过感受器，经传入神经传到中枢，促进或抑制下丘脑分泌 TRH，进而再影响甲状腺素的分泌。例如寒冷就是通过皮肤冷感受器经上述环节促进甲状腺分泌。

（四）交感神经的作用

甲状腺滤泡受交感神经支配，电刺激交感神经可使甲状腺激素合成增加。

第四节　甲状旁腺和甲状腺 C 细胞

一、甲状旁腺的基本结构

甲状旁腺（parathyroid gland）是棕黄色、黄豆大小的扁椭圆形小体，表面有光泽（图 12-6）。腺体大小存在个体和年龄差异。在小儿时期体积较大。甲状旁腺一般有上、下两对，均贴附在甲状腺侧叶的后面。上一对多在甲状腺侧叶后面的上、中 1/3 交界处；下一对常位于甲状腺下动脉进入腺体的附近，有时可埋于甲状腺组织内。

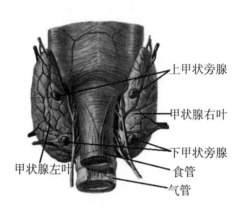

图 12-6　甲状腺后面观和甲状旁腺

二、甲状旁腺激素的生理作用

甲状旁腺分泌甲状旁腺素（parathyroid hormone，PTH）、甲状腺 C 细胞分泌的降钙素及钙三醇（calcitriol，即 1，25- 二羟维生素 D_3），是共同调节机体钙、磷与骨代谢稳态的三种基础激素，合称为钙调节激素（calcium-regulation hormones）。血钙稳态对骨代谢、神经元兴奋及传递、腺细胞分泌、血液凝固、心肌兴奋与收缩活动等都有重要意义。

PTH 作用的总效应主要是升高血钙和降低血磷。分泌不足，或因手术时甲状旁腺被切除过多时，即产生钙的代谢失常，导致手足搐搦症，甚至死亡。功能亢进时则引起骨质过度吸收，容易发生骨折。PTH 的靶器官主要是肾和骨。

1.对肾脏的作用　PTH 主要是促进肾远曲小管和集合管重吸收 Ca^{2+}，减少钙的排泄，升高血钙。另外 PTH 还能抑制近端小管重吸收 Na^+、HCO_3^- 和水。

2.对骨的作用　PTH 可直接或间接作用于各种骨细胞，调节骨转换，促进骨的形成和吸收。

三、降钙素的生理作用

降钙素（CT）由甲状腺 C 细胞（滤泡旁细胞）分泌，主要的靶器官是骨和肾，主要通过抑制破骨细胞骨吸收，减少骨转换；抑制肾近端小管重吸收 Ca^{2+}、Na^+ 和 Cl^-，从而增加这些离子在尿中的排泄量，产生降低血钙和血磷的作用。

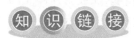

维生素 D_3 和血钙

维生素 D_3（VD_3）又称钙化醇，长期以来被列入维生素类。现在已经证明 VD_3 是在机体内生成的，经血液循环作用于靶器官，又有精确的调节机制，故现在将其列为激素。它的生理功能主要是促进小肠对钙、磷的吸收，以及骨钙动员和骨钙沉积双重作用。它和甲状旁腺素、降钙素共同调节血钙浓度，进而调节钙磷代谢。

第五节　胰　岛

胰岛（pancreatic islets）是胰腺的内分泌部，是许多大小不等和形状不定的细胞团，散在分布于外分泌腺泡之间，以胰尾为最多。细胞之间有丰富的毛细血管分布，有利于激素进入血液循环。胰岛内分泌细胞中占 25% 的 A 细胞分泌胰高血糖素（glucagon），占 60%～70% 的 B 细胞分泌胰岛素（insulin）。

一、胰岛素

（一）胰岛素的生物学效应

胰岛素可促进物质合成代谢，维持血糖稳态，对于机体能源物质的储存及生长发育起重要作用。

考纲摘要
胰岛素的生物学作用

1. 对糖代谢的作用　胰岛素具有降低血糖的作用，它通过增加血糖的去路及减少血糖的来源来完成，与其他激素共同维持血糖稳态。

胰岛素通过促进肌肉和肝脏摄取、储存和利用葡萄糖，从而降低血糖。胰岛素缺乏时，糖的摄取、利用障碍，引起血糖增高，超过肾糖阈，可引起糖尿。

2. 对脂肪代谢的作用　胰岛素可促进脂肪的合成与储存，抑制脂肪的分解和利用，降低血液中脂肪酸的浓度。胰岛素缺乏时，脂肪代谢紊乱，脂肪分解加强、储存减少，导致大量脂肪酸在肝内氧化生成过多酮体，引起酮症酸中毒，甚至昏迷。

3. 对蛋白质代谢的作用　胰岛素可促进蛋白质的合成与储存，抑制蛋白质的分解。

4. 其他　胰岛素还可参与细胞的物质代谢，与生长激素有协同作用，促进机体生长。

（二）胰岛素分泌的调节

胰岛素可以调节体内物质代谢，同时胰岛素的分泌也受到营养物质、神经体液等多因素的调节。

考纲摘要

胰岛素的分泌调节

1. 营养成分的调节作用　血中的葡萄糖水平是调节胰岛素分泌的最重要因素。胰岛的B细胞对血糖的变化非常敏感，可随着血糖的变化调节胰岛素的分泌。精氨酸和赖氨酸等氨基酸的刺激也能刺激胰岛素的分泌。长期高血糖、高氨基酸、高血脂持续刺激胰岛素的分泌，导致胰岛B细胞功能衰竭，使胰岛素分泌不足引发糖尿病。

2. 激素的调节作用　多种激素可参与胰岛素分泌的调节。如胃肠激素、胰高血糖素、生长激素、皮质醇等可通过不同途径刺激胰岛素的分泌。

3. 神经调节　胰岛B细胞受迷走神经和交感神经双重支配。迷走神经兴奋可以引起胰岛素的分泌；交感神经兴奋可抑制胰岛素的分泌。神经调节主要维持胰岛B细胞对葡萄糖的敏感性，在正常情况下，对胰岛素分泌的调节作用不大。

二、胰高血糖素

胰高血糖素的作用与胰岛素相反，主要是促进物质的分解代谢。胰高血糖素的主要靶器官是肝。主要通过促进肝糖原分解，减少合成及增加糖异生，来提高血糖浓度；同时对脂肪和蛋白质代谢也有影响，促进酮体生成，增加糖异生；另外还有增加心肌收缩力、增加肾血流量、促进胆汁分泌等作用。

第六节　肾上腺

一、肾上腺的基本结构

肾上腺（suprarenal gland）是人体的重要内分泌腺之一，位于肾的上方（图12-7），左、右各一；左侧近似半月形，右侧呈三角形。和肾共同包裹在肾筋膜内。肾上腺前面有不显著的门，有血管、神经和淋巴管出入。肾上腺外包被膜，实质可分为皮质和髓质两部分。

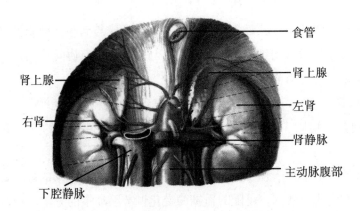

食管
肾上腺
左肾
肾静脉
主动脉腹部
肾上腺
右肾
下腔静脉

图 12-7　肾上腺

　　肾上腺皮质腺细胞排列形成三层，自外向内分为球状带、束状带和网状带。球状带腺细胞排列成短环状或球状，主要分泌盐皮质激素（mineralocorticoids，MC），如醛固酮（aldosterone）。束状带位于皮质中间，腺细胞排列成垂直于腺体表面的束状，主要分泌糖皮质激素（glucocorticoids，GC），如皮质醇（cortisol）。网状带位于皮质最内层，腺细胞排列不规则，可分泌少量性激素（gonadal hormones）。

　　肾上腺髓质位于肾上腺中心，腺细胞较大，呈多边形，称为嗜铬细胞，可分泌肾上腺素和去甲肾上腺素两种激素。

二、肾上腺皮质激素

（一）盐皮质激素

　　以醛固酮的生物学活性最强，主要作用是促进肾远曲小管和集合管上皮细胞重吸收 Na^+ 和排泄 K^+，即保 Na^+ 和排 K^+。醛固酮的分泌受肾素 - 血管紧张素系统的调节（具体详见肾脏生理部分）。同时血 K^+ 升高和血 Na^+ 降低都能刺激醛固酮的分泌。另外发生应激反应时 ACTH 可促进醛固酮分泌。

（二）糖皮质激素

1. 生理作用

　　（1）对物质代谢的作用　GC 可通过减少组织对糖的利用和加速肝糖原异生使血糖升高；提高四肢部分脂肪酶活性，促进脂肪分解，脂肪酸增加，增强脂肪酸在肝内的氧化，有利于肝糖原异生；抑制肝外蛋白质的合成，加速分解，同时促进肝外氨基酸转入肝内，加速肝内蛋白质的合成。

> **考纲摘要**
> 糖皮质激素的生物学作用

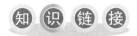

机体不同部位对 GC 的敏感性不同。肾上腺皮质功能亢进或大剂量应用 GC 类药物时，机体内脂肪重新分布，主要分布于面部、颈部、躯干和腹部，而四肢分布减少，出现"满月脸""水牛背"、四肢消瘦等，即"向心性肥胖"体征。

（2）参与应激反应　环境中一切有害刺激，如麻醉、感染、中毒、创伤、寒冷、恐惧等因素作用于机体，引起机体发生一系列生理变化，以适应上述种种有害刺激，称为应激反应。应激反应中 ACTH 分泌立即增加，糖皮质激素分泌也相应增加。糖皮质激素能增强机体的应激能力，其作用机制尚不清楚。通过应激反应可提高机体对有害刺激的耐受能力，维持机体正常的生命活动。

（3）对组织器官活动的影响

1）对血细胞的影响　可使红细胞、血小板和中性粒细胞增多，淋巴细胞和嗜酸性粒细胞减少，故长期应用 GC 可引起机体免疫功能下降，容易发生感染。

2）对心血管系统的影响　抑制肾上腺素和去甲肾上腺素的分解，同时提高血管平滑肌对去甲肾上腺素的敏感性。另外它还能降低毛细血管的通透性。

3）对水盐代谢的影响　通过加强肾小球的滤过作用，主要对排水有影响，缺乏时会出现排水困难。

（4）药理效应　大剂量糖皮质激素将引起药理效应，主要为抗炎、抗中毒、抗休克和抗过敏等。

2.分泌调节　糖皮质激素的分泌受下丘脑－腺垂体－肾上腺皮质轴的调节，ACTH 可维持肾上腺皮质正常的结构和 GC 的合成和分泌，在正常情况下，血浆中 ACTH 和 GC 的水平相平行；

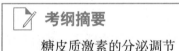

考纲摘要

糖皮质激素的分泌调节

同时血中 GC 浓度增大时又可反馈性调节，抑制下丘脑分泌 ACTH，维持 GC 的稳态；在应激反应中，下丘脑－腺垂体－肾上腺皮质功能轴活动加强，糖皮质激素分泌量急增，提高机体对有害刺激的耐受能力（图 12-8）。

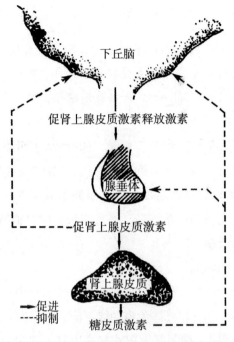

图 12-8　下丘脑 – 腺垂体 – 肾上腺皮质轴

图中标注：
下丘脑
促肾上腺皮质激素释放激素
腺垂体
促肾上腺皮质激素
肾上腺皮质
促进
抑制
糖皮质激素

（三）性激素

肾上腺皮质分泌的性激素以雄激素为主，是女性体内雄激素的主要来源。

三、肾上腺髓质激素

肾上腺髓质分泌的肾上腺素和去甲肾上腺素，都属于儿茶酚胺类。它们的生物学作用与交感神经系统紧密联系，除对各个组织器官的作用（见前面相关章节）外，还可调节物质代谢并参与应急反应。

在机体遭遇紧急情况时，如恐惧、惊吓、焦虑、创伤或失血等情况，交感神经活动加强，髓质分泌激素急剧增加，出现：心跳加快，心输出量增加，血压升高，血流加快；内脏血管收缩，内脏器官血流量减少；肌肉血管舒张，肌肉血流量增加，为肌肉提供更多氧和营养物质；支气管舒张，以减少气体交换阻力，改善氧的供应；肝糖原分解，血糖升高，增加营养的供给。尽最大可能动员机体许多器官的潜能，提高应对能力。这种在紧急情况下发生的交感 – 肾上腺髓质系统活动增强的适应性反应，称为应急反应（emergency reaction）。应急反应和应激反应都是在机体受到伤害性刺激时，通过神经 – 体液调节出现的自我保护性反应，二者相辅相成，提高机体的适应能力。应急反应可提高机体对伤害刺激的应变能力；应激反应是增强机体对伤害刺激的耐受能力。

肾上腺髓质嗜铬细胞直接受交感神经节前纤维的支配；腺垂体分泌的 ACTH 也可影响其分泌激素；同时自身的反馈调节、机体的代谢状态也会影响肾上腺髓质激素的分泌。

复习与思考

一、选择题

A1 型题：每一道考试题下面有 A、B、C、D、E 五个备选答案，请从中选择一个最佳答案。

1. 结构和功能最复杂的内分泌器官是（　　　）

   A. 甲状腺　　　　　　B. 垂体　　　　　　　C. 肾上腺

   D. 甲状旁腺　　　　　E. 胰岛

2. 下列不属于内分泌腺的是（　　　）

   A. 甲状腺　　　　　　B. 肾上腺　　　　　　C. 垂体

   D. 前列腺　　　　　　E. 甲状旁腺

3. 关于内分泌器官的描述，正确的是（　　　）

   A. 肉眼看不见

   B. 以内分泌细胞群的形式位于其他器官内部

   C. 分泌物为激素

   D. 有排泄管

   E. 属于有管腺

4. 以下哪个内分泌腺分泌的激素不足时，引起血钙下降（　　　）

   A. 甲状腺　　　　　　B. 甲状旁腺　　　　　C. 肾上腺

   D. 松果体　　　　　　E. 垂体

5. 关于生长素的描述，错误的是（　　　）

   A. 促进机体生长

   B. 促进蛋白质的合成

   C. 促进脂肪分解

   D. 幼年时分泌不足会引起呆小症

   E. 幼年时分泌过多会引起巨人症

6. 关于甲状腺素的描述，错误的是（　　　）

   A. 可促进新陈代谢

   B. 维持机体正常的生长发育

C. 幼年分泌过少会引起侏儒症

D. 甲亢时分泌甲状腺素过多

E. 能提高神经系统的兴奋性

二、简答题

1. 简述激素的概念及其作用的一般特征。

2. 简述生长素、甲状腺激素、糖皮质激素、胰岛素的生理作用。

3. 简述肾上腺皮质的结构分层及其分泌的激素。

扫一扫，知答案

扫一扫，看课件

第 十 三 章

生　殖

【学习目标】

1. 掌握：月经周期的概念；雄性激素、雌激素、孕激素的主要生理作用；卵巢和睾丸的内分泌功能。

2. 熟悉：月经周期中子宫内膜的变化。

3. 了解：女性、男性生殖器官的基本结构；卵泡的发育、成熟与排卵；下丘脑－垂体－卵巢轴及其活动的调节；胎盘的分泌功能；睾丸的生精和内分泌功能。

生殖系统包括男性生殖器和女性生殖器（见表 13-1）。男女生殖器都可分为内生殖器和外生殖器两部分。内生殖器多位于盆腔，外生殖器则露于体表。生殖系统的功能是产生生殖细胞，繁衍后代；分泌性激素，促进性发育。

表 13-1 生殖系统示意图

```
                                                          ┌──────────────────────┐
                                              ┌── 生精 ──┤  睾丸的生精过程        │
                                              │           └──────────────────────┘
                       ┌── 睾丸的功能 ──┤           ┌──────────────────────┐
                       │                      │         └─│  影响精子生成的因素    │
              ┌── 男 ─┤                      │           └──────────────────────┘
              │    性   │                      └ 内分泌功能 ──┤ 睾酮的生理作用 │
              │    生   │
              │    殖   │           ┌────────────────┐
              │         └── 睾丸功能的调节 ──→│ 下丘脑-腺垂体-睾丸轴 │
   生殖 ──┤                        └────────────────┘
              │                              ┌── 生卵功能
              │                      ┌── 卵巢的功能 ──┤
              │    ┌── 女 ──┤                      └ 内分泌功能 ──→ 雌激素、孕激素的生理作用
              │    │    性   │
              └──┤    生   │                      ┌── 概念
                   │    殖   └── 月经周期 ──┤
                   └                              └ 月经周期中激素、卵巢和子宫内膜的变化
```

第一节　男性生殖系统

男性生殖器官由睾丸、附睾、输精管、精索、副性腺、尿生殖道、阴茎、包皮和阴囊组成。内生殖器官包括睾丸、附睾、输精管、副性腺及尿生殖道。睾丸是男性生殖腺，为产生精子和分泌雄性激素的器官。输精管道包括附睾、输精管和尿道，睾丸产生的精子储存于附睾内，当射精时精子经输精管、射精管和尿道排出体外。附属腺体包括精囊腺、前列腺和尿道球腺，它们分泌的液体与精子合成精液，有营养和增进精子活动的功能。阴茎、包皮及阴囊称为外生殖器官。

一、男性生殖系统的结构

（一）男性内生殖器

1. 睾丸　睾丸位置和形态：位于阴囊内，左右各一，呈扁椭圆形。睾丸的上端及后缘有附睾附着，后缘有血管、神经、淋巴管出入。睾丸的下端及前缘游离。睾丸的外侧面较隆凸，与阴囊外侧壁相贴，内侧面较平坦，与阴囊隔相贴。睾丸可随年龄而变化，新生儿的睾丸相对较大，睾丸在性成熟以前发育较慢，之后随着性的成熟而迅速发育。老年人的

睾丸则随着性功能的衰退而逐渐萎缩、变小。

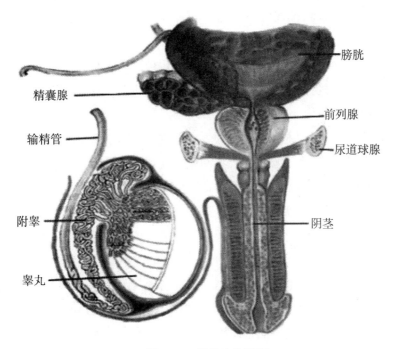

图 13-1　男性内生殖器

2. **附睾**　附睾紧贴睾丸的上端和后缘，由一条盘曲的附睾管组成。附睾的上端膨大为附睾头，中部为附睾体，下部变细为附睾尾。附睾尾向后上折转移行为输精管。附睾是结核病的好发部位。

附睾的功能：①为精子生长成熟提供营养，附睾管壁上皮分泌某些激素、酶、特异物质，为精子生长提供营养。②贮存精子，精子在此贮存、发育成熟并具有活力。

3. **输精管和射精管**　输精管是附睾管的直接延续，长约 50cm。输精管的管壁较厚，管腔细小，因而，活体触摸时呈坚实的细索状。可分为四部分：睾丸部、精索部、腹股沟管部、盆部。

射精管长约 2cm，斜穿前列腺实质，开口于尿道的前列腺部。

4. **精囊腺**　为一对长椭圆形的囊状器官，表面凹凸不平，位于膀胱底的后面，输精管壶腹的外侧。精囊的分泌物呈淡黄色，参与精液的构成。

5. **前列腺**　前列腺是附属腺中最大的一个，属实质性器官。上端宽大，称前列腺底，与膀胱颈相接，有尿道接入。下端细，称前列腺尖，与尿生殖膈相邻，尿道由此穿出。底与尖之间的部分称前列腺体。前列腺体的后面较平坦，正中有一纵沟称前列腺沟。近底的后缘有一对射精管穿入前列腺，开口于尿道的前列腺部。前列腺的分泌物是精液的主要组成部分。儿童期前列腺较小，随着性成熟而迅速生长，到老年期前列腺萎缩。

（1）形态　前列腺似前后稍扁的栗子形，可分为：前列腺底、前列腺尖和前列腺沟。

（2）分叶　前列腺分前叶、中叶、后叶和两侧叶。

6.尿道球腺（bulbourethral gland）　埋藏在尿生殖膈内，豌豆形，开口于尿道海绵体部的起始部。功能：分泌蛋清样碱性液体，排入尿道球部，参与精液组成。

（二）男性外生殖器

1.阴囊　阴囊为一袋状结构，是由皮肤构成的囊。皮下组织内含有大量平滑肌纤维，叫肉膜，肉膜在正中线上形成阴囊中隔，将两侧睾丸和附睾隔开。阴囊的收缩舒张可调节囊内温度。阴囊内温度低于体温，对精子发育和生存有重要意义。

精细胞对温度比较敏感，所以当体温升高时，阴囊舒张，便于降低阴囊内的温度；当体温降低时，阴囊收缩，以保存阴囊内的温度。如果男孩出生后，睾丸一直不能从腹腔下降至阴囊内，称为隐睾症，如不进行手术治疗，会影响成年后的生育功能。

2.阴茎　阴茎主体由三条海绵体组成（两条阴茎海绵体、一条尿道海绵体），占阴茎组织的2/3，是阴茎勃起的主要组织。尿道海绵体内含尿道，前方膨大构成阴茎头。分部：阴茎根、阴茎体、阴茎头。构造：阴茎海绵体、尿道海绵体、浅深筋膜、皮肤。

（三）男性尿道

男性尿道（male urethra）　既是排尿通路，又是排精管道。起于尿道内口，止于阴茎头尖端的尿道外口，成人长16～22cm，全程可分为三部：前列腺部（穿过前列腺的部分）、膜部（穿过尿生殖膈的部分，长约1.2cm）和海绵体部（穿过尿道海绵体的部分）。临床上将前列腺部和膜部全称为后尿道，海绵体部称为前尿道。男性尿道全程有三处狭窄和两个弯曲。三个狭窄是尿道内口、膜部和尿道外口。两个弯曲分别位于耻骨联合下方和耻骨联合前下方。

二、睾丸的生理功能与调节

（一）睾丸的生精功能

1.男性进入青春期后，睾丸发育成熟，曲精小管的管壁扩大。管壁是由生精上皮构成，生精上皮上面的生精细胞和支持细胞不断生长，在腺垂体分泌的精子生成素的作用下及间质细胞所产生的雄激素的影响，精原细胞开始发育，增殖形成精子细胞，再变形为精子，脱落入曲精小管腔内。生精周期为两个半月左右。

2.生成的精子脱落在管腔中，然后经曲精小管、直精小管、输出小管进入附睾中贮存。射精时，精子随精浆一同排出。如果没有射精，精子贮存到一定时间后，就会被分解，然后被组织吸收。

3.生精作用受环境影响，温度过高会影响精子的生成，阴囊温度要低于腹腔温度1～8℃。

（二）睾丸的内分泌功能

睾丸的内分泌功能是由睾丸间质细胞和支持细胞完成的。睾丸间质细胞分泌雄激素，在性成熟时，睾丸的间质细胞主要分泌以睾酮为主的雄激素，4～9mg/d，自青春期开始分泌增多，老年

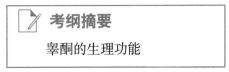

考纲摘要

睾酮的生理功能

时减少，但可维持终生；支持细胞分泌抑制素，还可将少量睾酮转变为雌激素（雌二醇）。

1.睾酮的生理功能

（1）刺激男性副性征的出现，并维持成熟状态。男性副性征的主要表现为：生长胡须、嗓音低沉、喉结突出、汗腺和皮脂腺分泌增多、毛发的男性分布、骨骼粗壮、肌肉发达等。

（2）维持生精作用。作用于曲精小管，有助于精子的生成与成熟。

（3）影响胚胎发育。在雄激素诱导下，含有 Y 染色体的胚胎向男性方向分化，促进内生殖器的发育。

（4）刺激附性器官发育并维持正常性欲。青春期前，男性的附性器官为幼稚型。进入青春期后，由于睾酮大量开始分泌，男性的附性器官如前列腺、阴茎、阴囊、尿道等迅速生长发育为成熟型，并维持在成熟状态。

（5）促进合成代谢。睾酮能够促进蛋白质的合成，特别是肌肉和生殖器官蛋白质的合成；促进钙、磷沉积，骨骼生长；参与水、电解质的代谢调节，有利于水和钠等电解质在体内适度潴留；直接刺激骨髓，促进红细胞的生成，使体内红细胞增多。因此，在青春期，睾酮与生长素协同，会使男性身体出现一次显著的生长过程。

2.抑制素　抑制素是睾丸支持细胞分泌的糖蛋白激素，可选择性地作用于腺垂体，对FSH 的合成和分泌有很强大的抑制作用，而同样生理剂量的抑制素对 LH 分泌却无明显影响。

（三）睾丸功能的调节

1.下丘脑－腺垂体对睾丸活动的调节　下丘脑促垂体区的神经细胞释放促性腺激素释放激素（GnRH），经垂体门脉运送到腺垂体，促进腺垂体分泌 FSH 和 LH 入血，随循环到达睾丸。前者

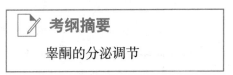

考纲摘要

睾酮的分泌调节

作用于曲细精管，促进精子的生成，并促进支持细胞合成雄激素结合蛋白。后者作用于间质细胞，刺激间质细胞发育并分泌睾酮。

2.睾丸对下丘脑－腺垂体的反馈抑制作用　血中睾酮浓度升高或降低时，可反馈性

地抑制或促进下丘脑对 GnRH 的释放，进而抑制或促进腺垂体对 LH 的分泌，从而维持血中睾酮水平的稳定（图 13-2）。

此外，抑制素对 FSH 的分泌具有抑制作用。

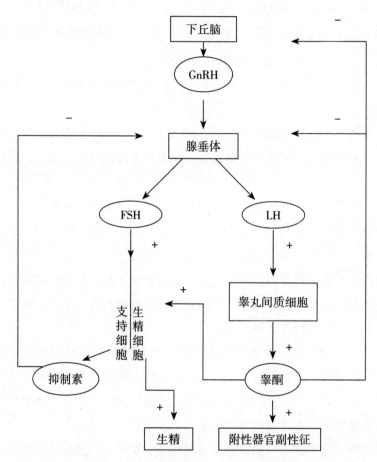

图 13-2　下丘脑 - 腺垂体 - 睾丸轴调节系统的功能及睾酮的负反馈作用

注：+ 为促进，- 为抑制

3. 睾丸内的局部调节　实验研究表明，在睾丸局部，尤其在生精细胞、间质细胞与支持细胞之间，存在着错综复杂的局部调节机制。如支持细胞中有芳香化酶，能将睾酮转变为雌二醇，对下丘脑 - 腺垂体进行反馈调节，并能直接抑制间质细胞睾酮的合成。另外，睾丸可产生多种肽类激素，以旁分泌或自分泌的方式在局部调节睾丸的功能。

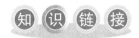

睾丸切除后的变化

在人类男性，如青春期前切除睾丸，成年时生殖器官呈幼稚型，体貌、体型近似女性，性欲低下；如成年后切除睾丸，其附性器官和副性征也会逐渐退化，性欲显著下降。

第二节 女性生殖系统

女性生殖系统包括内生殖器和外生殖器。内生殖器包括卵巢、输卵管、子宫、阴道、附属腺（前庭大腺）。卵巢为女性生殖腺，是产生卵子和分泌雌性激素的器官；输卵管道包括输卵管、子宫和阴道。卵巢内的卵泡成熟后，卵子排入腹膜腔，进入输卵管，在输卵管内受精后，移至子宫内膜内发育成长。胎儿成熟后经阴道娩出。外生殖器统称女阴。女性乳房也可归在女性生殖器内。

一、女性生殖系统的结构

（一）女性内生殖器

1.**卵巢** 卵巢是成对的扁卵圆形的实质性器官，位于小骨盆侧壁的卵巢窝内，为女性生殖腺，其大小和形态随年龄而变化。内侧面稍凸向盆腔；外侧面平坦贴盆壁；前缘有卵巢系膜连于子宫阔韧带，中部为卵巢门，是血管、神经和淋巴管等出入的部位；后缘游离，上端借卵巢悬韧带悬附于骨盆上口，内有卵巢的血管、神经和淋巴管等；下端借卵巢固有韧带连于子宫底的两侧。

2.**输卵管** 输卵管位于子宫阔韧带上缘内。外侧端以输卵管腹腔口开口于腹膜腔，内侧端以输卵管子宫口开口于子宫腔。输卵管自外侧向内侧分为四部分，包括输卵管漏斗、输卵管壶腹、输卵管峡和子宫部。输卵管峡短而狭窄，为输卵管结扎的常用部位，也是宫外孕常发生的部位。输卵管壶腹较粗而长，占全长 2/3，是受精部位。输卵管漏斗有很多细长突起，称为输卵管伞，盖在卵巢表面，最大的一条叫卵巢伞。

3.**子宫** 壁厚、腔小、以肌肉为主的器官。腔内覆盖黏膜称子宫内膜，青春期后受性激素影响发生周期性改变并产生月经；妊娠期孕育胎儿。

（1）**位置** 子宫位于盆腔中央，膀胱与直肠之间，下端接阴道，两侧有输卵管和卵巢。子宫的正常位置呈轻度前倾前屈位，主要靠子宫韧带及骨盆底肌和筋膜的支托作用。

（2）形态　成人的子宫为前后略扁的倒置梨形，重约 50g，长 7～8cm，宽 4～5cm，厚 2～3cm，宫腔容量约 5mL。子宫上部较宽为宫体，其上部隆突部分为宫底，两侧为宫角，子宫下部呈圆柱形为宫颈。宫腔上宽下窄，子宫体与宫颈间最狭窄处为峡部，在非孕期长 1cm，在妊娠期，子宫的形态发生较大变化，子宫峡逐渐伸展变长，妊娠末期可达 7～11cm，峡壁逐渐变薄，产科常在此处进行剖宫术，可避免进入腹膜腔，减少感染的机会。宫颈下端伸入阴道内的部分叫宫颈阴道部，阴道以上的部分叫宫颈阴道上部。未产妇的宫颈外口呈圆形，已产妇的宫颈外口受分娩影响而形成横裂。

（3）组织结构　宫体和宫颈的结构不同。①宫体：宫体壁由 3 层组织构成，外层为浆膜层（脏层腹膜），中间层为肌层，内层为子宫内膜。子宫内膜为一层粉红色黏膜组织，从青春期开始受卵巢激素影响，其表面 2/3 能发生周期性变化，称功能层；余下 1/3 靠近子宫肌层的内膜无周期性变化，称基底层。子宫肌层厚，非孕时厚约 0.8cm。肌层由平滑肌束及弹力纤维所组成。肌束纵横交错如网状，大致分 3 层：外层多纵行，内层环行，中层多各方交织，也有人称为"外纵、内环、中交叉"。肌层中含血管，子宫收缩时血管被压缩，能有效制止产后子宫出血。②宫颈：主要由结缔组织构成，亦含有平滑肌纤维、血管及弹力纤维。宫颈管黏膜上皮细胞呈单层高柱状，黏膜层有许多腺体能分泌碱性黏液，形成宫颈管内的黏液栓，将宫颈管与外界隔开。宫颈阴道部为复层鳞状上皮覆盖，表面光滑。宫颈外口柱状上皮与鳞状上皮交界处是宫颈癌的好发部位，并受激素影响发生周期性外移。

（4）子宫韧带　共有 4 对：圆韧带、阔韧带、主韧带及子宫骶韧带。若上述韧带、骨盆底肌和筋膜薄弱或受损伤，可导致子宫位置异常，形成不同程度的盆腔脏器脱垂。

4.阴道　阴道是女性的性交器官及排出月经、娩出胎儿的通道。前壁短，后壁长，前、后壁经常处于相贴状态。阴道上部包绕子宫颈阴道部，在二者之间形成环形的阴道穹，分为前部、后部、侧部，其后部与直肠子宫陷凹之间仅隔以阴道后壁和腹膜。阴道前方有膀胱和尿道，后方邻直肠，下部穿尿生殖膈。

（二）女性外生殖器

1.阴阜　为位于耻骨联合前面的皮肤隆起区，青春期后生有阴毛。

2.大阴唇　大阴唇为外阴两侧、靠近两股内侧的一对长圆形隆起的皮肤皱襞。前连阴阜，后连会阴；由阴阜起向下向后伸张开来，前面左、右大阴唇联合成为前联合，后面的两端会合成为后联合，后联合位于肛门前，但不如前联合明显。大阴唇外面长有阴毛。皮下为脂肪组织、弹性纤维及静脉丛，受伤后易形成血肿。未婚妇女的两侧大阴唇自然合拢，遮盖阴道口及尿道口。经产妇的大阴唇由于分娩影响而向两侧分开。

3.小阴唇　小阴唇是一对黏膜皱襞，在大阴唇的内侧，表面湿润。小阴唇的左右两侧的上端分叉相互联合，其上方的皮褶称为阴蒂包皮，下方的皮褶称为阴蒂系带，阴蒂就在它们的中间。小阴唇的下端在阴道口底下会合，称为阴唇系带。小阴唇黏膜下有丰富的神经分布，故感觉敏锐。

4.**阴道前庭** 阴道前庭为两小阴唇之间的菱形区域。前庭的前方有尿道口，后方有阴道口。

5.**阴蒂** 由两条阴蒂海绵体构成。其头部位于两侧小阴唇前端连接处的上方，富有感觉神经末梢，感觉灵敏。

6.**前庭球** 又称球海绵体，位于前唇两侧，由具有勃起性的静脉丛组成，表面覆盖有球海绵体肌。

7.**前庭大腺** 又称巴氏腺。位于大阴唇后部，是阴道口两侧的腺体。大似黄豆；腺管细长1～2cm，开口于小阴唇与处女膜之间的沟内。性兴奋时分泌黄白色黏液起润滑作用。正常情况检查时不能触及此腺。若因感染腺管口闭塞，形成脓肿或囊肿，则能看到或触及。

（三）**女性乳房**

乳房主要由皮肤、纤维组织、脂肪组织和乳腺构成。每侧乳腺含15～20个乳腺叶，两侧乳房位于胸前部，在胸大肌和胸筋膜的表面，上起自第2～3肋，下至第6～7肋，乳腺叶内有一条输乳管，在近乳头处膨大形成输乳管窦，以输乳孔开口于乳头。乳腺内有许多连于皮肤和胸筋膜上的纤维束，称乳房悬韧带，它们对乳腺起固定作用。

（四）**会阴**

会阴有狭义和广义之分。常将肛门与外生殖器之间的区域称为会阴，即狭义的会阴。广义的会阴是指盆腔封闭小骨盆下口的全部软组织。其前方为耻骨联合下缘，后方为尾骨尖，两侧界为耻骨下支、坐骨支、坐骨结节、骶结节韧带。可将会阴分为前、后两部，前部为尿生殖三角（尿生殖区），男性有尿道通过，女性有尿道和阴道通过；后部为肛门三角（肛区），有肛管通过。

二、卵巢的生理功能

（一）**卵巢的内分泌功能**

1.**雌激素** 卵巢是分泌雌激素的主要器官，此外，睾丸、胎盘和肾上腺也能分泌少量雌激素。卵巢分泌的雌激素主要是雌二醇。卵巢中颗粒细胞是合成雌激素的场所。其产生过程是使雄烯二酮转变成雌激素：内膜细胞在LH的作用下，使胆固醇转变为雄烯二酮；颗粒细胞在FSH的作用，发育过程中产生芳香化酶，它使雄烯二酮转变成雌激素。形成的雌激素分泌到卵泡液和血液中。分泌入血液中的雌激素的代谢过程是在肝内被灭活成为活性较小的雌酮和雌三醇，并与葡萄糖醛酸或硫酸结合，增加水溶性后，由尿排出。

雌激素的主要功能如下：

（1）对生殖器官的作用　雌激素能促使青春期女子附属生殖器官如阴道、子宫、输卵管等发育成熟。雌激素可使阴道黏膜上皮细胞的糖原增加。糖原分解时，阴道内液呈酸性（pH4～5），利于阴道乳酸菌的生长，不利于其他细菌生长繁殖，故可增加局部抵抗力。雌激素还能刺激阴道上皮细胞分化，使上皮细胞增生和发生角质化的脱落。雌激素量越多，角化程度也愈高。随着雌激素浓度的变化阴道细胞也发生相应的变化。因此，检查阴道涂片是了解雌激素分泌状态或性周期的一种方法。雌激素还可促进输卵管的蠕动，以利于受精卵向子宫内运行。但过量的雌激素则产生相反的效应。在月经周期与妊娠期间，雌激素能促进子宫肌增厚，子宫内膜增殖，腺体增多变长。子宫颈腺体分泌增加，以利于精子的通过。它与孕激素相配合，调节正常月经周期及维持正常妊娠。

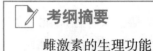

考纲摘要

雌激素的生理功能

（2）对副性征的影响　雌激素具有刺激并维持乳房发育、促使骨盆宽大、臀部肥厚、音调高、脂肪丰满和毛发分布等女性特征的作用。它还具有维持性欲等功能。

（3）对代谢的影响　雌激素能促进肾小管对钠的重吸收，同时增加肾小管对抗利尿素的敏感性，因此具有保钠、保水作用，而增加血量和细胞外液。某些妇女月经期前浮肿可能与此有关。此外，雌激素还可降低胆固醇，可能对动脉粥样硬化有一定缓解作用，它还能促进肌肉蛋白质合成，对青春期发育与成长起促进作用。

2. 孕激素　孕激素在卵巢内主要在 LH 的作用下由黄体产生，主要为孕酮。体内的孕激素在肝脏中灭活，转变为孕二醇再与葡萄糖醛酸结合后由尿和胆汁随粪便排出。一般来说，孕激素往往是在雌激素作用的基础上发生作用的。

孕激素的主要功能如下：

（1）对子宫的作用　使子宫内膜细胞体积进一步增大，糖原含量增加，分泌腺分泌含糖原的黏液进入分泌期，以利于受精卵的着床。孕酮还可降低子宫肌的兴奋性和对催产素的敏感性，使子宫安静，故有"安胎"作用。

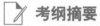

考纲摘要

孕激素的生理功能

（2）对乳腺的作用　孕激素能促使乳腺腺泡进一步发育成熟，为怀孕后分泌乳汁准备条件。

（3）产热作用　女性体温随月经周期而变动。在清晨、空腹、静卧时测量体温（基础体温）发现排卵后可升高 0.5～1℃，在整个黄体期一直维持此水平。由于在排卵前体温较低，排卵后升高，故可将这一基础体温改变作为判定排卵日期的标志之一。排卵后体温升高的原因可能与孕激素的代谢产物（主要是本胆烷醇酮）的作用有关。

（二）卵巢的生卵功能

生育年龄妇女除妊娠和哺乳期外，卵巢每个月发生 1 次周期性变化并排出卵细胞，排卵多在月经周期第 14～16 天。卵细胞是由卵巢内卵泡分泌排出的，在数个卵泡的发育中，发育成熟的一般只有 1 个，因此每个月只有 1 个卵子成熟。排卵后卵子存活数小时，此时，卵子如进入输卵管并遇到精子即受精成为孕卵（受精卵）。

卵细胞（即卵子）是由卵泡产生的，这是卵巢的功能之一。女婴出生时，每一侧卵巢内约含 75 万个原始卵泡，随着年龄的增长，绝大部分原始卵泡逐渐解体而消失。从青春期开始，每月有一定数量的卵泡生长发育，但通常只有一个卵泡成熟（大约经历 28 天），并且排卵。成熟卵泡的直径可达 1cm 左右，突出于卵巢表面。

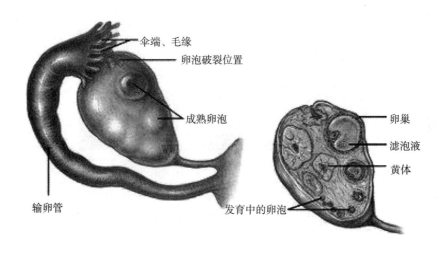

图 13-3　卵巢的生卵过程示意图

三、月经周期

月经首次来潮称为"初潮"。初潮年龄可受多种因素的影响，如环境、气候及健康状况等，一般在 13～15 岁，也有早到 10～12 岁或迟到 17～18 岁的。月经周期自月经来潮的第一天算

考纲摘要

月经周期的形成与分期

起，两次月经第一日的间隔时间为一个月经周期，一般 20～40 天，平均 28 天。周期长短因人而异，但每个妇女的月经周期有自己的规律性；持续时间、经血量和持续时间因人而异，可从 1～2 天到 7～8 天不等，多数在 3～6 天间。经血量通常以用多少纸垫及浸透程度来做粗略的估计，成人用放射性 59fec 或 51c 同位素标记红细胞来测定人的经血量，前者为 10～55mL，后者为 35～58mL，并认为总失血量超过 80mL 者为病理状态。

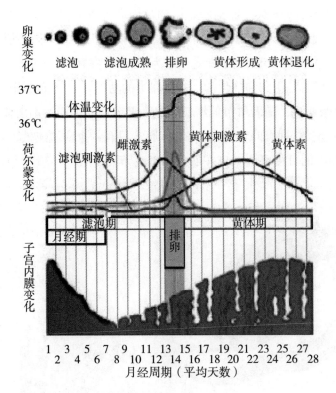

卵巢变化 滤泡 滤泡成熟 排卵 黄体形成 黄体退化

体温变化

荷尔蒙变化 滤泡刺激素 雌激素 黄体刺激素 黄体素

滤泡期 黄体期

月经期 排卵

子宫内膜变化

月经周期（平均天数）

图 13-4　月经周期过程

（一）月经周期中卵巢和子宫内膜的变化

1. 卵泡期　此期是由月经停止日开始至卵巢排卵日止，相当于月经周期的第 5～14 天。此期内卵泡生长、发育和成熟，并且分泌雌激素。在雌激素作用下，子宫内膜迅速增生增厚，血管增生，腺体增多变长，但不分泌，此期末卵巢排卵。

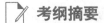
考纲摘要

卵巢和子宫周期性变化的激素调节

2. 分泌期　从排卵起至下次月经前，相当于月经周期的第 15～28 天。排卵后卵泡颗粒细胞形成黄体细胞，继续分泌雌激素和大量孕激素。在这两种激素作用下，使子宫内膜进一步增生变厚，血管扩张、充血，腺体迂曲，并分泌黏液。此期子宫活动减弱，子宫内膜变松软并含有丰富的营养物质，从而为妊娠做准备。

3. 月经期　指阴道开始出血到停止，相当于月经周期的第 1～4 天。此期是由于排出的卵细胞未受精，黄体萎缩，血中孕激素和雌激素迅速下降，使子宫内膜失去这两种激素的维持而发生崩溃脱落出血，并从阴道流出。此期一般持续 4 天左右，总出血量为 50～100mL。月经血因含纤维蛋白溶解酶激活物，故月经血不凝固，有利于排出。

（二）月经周期的形成原理

月经周期是由下丘脑、垂体和卵巢三者生殖激素之间的相互作用来调节的。

在月经周期中出现下列的变化过程：①女性达到青春期后，在下丘脑促性腺激素释放激素（GnRH）的控制下，垂体前叶分泌卵泡刺激素（FSH）和少量黄体生成素（LH），促使卵巢内卵泡发育成熟，并开始分泌雌激素。在雌激素的作用下，子宫内膜发生增生性变化。②卵泡渐趋成熟，雌激素的分泌也逐渐增加，当达到一定浓度时，又通过对下丘脑垂体的正反馈作用，促进垂体前叶增加促性腺激素的分泌，且以增加 LH 分泌更为明显，形成黄体生成素释放高峰，它引起成熟的卵泡排卵。③在黄体生成素的作用下，排卵后的卵泡形成黄体，并分泌雌激素和孕激素。此期子宫内膜，主要在孕激素的作用下，加速生长且机能分化，转变为分泌期内膜。④由于黄体分泌大量雌激素和孕激素，血中这两种激素浓度增加，通过负反馈作用抑制下丘脑和垂体，使垂体分泌的卵泡刺激素和黄体生成素减少，黄体随之萎缩，因而孕激素和雌激素也迅速减少，子宫内膜骤然失去这两种性激素的支持，便崩溃出血，内膜脱落而月经来潮。

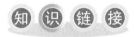

为何妊娠后不来月经，也不再受孕？

若排出的卵细胞受精，月经黄体不但不萎缩，而且在人绒毛膜促性腺激素的刺激下继续生长发育为妊娠黄体。妊娠黄体继续分泌大量的孕激素和雌激素。因此，受孕后子宫内膜不但不脱落，而且继续增殖变厚形成蜕膜，也不再来月经。同时，高水平的雌、孕激素通过负反馈继续抑制 GnRH、FSH 和 LH 的分泌，低浓度的 FSH 不足以再次引起卵泡的发育、成熟、排卵，因此也不会再受孕。

第三节　生殖过程

一、受精

精子穿入卵子并相互融合的过程称为受精。精子与卵子相融合后称为受精卵。正常情况下，受精的部位一般发生在输卵管的壶腹部。因此，只有精子和卵子都适时地到达该部位，受精过程才有可能顺利实现。

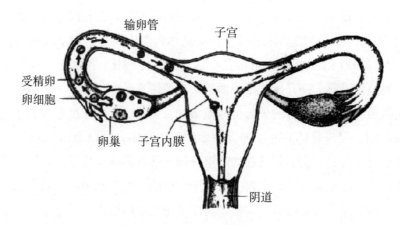

图 13-5 排卵、受精示意图

1. 精子的运行 射入阴道的精子在女性生殖道内运行的过程较为复杂，需要穿过子宫颈管和子宫腔，并沿输卵管运行一段距离，才能到达受精部位。精子在女性生殖道内的受精能力大约只能保持 48 小时。

2. 精子获能 精子在女性生殖道内停留一段时间后，才能获得使卵子受精的能力，称为精子获能。获能的主要部位是子宫和输卵管。

3. 受精过程 卵子由卵泡排出后，很快被输卵管伞摄取，依靠输卵管平滑肌的蠕动和上皮细胞纤毛的摆动将卵子运送到受精部位。精子与卵子在女性生殖道中保持受精能力的时间很短，精子为 1 ～ 2 天，卵子仅为 6 ～ 24 小时。故射入女性生殖道内的精子，只在排卵前后 2 ～ 3 天，才有受精机会。

受精过程是一种复杂的生物学变化过程。当精子与卵子相遇时，精子的顶体外膜与头部细胞膜融合、破裂，释放出多种蛋白水解酶，以溶解卵子外围的放射冠及透明带，这一过程称为顶体反应。顶体反应中释放出的酶，可协助精子进入卵细胞。当精子进入卵细胞后，激发卵母细胞中的颗粒释放，释放物与透明带发生反应，封锁透明带，使其他的精子难以再进入。因此，到达受精部位的精子虽然有数十个，但一般只有一个精子能与卵子结合。

二、着床

胚泡植入子宫内膜的过程称为着床，也称为植入。包括定位、黏着和穿透 3 个阶段。受精卵在移动至子宫腔的途中，继续进行细胞分裂。大约在排卵后第 4 天抵达子宫腔，此时，受精卵已经形成胚泡。进入宫腔后的胚泡，开始时处于游离状态，大约在排卵后第 8 天，胚泡吸附在子宫内膜上，通过与子宫内膜的互相作用而逐渐进入子宫内膜，于排卵后

10～13 天，胚泡完全被植入子宫内膜中。

成功着床的关键在于胚泡与子宫内膜的同步发育。如果影响子宫内膜和胚泡的同步，即可达到避孕目的。如宫腔内放置避孕环就是干扰胚泡植入的一种常用避孕方法。

三、妊娠

正常妊娠的维持有赖于垂体、卵巢及胎盘分泌的各种激素的互相配合。胎盘是由胚胎组织和母体共同构成的。胎盘形成后，不仅可在母体和胎儿之间有效地进行选择性的物质交换，而且胎盘是妊娠期间重要的内分泌器官。

1. 胎盘的物质交换功能　母体与胎儿的血液隔着一层半透膜而不直接相通。半透膜由毛细血管内皮细胞、绒毛膜滋养层及其间的基底膜所构成。除大分子蛋白质外，其他小分子物质均可通过此半透膜。母体与胎儿之间经此半透膜进行物质交换。

2. 胎盘的内分泌功能　人类胎盘可以产生多种激素，主要有人绒毛膜促性腺激素（hCG）、人绒毛膜生长素（hCS）、雌激素、孕激素等。这样就能不失时机地保持妊娠期血中雌激素、孕激素

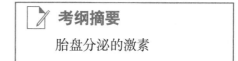

考纲摘要

胎盘分泌的激素

处于高浓度状态，否则子宫内膜将脱落，引起流产。因此，胎盘的内分泌功能对妊娠的维持起了关键性的作用。

（1）人绒毛膜促性腺激素　人绒毛膜促性腺激素（hCG）是一种糖蛋白激素。其作用有两方面：①与黄体生成素作用相似，能代替黄体生成素刺激黄体转变成妊娠黄体，并使其分泌大量的雌激素和孕激素，以维持妊娠过程的顺利进行。②能使淋巴细胞的活力降低，防止母体产生对胎儿的排斥反应，具有"安胎"的效应。

由于 hCG 在妊娠早期即可出现在母体的血中，并从尿液中排出，因此，测定尿中或血中 hCG 的浓度，可作为早期妊娠诊断的一个重要指标。测定的方法有生物测定和免疫测定等。

（2）人绒毛膜生长素　人绒毛膜生长素（hCS）也是一种糖蛋白激素，作用与生长素相似，因此具有生长素样的作用。hCS 的主要作用是调节母体与胎儿的物质代谢过程，包括糖、蛋白质和脂肪的代谢；降低母体对胰岛素的敏感性，抑制葡萄糖的利用，为胎儿提供大量的葡萄糖，促进胎儿的生长。

（3）雌激素和孕激素　胎盘分泌的雌激素和孕激素不仅及时接替妊娠黄体的功能，也进一步促进子宫和乳腺明显地发育增长。胎盘分泌的雌激素主要是雌三醇，经孕妇尿中排出，孕妇尿中雌三醇突然减少可作为判断胎儿死亡的依据之一。

整个妊娠期内，母体血液中雌激素和孕激素都保持在高水平，对下丘脑－腺垂体系统起着负反馈的作用，因此，卵巢内没有卵泡的发育、成熟和排卵，故妊娠期不来月经。

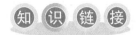

雌三醇

胎盘分泌的雌激素中的主要成分是雌三醇，其前体主要来自胎儿，是胎儿和胎盘共同参与合成的。若胎儿死于子宫内，孕妇血液和尿中雌三醇会突然减少。因此，检验孕妇血液和尿中雌三醇的含量，有助于判断是否发生死胎。

四、分娩

胎儿自子宫娩出母体的过程称为分娩（parturition）。人类妊娠的持续时间（从末次月经开始的第 1 天算起）大约为 280 天。分娩的动力主要来源于子宫平滑肌的收缩，腹壁肌肉和膈肌也参与。在分娩时，子宫肌肉产生节律性的收缩，其强度、持续时间和频率随着生产过程逐渐增加，子宫腔的容积逐渐减少，宫腔内的压力逐步增大，最终压迫胎儿通过开大的宫颈。在胎儿头部到达阴道时，腹壁肌肉和膈肌收缩，胎儿便被娩出体外。

五、授乳

乳房属皮肤腺，为哺乳动物所特有。男性乳房不发达，女性青春期开始发育，妊娠后期和哺乳期的乳房有分泌活动。乳房主要由皮肤、乳腺和脂肪组织等构成。乳腺被脂肪组织隔成 15 ～ 20 个乳腺叶。各腺叶以乳头为中心呈放射状排列。每叶有一个排泄管即输乳管，在近乳头处扩大成输入管窦，其末端变细开口于乳头。

乳汁由乳腺的腺泡细胞所分泌。但乳汁的分泌需要垂体前叶分泌细胞产生的催乳素的作用，而乳汁的排出则有赖于垂体后叶神经分泌细胞产生的催产素的作用。孩子吮吸乳晕时会刺激到乳晕里的乳窦，乳窦就会向大脑垂体发出指令，垂体马上分泌出大量的泌乳激素反馈回乳房，乳房里面的乳腺小叶迅速提取水分和营养物质制造乳汁，然后将乳汁输送到乳腺管内，被孩子吮吸入口。

复习与思考

一、选择题

1.有关睾丸的描述，错误的是（　　　）

    A.产生精子   B.支持细胞分泌抑制素

    C.间质细胞分泌雄激素   D.支持细胞支持生精细胞，也分泌雄激素

2. 产生精子的部位是（　　　）

　　A. 精囊　　　　　B. 间质细胞　　　　　　C. 附睾　　　　　D. 曲细精管

3. 卵巢分泌的雌激素主要是（　　　）

　　A. 雌二醇　　　　B. 雌三醇　　　　　　　C. 黄体酮　　　　D. 雌酮

4. 血中哪一种激素出现高峰可作为排卵的标志（　　　）

　　A. 人绒毛膜促性腺激素　　　　　　　　B. 孕激素

　　C. 黄体生成素　　　　　　　　　　　　D. 人绒毛膜生长素

5. 关于雌激素的作用，错误的是（　　　）

　　A. 促进女性生殖器官生长发育

　　B. 激发女性副性征出现并维持之

　　C. 促使子宫内膜血管、腺体增生并不分泌

　　D. 促进产热

6. 月经血不发生凝固的原因是（　　　）

　　A. 雌激素可阻止血凝

　　B. 孕激素可阻止血凝

　　C. 子宫内有大量的肝素

　　D. 子宫内有丰富的纤溶酶原激活物

7. 维持妊娠的主要激素是（　　　）

　　A. 黄体酮　　　　　　　　　　　　　　B. 卵泡刺激素

　　C. 黄体生成素　　　　　　　　　　　　D. 人绒毛膜促性腺激素

二、名词解释

1. 月经周期　2. 妊娠　3. 精子获能　4. 顶体反应　5. 着床

三、简答题

1. 简述睾酮的主要生理作用。

2. 简述雌激素的主要生理作用。

3. 简述孕激素的主要生理作用。

扫一扫，知答案

主要参考书目

[1] 郭争鸣.生理学［M］.第3版.北京：人民卫生出版社，2014.

[2] 石波.正常人体机能［M］.北京：人民卫生出版社，2013.

[3] 周莲英.人体功能［M］.北京：人民卫生出版社，2004.

[4] 陈灏珠.内科学［M］.第8版.北京：人民卫生出版社，2013.

[5] 田仁.生理学［M］.第2版.西安.第四军医大学出版社，2013.

[6] 柏树令.系统解剖学［M］.第8版.北京：人民卫生出版社，2013.

[7] 刘贤钊.组织学和胚胎学［M］.第7版.北京：人民卫生出版社，2012.

[8] 刘英林.正常人体学基础［M］.第6版.北京：人民卫生出版社，2013.

[9] 刘春波.人体解剖生理学［M］.第3版.北京：人民卫生出版社，2014.

[10] 杨茂有，于远望.解剖生理学［M］.第2版.北京：中国中医药出版社，2012.

[11] 王玉勤.生理学［M］.北京：中国中医药出版社，2015.

[12] 王维智，蒋劲涛.解剖生理学基础［M］.第2版.北京：人民卫生出版社，2010.

[13] 盖一峰，高晓勤.人体解剖学［M］.第3版.北京：人民卫生出版社，2014.

[14] 朱大年，王庭槐.生理学［M］.第8版.北京：人民卫生出版社，2013.

[15] 白波，王富青.生理学［M］.第7版.北京：人民卫生出版社，2014.

[16] 贺伟，吴金英.人体解剖生理学［M］.第2版.北京：人民卫生出版社，2013.

[17] 唐晓伟.人体解剖生理学［M］.第3版.北京：中国医药科技出版社，2017.

[18] 丁文龙，王海杰.系统解剖学［M］.第4版.北京：人民卫生出版社，2016.

[19] 王庭槐.生理学［M］.第3版.北京：人民卫生出版社，2015.

[20] 周洁，方义湖.基础医学概要［M］.北京：人民卫生出版社，2015.

[21] 施建蓉，赵铁建.生理学［M］.第4版.北京：中国中医药出版社，2016.

[22] 王玉琴.生理学［M］.北京：中国中医药出版社，2015.

[23] 朱启文，高东明.生理学［M］.第2版.北京：科学出版社，2016.

[24] 李国彰.生理学［M］.第2版.北京：科学出版社，2013.

[25] 姚泰.生理学［M］.第2版.北京：人民卫生出版社，2010.

[26] 丁自海.人体解剖学［M］.北京：中国科学技术出版社，2008.

[27] 钟世镇.临床应用解剖学［M］.北京：人民军医出版社，1998.

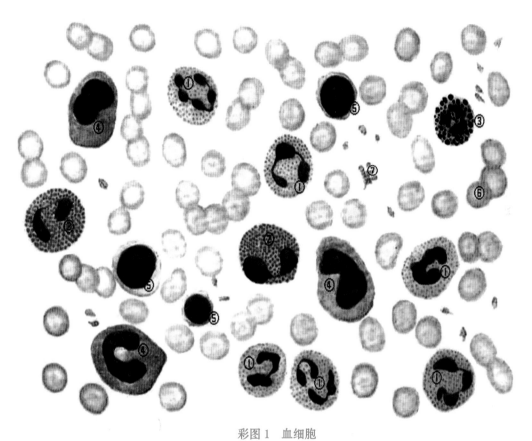

彩图 1　血细胞

①中性粒细胞　②嗜酸性粒细胞　③嗜碱性粒细胞　④单核细胞　⑤淋巴细胞　⑥红细胞　⑦血小板

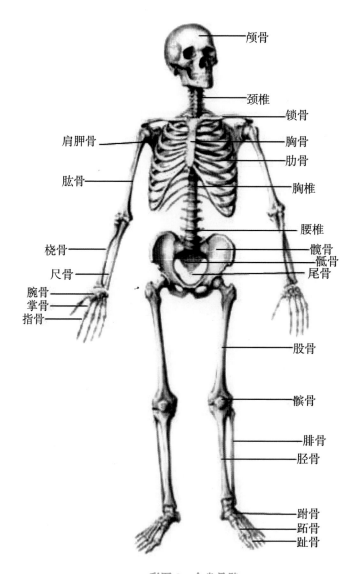

颅骨

颈椎

锁骨

肩胛骨

胸骨

肋骨

肱骨

胸椎

腰椎

桡骨

髋骨

尺骨

骶骨

尾骨

腕骨

掌骨

指骨

股骨

髌骨

腓骨

胫骨

跗骨

跖骨

趾骨

彩图 2　全身骨骼

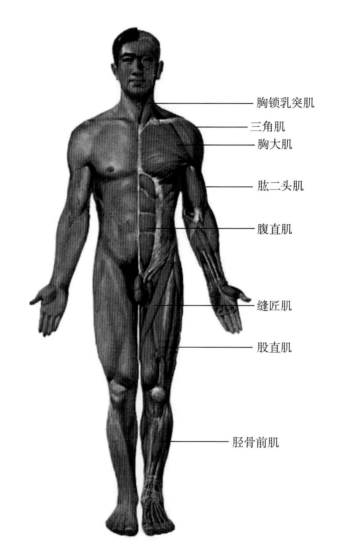

胸锁乳突肌

三角肌

胸大肌

肱二头肌

腹直肌

缝匠肌

股直肌

胫骨前肌

彩图 3 全身肌（前）

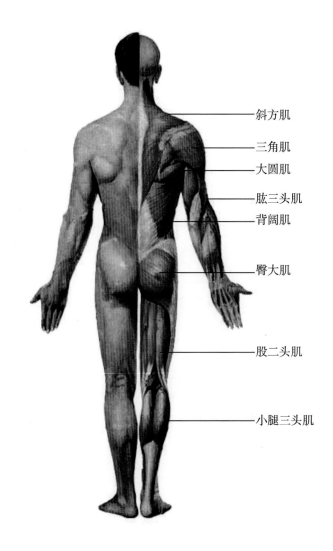

斜方肌

三角肌

大圆肌

肱三头肌

背阔肌

臀大肌

股二头肌

小腿三头肌

彩图 4 全身肌（后）

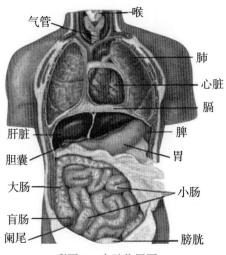

气管

喉

肺

心脏

膈

肝脏

脾

胆囊

胃

大肠

小肠

盲肠

阑尾

膀胱

彩图 5 内脏位置图

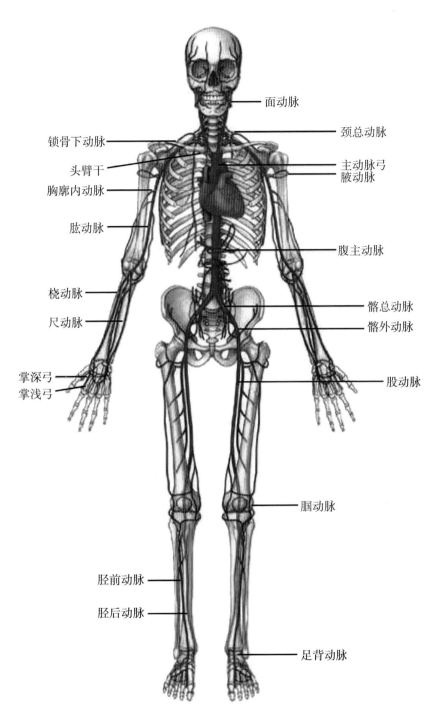

面动脉

颈总动脉

锁骨下动脉

头臂干

主动脉弓
腋动脉

胸廓内动脉

肱动脉

腹主动脉

桡动脉

髂总动脉

尺动脉

髂外动脉

掌深弓
掌浅弓

股动脉

腘动脉

胫前动脉

胫后动脉

足背动脉

彩图 6　全身动脉

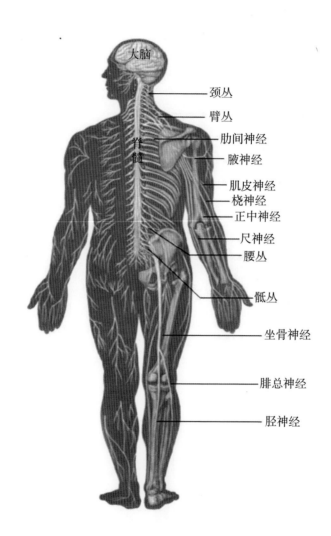

大脑

颈丛

臂丛

肋间神经

腋神经

肌皮神经

桡神经

正中神经

尺神经

腰丛

骶丛

坐骨神经

腓总神经

胫神经

脊髓

彩图 7　神经系统概况